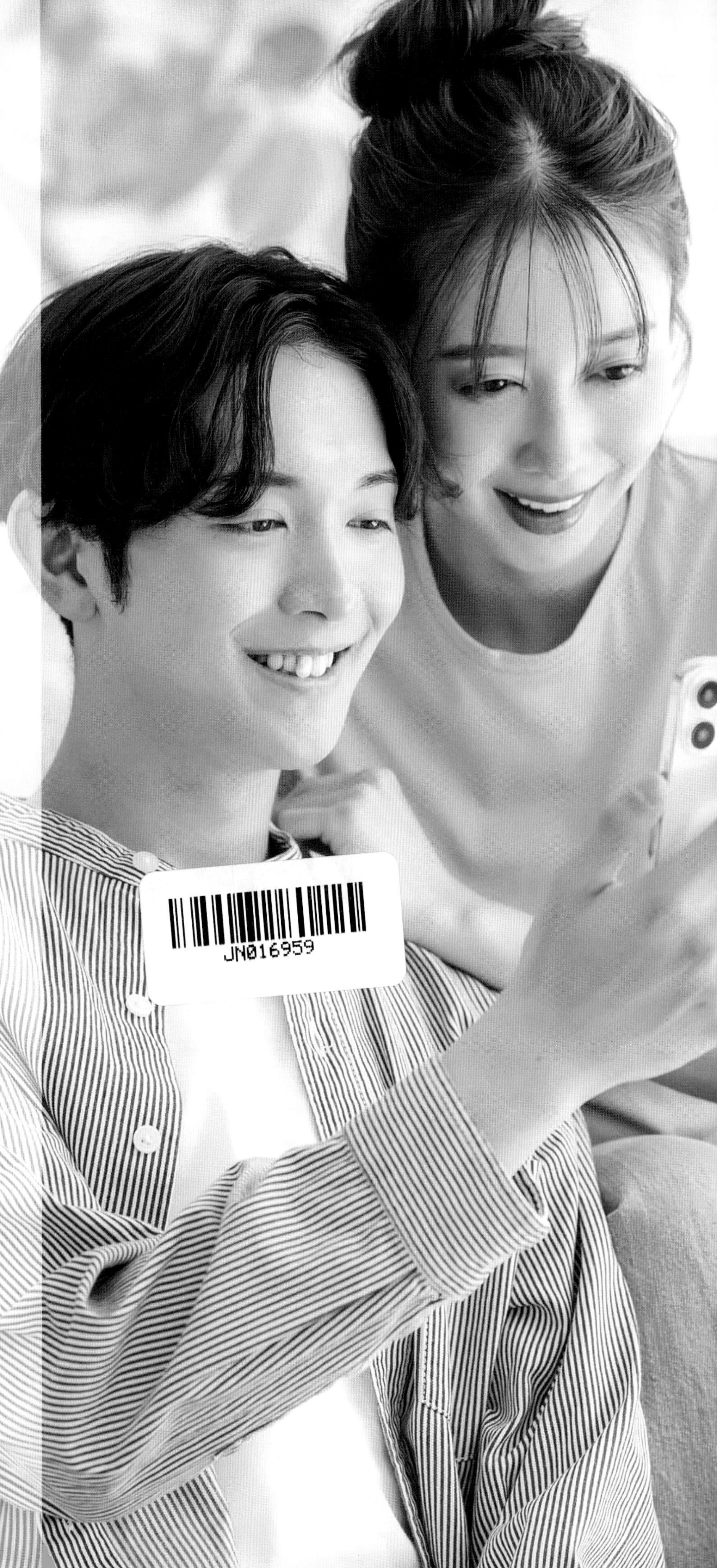

START
なかなか赤ちゃんが授からない。不妊治療、
考えた方がいいかな？そう思っているご夫婦に。

SEMINAR
病院は、どこにしたらいいのかしら？
病院選び、医師選びに迷ったときに。

TREATMENT
どう治療を進めたらいいの？自分たちにあった
治療を探すとき。治療法の選択に迷ったときに。

EACH OTHER
治療しても妊娠しない…。
ふたりが行き詰まったと感じたとき、お互いのために。

MALE
男性にも不妊原因がある夫婦は、約半数。
検査や治療は、どこで？なにを？また夫の役割は？

HEALTH
からだと心はひとつ。ストレスが膨らんで、
とても辛いとき。夫婦が毎日を楽しく過ごすために。

PREGNANCY
妊娠した！という喜びの日が出産へと続くように。
次の治療周期を最後にするために。

MIND
妊娠しやすいからだづくりは、大切な要素。
では、なにをすればいいの？みんなが知りたいこと！

不妊治療情報センター

funin.info

不妊治療の先生に
聞いてみた！

funin.clinic

X(旧 TWITTER)

FACEBOOK

LINE

X(旧 Twitter)やFacebook、LINEからも情報発
信しています。ぜひ、お友達登録してくださいね。

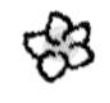
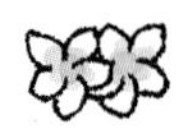

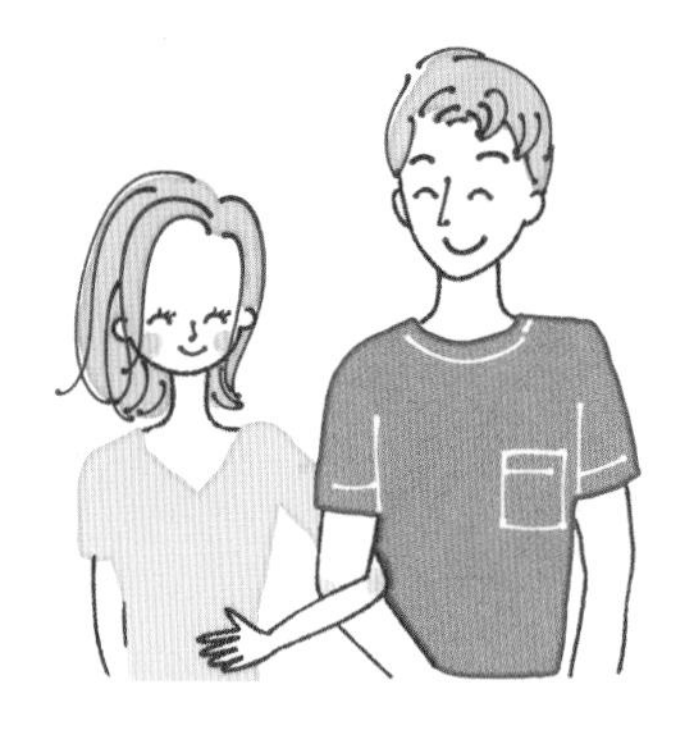

見つけよう！私たちにあったクリニック

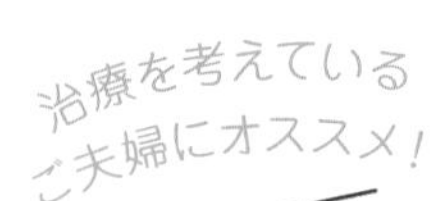

セミナー&説明会に行ってみよう！

企画・編集／不妊治療情報センター funin.info (CION corporation)
スタッフ／谷高哲也　松島美紀　塩田史子　土屋恵子　織戸康雄　塚田寛人　織原靖子　関山季愛　畠山美帆　　編集協力　レシピ：眞部やよい　イラスト：植木美江

i-wish… ママになりたい　vol.75

不妊症 5つのキーワード

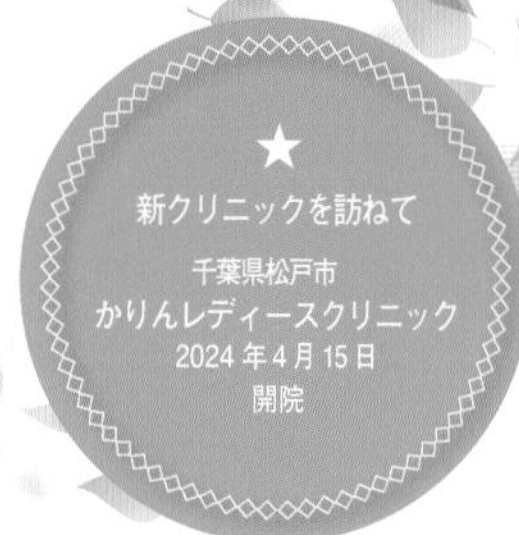

松戸市の未来に貢献すべく誕生した

産婦人科・生殖医療院 かりんレディースクリニック

― 患者さまと築く、将来の幸せに向けて ―

院長は医師、副院長は胚培養士

院長 齋藤 かりん Dr.Profile

略歴　東京女子医科大学医学部卒業、東京女子医科大学　産婦人科学教室入局、加藤レディスクリニック、中央クリニック、桜十字ウィメンズクリニック、アルテミス宇都宮クリニック 副院長、三和病院 乳腺外科

資格　医学博士（東京女子医科大学大学院 2017年）、日本産科婦人科学会 認定産婦人科専門医、日本生殖医学会 認定生殖医療専門医、日本人類遺伝学会 臨床遺伝専門医

副院長 楠本 佳香 Dr.Profile

経歴　国際医療福祉大学大学院 生殖補助医療胚培養分野 修士課程修了（生殖補助医療学）

学会発表等　2023年 日本卵子学会 優秀演題賞受賞、2023年 European Society of Human Reproduction and Embryology（ヨーロッパ生殖医学会）、2024年 Japan Association of Private Assisted Reproductive Technology Clinics and Laboratories（日本 A-PART）

千葉県・松戸市

かりんレディースクリニック

齋藤 かりん 医師 ＆ 楠本 佳香 胚培養士

2024年4月、千葉県松戸市に新しいクリニックがオープンしました。名前は「かりんレディースクリニック」。地域のニーズに応えて誕生した、女性の健康やご夫婦の妊活にとってとても頼もしい医療施設として期待の院です。

院長は、産科婦人科と生殖医療で複数の専門医資格を持つ医師です。そして副院長はキャリア豊富な胚培養士です。

実はこのスタイル、全国に約600ある不妊治療専門の施設の中では非常に珍しいことです。

体外受精を扱う不妊治療施設に培養室があるのは当たり前としても、そこで働く胚培養士が副院長となるのは数えるほどしかありません。そこには秘められた想いがあるのです。

それはつまり、お互いに尊重し合うメディカルチームとして、質の高い診療をすることに向かうだけでなく、将来に向けて自分たちの診療が末長くこの地に根ざすことへの希望を意味しているのです。

そして、医療を通して地域住民の家族計画や生涯健康に貢献していくことへの強い意志を表しているのです。

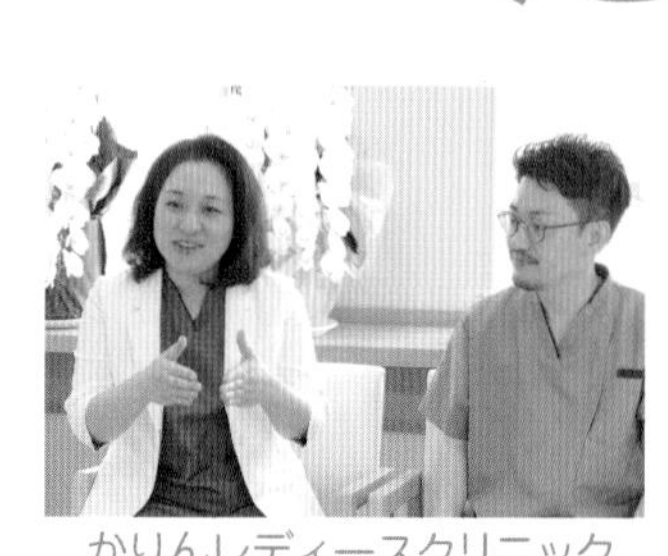
かりんレディースクリニック

診療方針も意気投合し、患者さまにきめ細やかな診療を提供

これまで都内の病院や不妊治療専門クリニックで、産婦人科、不妊治療に携わってきた齋藤先生は、医療経験（プロフィール参照）を積み、生まれ故郷の松戸で念願のクリニックを開院しました。

地域の将来に医療で貢献したいとの強い思いがあってのことです。

開院に向けてのコンセプトは、女性が若いうちから通いやすい婦人科で、生殖医療では出来るだけ身体に負担がかからないよう低刺激を主とする体外受精を行い、質の高い培養技術で卵子、精子、胚に接していくこと、もちろんご夫婦が通院しやすいよう診療時間も工夫することでした。

海外ではよく聞くメディカルチームとしての医師と培養士。独立した環境で、それぞれが仕事にプライドを持って働く、そんな姿勢にも見受けられます。

実は、お二人とも、日本有数の規模を誇る都内の大手クリニックでの在職経験があり、その後の職歴を合わせ、医療技術や方針の共有ができているため、患者さんごとに立てる治療計画も非常にたてやすいとのこと。

今回、メディカルチームになったのもこの方針の一致がとても大きかったといいます。

このことは、画一化された保険診療の中でも、自由診療の中でも、患者さんにとっては受診時の安心に結びつきます。

とくに、体外受精においては、低刺激を主とする無駄のない、リーズナブルできめ細やかな診療で、妊娠への最短ルートを提案してもらえそうです。

松戸駅東口直結で通院がしやすい！早朝夜間・土日診療

松戸市の人口は、2024年5月1日現在、約50万人。中心となるJR松戸駅の乗車数は1日約8万5千人。松戸駅は3路線を有し、1日あたりの利用者は25万人といわれています。

千葉県内では、西船橋駅、柏駅、船橋駅に次ぐ4番目に利用者数の多い駅ですが、松戸駅には体外受精以上の生殖医療を受けることのできる専門クリニックが少なかったことから、かりんレディースクリニックは、待望のクリニック誕生となったのです。

駅直結で立地も良いこと、夜の診療時間があることから、近隣で働く人にとっては仕事帰りの通院が可能です。

また、土日診療、早朝診療も行っていますから、婦人科や妊活でお悩みの方はぜひ診てもらうとよいでしょう。

若い女性から更年期の女性の婦人病。そして、これからお子さんをもうける、または不妊でお悩みのご夫婦

かりんレディースクリニックで診てもらえるのは、次のことです。

妊娠を希望する方へは、不妊検査・ブライダルチェックから始まる、タイミング指導や人工授精、体外受精までの一貫した不妊治療が可能です。生殖適齢期を迎える女性の一般的な検査としては、性病検査、おりもの・デリケートゾーンのご相談、生理の悩み、子宮内膜症や、がん検診、妊娠チェックなどがあります。男性は精液検査も可能です。

不妊検査では、主に血液検査、通水検査、AMH値、超音波検査などがあり、不妊治療の段階ではフーナーテスト（性交後検査）や男性の不妊検査を行います。検査結果からの適応で、一般不妊治療、生殖医療（体外媒精、顕微授精、胚凍結保存、融解胚移植他）、先進医療などが受けられます。

最近、プレコンセプションケアといって、カップルや夫婦（の女性）が妊娠して家族が増えていくことを、しっかり医療面で、前段階からアシストしていくことが注目されています。それには、産婦人科や生殖医療、泌尿器科が関係してきます。この分野での相談にもお応えしています。

早めのご相談、受診で健康なライフスタイル＆将来の楽しい家族設計を

齋藤先生の産婦人科における医療経験は、ジャンルの面でも有資格の面でも優れています。そしてとても奥の深い知識とそのお人柄からも、医療相談を考えた時のホームドクターとしても頼もしそうです。松戸市はじめ近隣でも、女性の健康や不妊治療、生殖補助医療での力強い味方になるに違いありません。

先生は、話します。

不妊症は病ではないため、受診のタイミングが難しく、お子さんが欲しいと思った時が受診の時です。不妊治療が保険診療となり、通院もしやすくなりましたし、自治体によっては、今も助成金での支援があります。本当はここに支援があってもよいのでは？という基本的な検査や治療にはなかったり、手続きが複雑だったりしますが、それら情報も紹介しながら、患者さんにとってさらに気軽に受診ができ、ベストな診療が受けられるようにしたいです。

そして、人の体は正直ですから、あまり健康面でストレスを溜めないよう、ご心配や不安があれば、早めにご相談に来ていただきたいと思います。将来のためにも、今ある問題は私たちが全力で対応しますので、ぜひ、お越しください。

かりん
レディースクリニック

●かりんレディースクリニック
〒271-0092 千葉県松戸市松戸 1230-1 ピアザ松戸７階
TEL：047-711-9577

診療時間	月	火	水	木	金	土	日	祝
07:00 - 09:00	▲	▲	▲	▲	▲	○	●	●
09:00 - 14:00	○	○	○	○	○*	○*	●*	●*
18:00 - 20:00	●	●	／	●	●	／	／	／

▲…平日朝 08:00-09:00
●…完全予約制 <日曜は隔週診療・祝日は不定休>
※…金曜は13:00まで／土曜は15:00まで／日祝は12:00まで

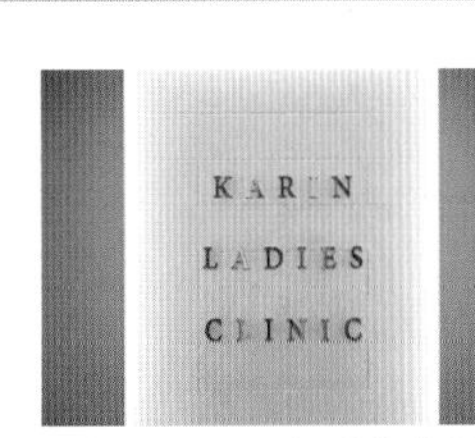

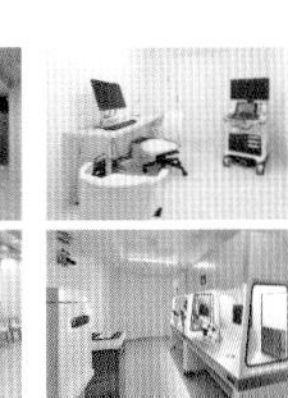
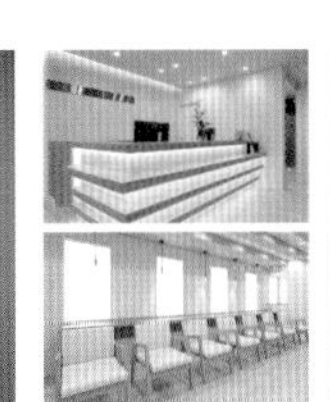
院内は、すっきりと清潔感が漂う明るい雰囲気。

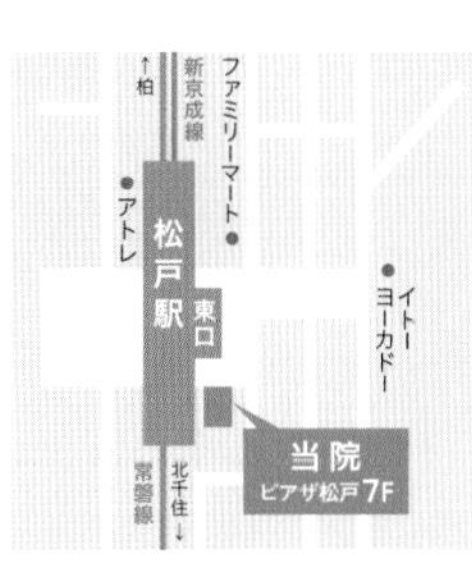

高度生殖医療対応
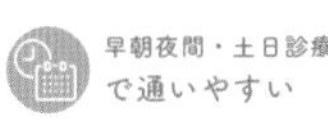
早朝夜間・土日診療で通いやすい
松戸駅東口直結

不妊症 5つのキーワード

今回の特集は、不妊治療の中で気になるキーワードを探ってみました。そこで、次の５つのテーマで治療現場の先生や有識者の方に、その現状を伺いました。
また、アンケートでも少し状況をお聞きしましたので、参考にご覧ください。

1
原因不明不妊

2
※タイミングと性生活

※タイミングは、夫婦が自分たちで行う自己タイミングと医師に診てもらうタイミング療法の両方を対象としています。

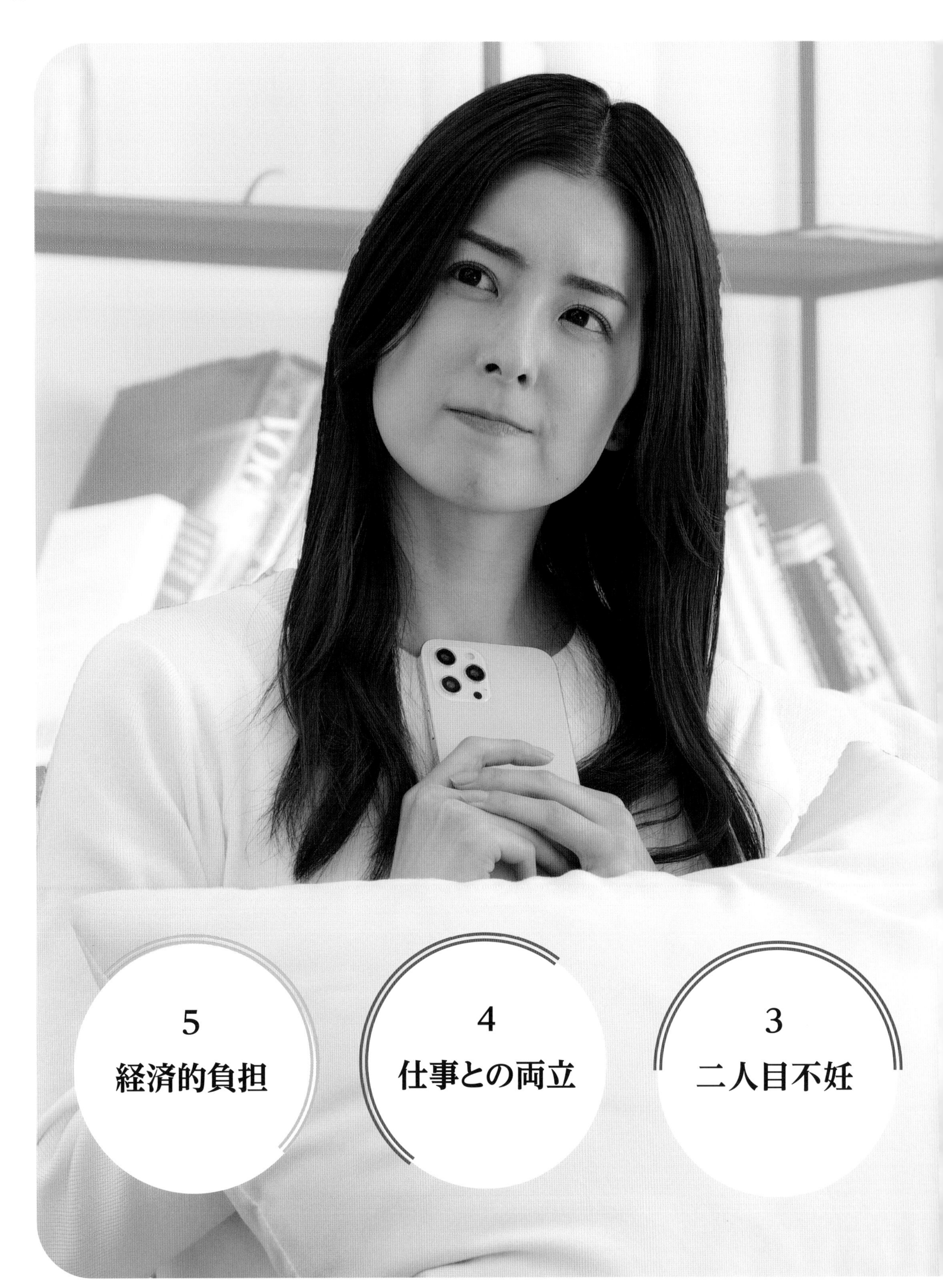
5
経済的負担
4
仕事との両立
3
二人目不妊

1 原因不明不妊

不妊治療では、原因不明不妊という言葉をよく耳にします。医療現場で聞くこともあれば書籍でも、ネットでも見かけます。今の時代、医療が進んでいるのに原因不明ってどういうこと？と不思議に思われる方もいらっしゃるかと思いますが、もともと妊娠出産には神秘的な面があり、子を宿し、出産し、そこに父方、母方の遺伝子が受け継がれ命が継承されていくこと自体が、当たり前のことだけどよくわからない部分があるということです。

仕組みがなんとなくわかっても、見えない部分で進んでいくことでもあり、確証を得るのに、多分そういうことだろうという解釈のもとで判断されていること、確証を得るのに幾重の検査があることにも起因しているためと考えられます。そこで、神奈川レディースクリニックの齊藤優先生にお話を伺いました。

原因不明不妊の判断は？

―原因不明不妊の定義とはどのようなことを言いますか？

一通りの不妊検査をしたのにも関わらず、全ての検査が正常でどこも異常がないことを言います。

―治療されていて、先生が患者さんに原因不明不妊だと伝えるのは、どのようなタイミングですか？

まず、初診でいらっしゃる方の中で、不妊の原因を知りたいとおっしゃられる方がよくいらっしゃいます。その時に、「最初から原因がはっきりわかる方もいらっしゃいますし、はっきりわからない方もかなりの割合でいらっしゃいます」といったお話をします。

原因不明の不妊ですよとはっきり申し上げることはあまりないのですが、検査をして、検査のたびに、この検査は異常ありませんでしたとお伝えし、一通りの検査が終わったときに特に異常は何も見つかりませんとお話します。

―原因が見つからない場合でも、原因不明不妊だとお伝えにならないのですか？

私自身、あまり原因不明という言葉は使いませんが、原因不明不妊を念頭において、お話をします。

―その時に患者さんは、自分自身が原因不明不妊だと感じられる方が多いのでしょうか？

どちらかといえば、特に異常は何も見つかりませんでしたと申し上げると、良かったとおっしゃる方が多いです。

―判断基準としては、最初に来られた時に原因がある程度わかっている方以外で、最初の検査で何も引っかからなかった方たちが大きな意味で原因不明ということでしょうか？

元々不妊検査は一度に全てできるわけではありません。何回かに分けて検査します。

結果が出るたびに異常はなかったですとお話をしますので、それが積み重なって、最終的な検査が終わった段階で

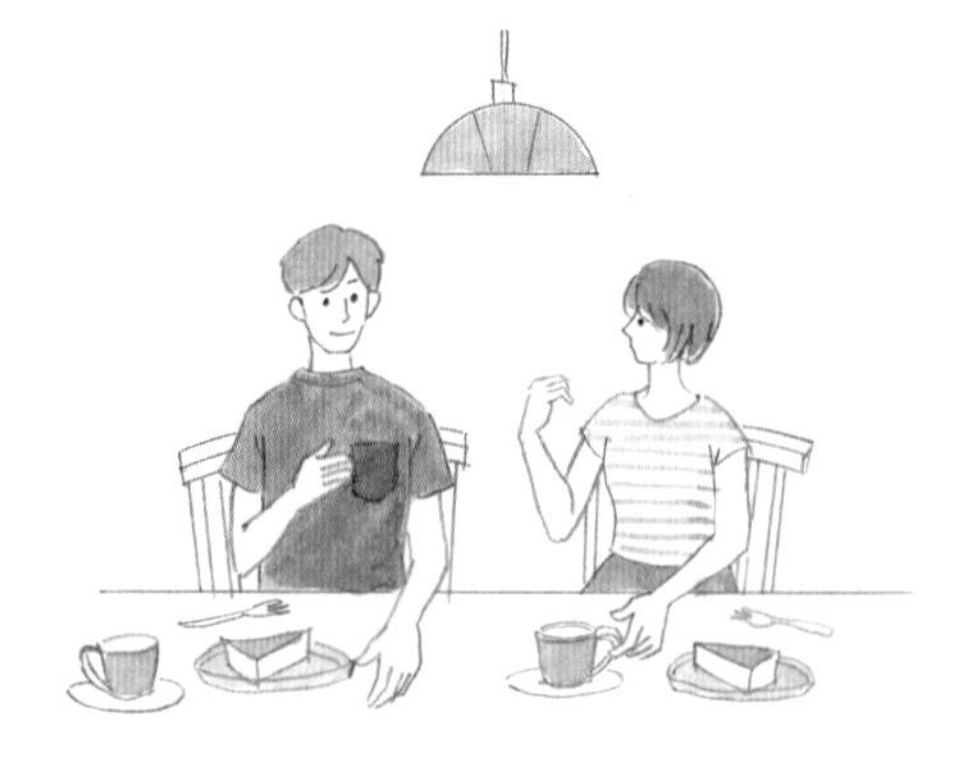

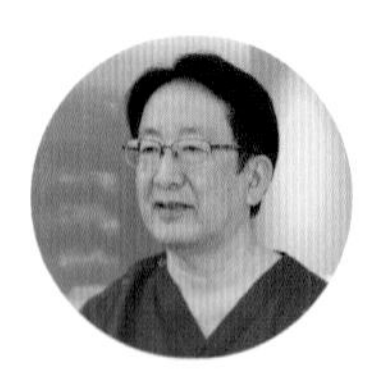

神奈川県・横浜市
神奈川レディースクリニック
齋藤 優 先生

プロフィール

大学病院時代に、生殖内分泌（ホルモン）・不育症・不妊症の研究室に所属し研究診療を行う。その後、日本初の凍結受精卵による妊娠実施施設の東京歯科大学市川総合病院や米国NIH（アメリカ国立衛生研究所）において研鑽を積み、不妊症を中心として産婦人科診療一般を行う。2010年神奈川レディースクリニック入職　2023年4月神奈川レディースクリニック院長に就任。

原因不明不妊とは？

原因不明と聞くと驚くかもしれませんが、不妊症での原因不明は、一般的な検査を一通り行っても明らかな原因が判明せず、異常は無いものとしてタイミング療法で妊娠を目指し、半年以上経っても妊娠に至らない状態をいいます。不妊原因の11％が、この原因不明に当たるそうです。

このような状況の場合、次のステップとして、一般検査以上の本格的な検査を行って原因究明に当たり、必要な治療を行うようにします。

不妊原因の比率

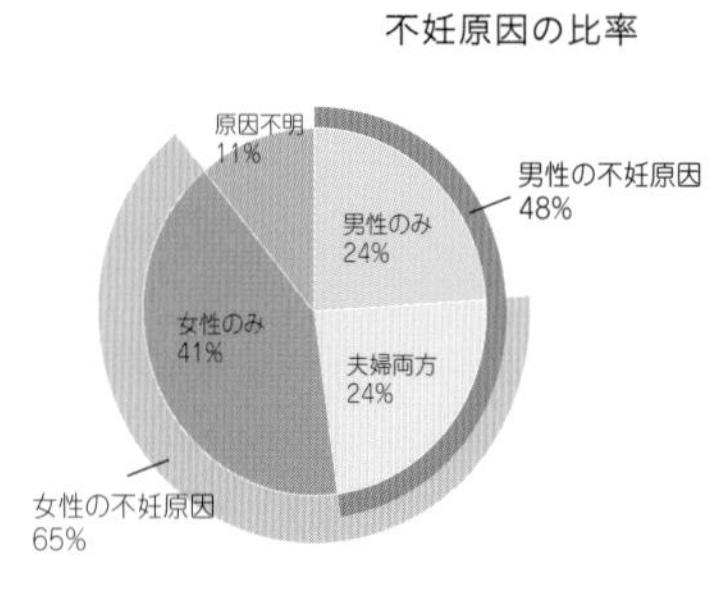

何も異常がなければ原因不明ということになります。はっきり原因不明ですとはお伝えしないことも多いですが、検査では特に異常がなかった場合、じゃあこういう風に治療するというのが決まっているので、それをご説明するということですね。

　一般の方は原因を知りたいとおっしゃる方が多いようです。そして、原因がはっきりしないと治療が決まらないのではないかと皆さんお考えです。しかし不妊症の場合、原因不明不妊の割合が全体の3〜4割ありますので、その場合の治療はこうするというのが、おおまかに決まっております。他の病気のように、原因不明だったら何も治療ができないというのとは違います。

――治療はおおまかに決まっているとのことですが、診断を受けた患者さんにとって、原因不明ということを聞かされた時には、どのような思いになるものでしょう?

　先程お話したように、良かったとおっしゃられる方が多いですね。

――それは、機能的にどこも異常がなく期待ができるという思いからでしょうか?

　そうですね、そういう風にお取りになっている方が多いと思います。

――不安よりはむしろ…ということですね。

　はい、そちらの方が多いと思いますね。

――ということは、原因不明と思われる3〜4割の方たちは、通院されて検査や治療が進んでいく段階で原因がわかっていくものなのですか?

　原因がわかる方もいれば、わからない方も多くいらっしゃいます。

2通りの原因不明

――原因がわからない場合のおおまかな治療というのは、どのようなものでしょう?

　原因不明の不妊の方には2通りの方がいらっしゃると私は個人的に考えています。

　1つは本当に何も原因がない方、もう1つは、原因はあるものの通常の検査では何も引っかからない方です。

　もちろんどちらかというのはわからないのですが、一般論として、不妊の期間が短い方ですと何もない、たまたまという方が多いかなと考えています。そのような方の場合ですと、まずはタイミング療法からしていって、タイミング療法がダメなら人工授精、それでもダメなら体外受精と、いわゆるステップアップの治療をしていく方が多いです。

　不妊期間がある程度長い方の場合は、何かしら原因があるのですが、それがわからなかったということになります。

　そのような方の場合は、タイミング療法を端折って、人工授精から始めるケースもありますし、あるいは人工授精の回数もかなり少な目にして早めに体外受精までもっていくケースも多いですね。

年齢が高い方は卵子の質の問題も

――それぞれの判断には、年齢とかが関係してくるのでしょうか?

　原因不明不妊の方の場合、年齢が高い方で特に多いのは、卵子の質の問題になります。卵子の質は残念ながら検査ができませんので、年齢が高くて妊娠されない方の多くの場合、卵子の質に問題があると言われています。そのような方は原因不明不妊に入ってしまいますので、卵子の質に問題があるかもということを念頭に置いて、早め早めの体外受精に進むという形になると思います。

――そうしますと、どうでしょう? 先程の3〜4割の原因不明と言われる方は、最終的にどのくらい妊娠されていますか?

　それは年齢によってかなり違いますので、一概にどの程度ということは、申し上げることはできません。

――先生の体感的には、10人いらっしゃったらどのくらいでしょうか?

　特に年齢が高く妊娠されない方の場合、原因がある方の場合は、年齢による卵子の質に加えて悪いところがあることになりますから、かえって原因不明の方が妊娠しづらいということではないと私は思います。若い方の場合、卵子の質に問題がないので、原因

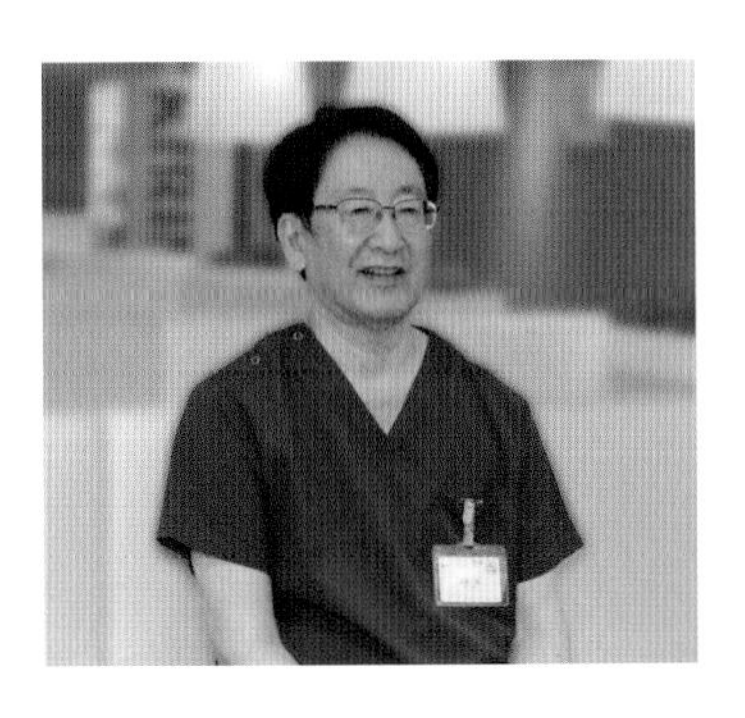

妊娠までに必要なこと

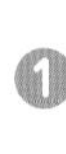 膣内に十分な精子が射精される
2 精子が子宮頸管へ進入できる
3 精子が卵管を泳ぐことができる
4 卵胞が順調に育つ
5 排卵が起こる
6 卵子と精子が出会う
7 卵子と精子が受精する
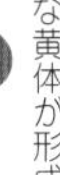 正常な黄体が形成される
 受精卵(胚)が順調に分割する
 胚が子宮に運ばれる
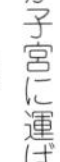 胚が着床する

●検査でわかること
●検査ではわからないこと

(注)加齢や過度のストレス、急激な体重変化や栄養不足、持病や人それぞれの体質なども妊娠に影響があると考えられています。

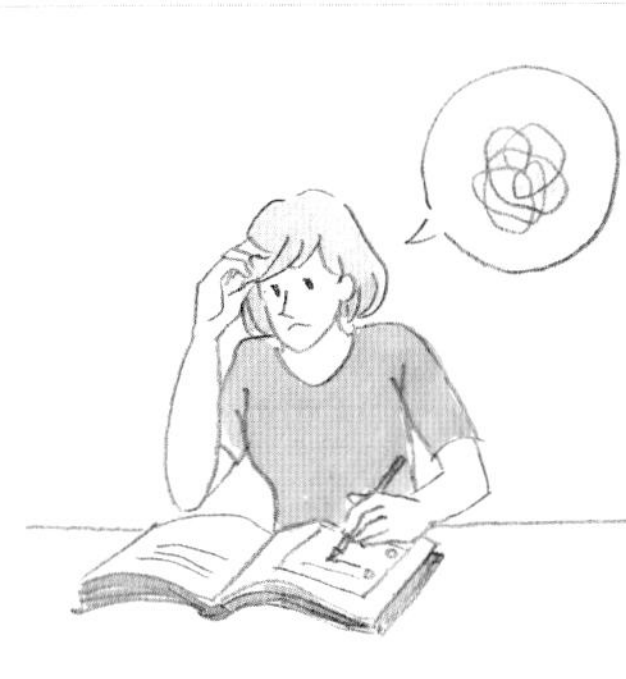

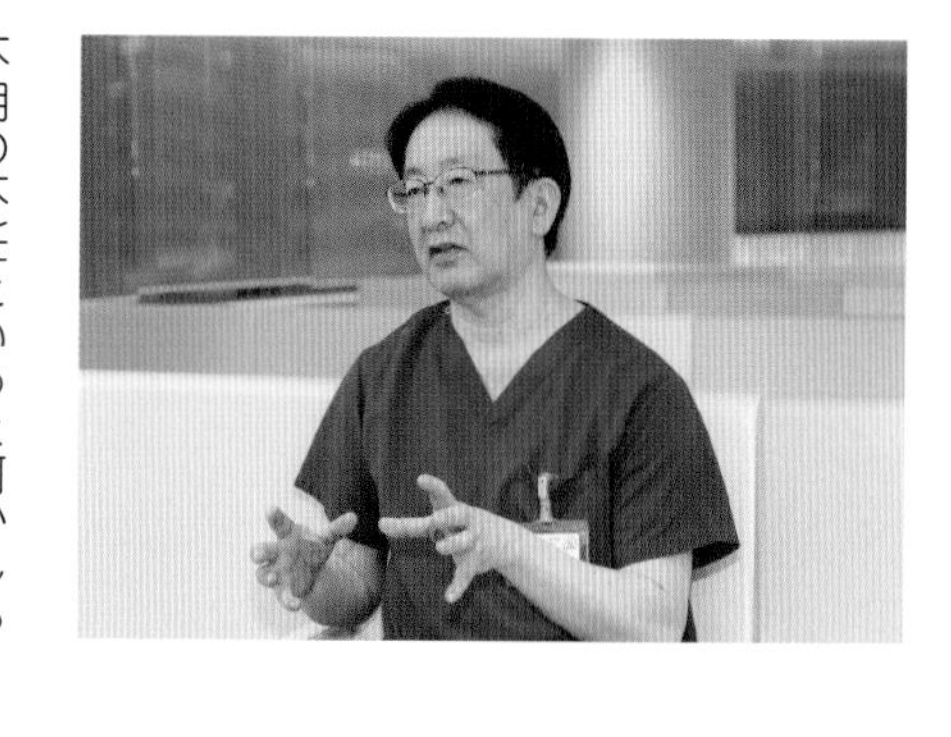

不明の不妊というと何かしらあるに違いないと思います。それによって話が随分変わるかなとは思います。

――そうであれば、年齢の高い方にとっても期待が持てる話ですね。

　年齢がある程度高くなられた方の多くは、卵子の質にある程度の問題を抱えていらっしゃるので、それに加えてご主人の精子が悪いということになれば、より治療が難しくなってくると思います。不妊期間が長くて10年くらいという方の場合でも、検査ではどうしても原因が見つからないケースもあります。妊娠するためには何から何まで全て上手くいって妊娠ということなのですが、ポイントポイントでしか検査ができません。

ピックアップ障害

　例えば卵管造影の検査をして、卵管が通っていますよとお話をしますが、妊娠するためには通っていることは必ず必要なのですが、通っているから卵管に問題がないかといえば、それは別なのですね。

　よくある話では、ピックアップ障害といって、卵巣から出てきた卵子を卵管が取り込まなくてはいけないのですが、取り込むところに問題があれば簡単には妊娠できないでしょう。ただ、ピックアップ障害かどうかを調べる方法が世の中にはないんですね。そういう障害があるに違いないと言われているだけのものになります。また卵管が通っていて卵子が取り込まれたとして、本当にそこで受精をして、その後受精した胚が子宮までちゃんと運ばれているかどうか、これもまた調べようがないのでわからないですね。

　ですので、不妊の検査というのは、一連の流れ、全てが上手くいって初めて妊娠になるのですが、検査ができるのはその中のポイントとポイントだけで、そのポイントの間はわからないというか、検査ができません。もしそういうところに問題があると、なかなか妊娠しないということになります。

――ピックアップ障害の場合、卵巣から飛び出た卵子を卵管采が取り込むタイミングというのはあるのですか？

　卵管はおなかの中で動くので、排卵前から卵管采が卵管に覆いかぶさるような形になります。

――そうすると受精の時に、1つの精子が卵子にくっついていくと、後は取り込まないようになると思うのですが、排卵した時に卵子が2つ3つ育っていた場合に、その全部を取り込むということでしょうか？

　多精子受精の予防の機構と卵管のピックアップは全く別のものです。排卵するものは全て卵管に取り込もうとします。

――そうなると例えば排卵誘発したときの人工授精では多胎防止としてキャンセルが起こるということでしょうか？

　多胎防止の機構はありません。多胎を防ぐためには人工授精をキャンセルするしかありません。

――変なことをお聞きしますが、卵管采は上を向いているものなのでしょうか？

　卵巣にくっつくようにして、下を向いたり上を向いたり動いていると言われています。私自身としては見たことはありませんが。

――2つあるものが交互にと

卵巣
卵管采
卵子

妊娠までの流れとピックアップ障害

　妊娠するためには、精子が腟内に射精され、子宮から卵管を泳ぎ卵管膨大部で卵子と出会うことが必要です。そこで受精があれば、受精した卵（胚）が卵管内で卵管液から栄養をもらい、分割成長して胚盤胞まで育ち、子宮内膜に着床して妊娠に至ります。受精するためには、卵巣で育って排卵した卵子を卵管采がキャッチし、精子の待つ卵管膨大部に取り込まなくてはなりません。これがうまく行われないことをピックアップ障害といい、この障害があると、妊娠までの工程が最初の段階で閉ざされてしまうことになります。

不妊の原因

- 卵胞の発育不全
- 卵巣の機能不全
- 多嚢胞性卵巣症候群
- 月経不順
- 排卵障害など
- 極度な体重減少や過度の運動、過度のストレス
- 勃起障害や性交不能症
- 乏精子症など
- 頸管粘液不足
- 抗精子抗体など
- 精子の質、卵子の質
- 卵管の癒着や閉塞（卵管狭窄）
- 感染症など
- ピックアップ障害など
- 黄体機能不全
- 子宮内膜障害
- 子宮内環境の異常
- 胚の染色体異常など
- 卵管因子
- 胚と子宮の問題

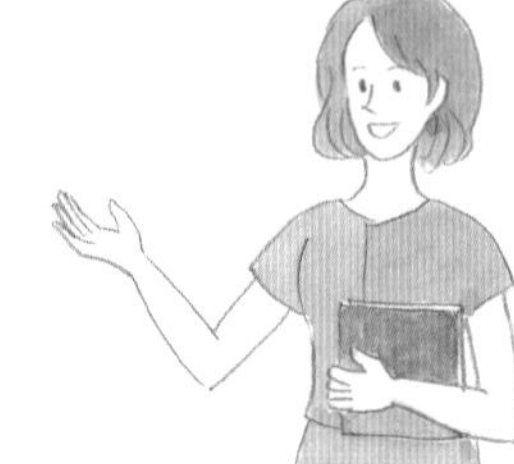

これら原因の詳しくは、ママなりの74号を参考にご覧ください

i-wish ママになりたい vol.74
不妊の原因
（不妊治療情報センター／シオン発行）
ISBN978-4-903598-90-1
丸善出版 発売所

いうわけでもなく、卵管のどちらかが反応するということなのでしょうか?

何らかのシグナルが出て、それに引かれて近くにある方の卵管采が動いてくるのであろうと思っています。

――稀に両方の卵管から1個ずつで2つ一気にということが起これば、自然界でも双子が生まれたりする。あるいは片一方でも2個排卵して…

そうですね、それが上手く2個とも取り込められたら、ということになります。

――病院に行かれて、原因不明不妊かなと先生に言われた時に、とくに患者さんのほうで何かしておくことはありますか?

まずタイミング療法となる場合が多いと思いますが、不妊期間の長さの問題が大きく関係すると思います。

不妊期間が短い方ですと、本当に何もない可能性も高いのであまり深刻になる必要はありません。

ちなみに皆さん不妊期間はどれくらいですかとお聞きすると、タイミングを取ってから何か月というお答えが多いです。

ただ、明治や江戸時代の人は誰も排卵日なんて知らないわけです。それでも妊娠するように、本来、人間の身体はできているのですね。したがってタイミングなど取らなくても、ちゃんと膣の中に射精をして、月に何回か性交があれば、妊娠するはずなんです。

そういう期間を含めて、一体どれくらいの期間妊娠されていないのかということを私は重要視して、それが例えば5年6年経っていれば、タイミングを合わせるだけではなかなか妊娠はされないだろうと考えております。そのような方には早めに人工授精やステップアップを考えるということです。

ですからお若い方の場合ですと、本来は半年程度タイミング療法をやっていくのですが、そのあたりは不妊期間の長さによって変えていくようにしています。

タイミング療法の場合でも、ちょうどいい時に月1回だけ、その日だけとなるとなかなか妊娠されないこともありますから、そのような意味では、ある程度の回数が必要です。ひと月の間に何回するか、多めにタイミングを取られるようにがんばられるというのが重要かと思われます。

年齢がある程度高くなって卵子の質に問題がありそうな場合は、あまりタイミングや妊娠率の低い方法で長く時間をかけてしまうよりは、早め早めのステップアップをお考えの方が、よろしいかと思います。

先進医療は頼れるのか?

――皆さん保険診療での治療を目指されると思うのですが、その中でだんだん難しくなってくる患者さんに対しては、何か先進医療で力になることなどはありますか?

保険の回数が上限に近くなってきた方ということでしょうか?

――そうです。回数制限があるので、なかなか妊娠されないときには、先進医療が有効なのかと…?

先進医療の場合ですと、保険と併用してもいいので、例えばうちでよくやるものとしては、SHEET法がありますし、1個ではなく2個移植することもあります。いきなりはできませんが、そういう工夫は取り入れていますね。

――わりと早めに子宮内フローラを整えてあげたりすることもあるのでしょうか?

問題がありそうな方の場合ですと、排卵の時にそういうことを調べてあげるのも手だと、私は思います。

ERA検査、EMMA/ALICE検査、或いは子宮内フローラ検査など色々ありますので、ERA検査に関しては異論もけっこう多いようですがそれなりに費用もかかるので、難しいところがありますが、子宮内フローラ検査はそこまでではないので、なかなか妊娠されないのであれば、早めになさってもいいと思います。

――PRPもされるケースはありますか?

血小板に関しては保険と本来併用してはいけないということになりますので、保険診療の方にはちょっとお勧めしづらいですね。

最終的に妊娠できるのは?

――最終的にどれくらいの方が妊娠されるかということに関しては難しいところだと思いますが、そのような方たち

知っておきたい不妊症のあれこれ

妊娠に適した年齢
不妊症の定義
不妊症の治療
妊娠までの流れ
卵胞発育、卵の成熟、排卵、受精、着床
排卵の予測
不妊の原因と検査
不妊治療の種類
タイミング
人工授精
生殖補助医療（ART）
・採卵（成熟卵と未成熟卵）
・体外受精（IVF）
・顕微授精（ICSI）
・胚の成長と凍結保存
・凍結胚融解胚移植
月経周期
排卵誘発（自然、低刺激、刺激）
着床不全（流産、不育症）
ドナー
妊娠と妊婦健診
出産（分娩）
新生児健診

これら年齢と不妊治療のことはママなりの73号を参考にご覧ください

i-wish ママになりたい vol.73
年齢と不妊治療
（不妊治療情報センター／シオン発行）
ISBN978-4-903598-89-5
丸善出版 発売所

に、今の保険診療も含めて自由診療でどのくらいの方がカバーできているのでしょうか？

それは非常に難しい質問ですね。体外受精で妊娠されない場合に、原因不明の不妊だから何か特別な原因や治療法があるということは、あまり考えられないことかもしれません。

―難しい質問をすみませんでした。では、先生から原因不明不妊の患者さんへメッセージやアドバイスはありますか？

原因がはっきりしないからといって、治療ができないわけではないので、原因がはっきりしなかったからといって、他のご病気のようにそこに大きなデメリットがあるわけではありません。

あまりそこに囚われ過ぎないで、治療を進められたらよろしいかな、と思っております。

―先生のクリニックの特徴を教えてください。

うちのクリニックは特にチームで頑張っているというところが大きいです。特に培養士や培養の器機・器具等は、最先端のものを置くようにしておりますので、総合力では他のクリニックには負けないと自負しております。

―カウンセリングの面も充実されているのでしょうか？

そうですね、職員でカウンセラーの資格を持っている者も多数おりますので、カウンセリングも行っております。

我々医師のほうでお話する時間が取れないこともあり、カウンセラーの方とよく話して頂くと、ご納得される方も多いですね。精神的なことは、やはり不妊ではかなり大きなウエイトを占めますので。

―それも大切なことですね。ありがとうございました。

少し、タイミングと、二人目不妊のお話もお願いします。

齋藤先生のお話は、左ページのコラムのタイミングと性生活、
P.22 の二人目不妊のページに続きます。

卵子と精子が出会っても受精しないわけ

	① 卵管膨大部にたどり着く精子がいなかった または少なかった	② 精子が卵子の透明帯から先に進入できなかった	③ 受精が完了しなかった	④ 卵子が卵管膨大部にいなかった
男性	● 精子の数や運動精子が少ない、またはない	● 精子の頭部先端から透明帯を溶かす酵素が十分に分泌されない ● 精子の力が尽きてしまう	● 精子の DNA に傷が多く受精完了に至らなかった	—
女性	● 子宮頚管粘液の量が少ない、または抗体があり精子を通過させない ● 卵管閉塞や狭窄があり精子が通れない	● 卵子の透明帯が硬く、弱くならない	● 卵子の生命力が弱く、受精を完了するエネルギーがなかった ● 多精子受精を起こした	● 排卵が起こらなかった ● 卵管采が卵子をピックアップできなかった
検査・検討	● 精液検査（男性） ● 血液検査（男性・女性） ● 卵管通過検査（女性）	● アクロビーズテスト（男性） ● 前回の体外受精から検討	● 前回の体外受精から検討	● 妊活歴から検討

アバウトなお気持ちで臨むぐらいのほうが良い

齊藤先生の考える タイミング法と性生活 について

タイミング療法については色々なお考えがあると思いますが、メリット・デメリットがあります。先程申し上げたように、この日に頑張れと言われてこの日に頑張らないといけないと思われると上手くいかない方がけっこういらっしゃいますね。

タイミング療法には、そういう意味での副作用がけっこうあるかと思います。精神的なものが、一番良くないですから。ですが、自然妊娠に近いので副作用がないとお考えの方が多いです。そのため、自分たちでタイミングを一生懸命され、かえって逆効果になられる方も多いと思います。ですからあまり安易に臨まないで、早めに専門医を受診されたほうがよろしいかなと思います。

江戸時代、あるいはそれ以前の時代の方は誰も排卵日なんて知らない。それでも人類は途絶えることなくどんどん生まれてきたので、この日に頑張ったら妊娠、前の日だったら妊娠しなかったということは、普通はありません。少しくらいずれていても妊娠する時はしますので、そのくらいアバウトな気持ちで臨んだほうがかえって上手くいくと思います。排卵日に頑張らないと、と言って真面目に一生懸命される方ほど妊娠しないケースが多いと私は感じています。ですので、避妊をやめた途端に一生懸命排卵日を調べてしまう方は、かえって妊娠しないことが多いように思います。

ですので、あまりタイミングに囚われ過ぎない方が、かえって妊娠される方が多いと私は思っております。不妊を専門としないクリニックでも、タイミングの指導をされているケースは多いようで、そのあたりがけっこう厳しく言われる先生もいらっしゃるようなので。悩ましいケースが多いと思います。

とはいえ、夫婦生活の回数もそれなりに重要です。月に1回適当にするくらいでは、なかなか妊娠しないということは当然あると思いますので、ある程度の回数を頑張るというのは必要だと思います。ですから、まだご年齢的に余裕のある方であれば、避妊をやめて子作りをしようと思ったら、回数をある程度頑張るということだけ気をつけられて、半年くらい様子を見てもよろしいのではないでしょうか？

原因不明不妊について アンケート結果

www.funin.info ミニ HP 会員の不妊治療施設の皆様にアンケートした結果、質問5項目については以下の回答となりました。

①原因不明不妊の定義は曖昧だと感じていますか？

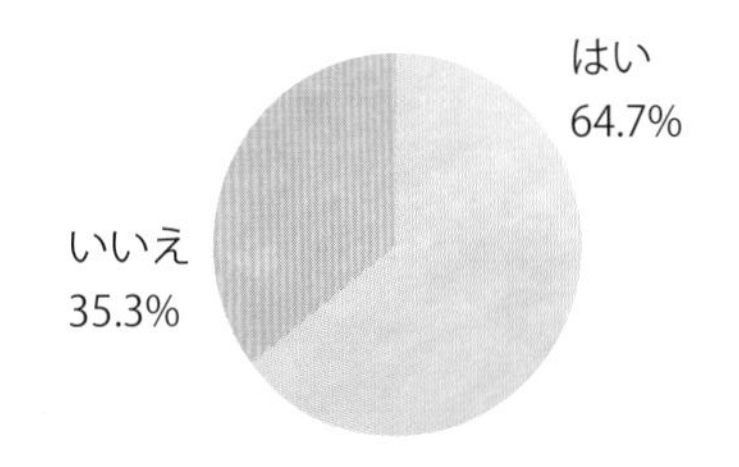

②原因不明不妊のうち、卵子側の要因が多いと思いますか？

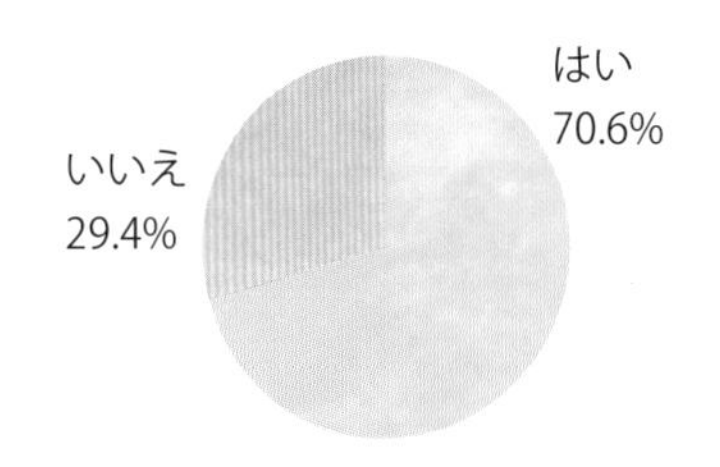

③原因不明不妊の患者さん夫婦の割合は？

④原因不明不妊の患者さんの治療は？

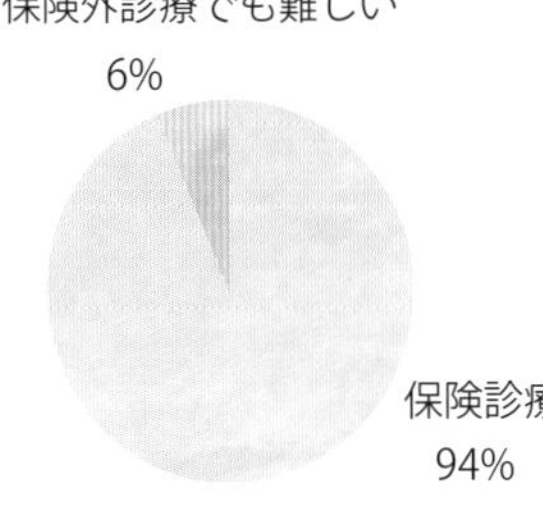

⑤原因不明不妊の診断で難しいところは？

・不妊症の自覚を促すのが難しい・妊娠に必要な卵子、精子、卵管、子宮を確実に評価できる検査がない・原因がはっきりと示すことができないところ・患者さんの納得感が少ない点・患者さんがスクリーニングですべて原因がわかると考えている・一般不妊治療の場合は、卵子の状態など直接確認できない、ホルモン値で予想するしかできない・一般不妊治療だと受精状況など確認しづらい・ピックアップ障害を診断できない

2
タイミングと性生活

妊活中、あるいは不妊治療中に、みなさんきっとこんな話を聞いたことがあるのではないでしょうか?

つまり「排卵日を予想してタイミングを取るのに、その日に限って旦那がダメなのよね」という話です。取材中によく患者さんからも医療者からも聞きますし、また相談コーナーでもよくある話です。中には、会社の同僚や旧友との飲み会、女子会などでも誰かしらぼやいているのを聞いたという人もいることでしょう。当事者にとっては本当に大変なことです。

不妊治療の進歩や情報の普及のおかげで、ひと昔よりは減ったような気もしますが、医療現場ではどのような状況なのでしょう? 最近羽田空港に新設された藤田医科大学の羽田クリニック、小川誠司先生にお話を伺いました。

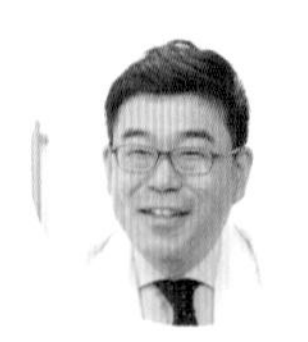

東京都大田区
藤田医科大学羽田クリニック
小川誠司先生

プロフィール
2004年名古屋市立大学医学部卒業。2011年慶應義塾大学病院産婦人科助教、2018年荻窪病院・虹クリニック、2019年那須赤十字病院産婦人科副部長、仙台ARTクリニック副院長を経て、2023年9月、藤田医科大学東京 先端医療研究センターの講師、2024年4月より准教授に就任。日本産科婦人科学会専門医・指導医。日本生殖医学会専門医。日本女性ヘルスケア専門医。

タイミング療法の適応

——タイミング療法が適用になるご夫婦はどのような方でしょうか?

不妊治療はステップアップで治療をしていくのが一般的です。そのため、皆様にはタイミング療法からスタートして頂きます。それで上手くいかなければ人工授精をして、最終的に体外受精という形でステップアップしていくのですが、最初にある程度ご自分たちで性交渉をして頂いて、なかなか上手くいかなくて病院にお見えになると思います。

そこで、我々としては一通りの不妊症のスクリーニング検査をおすすめしています。検査をしてみて必ず原因が見つかるわけではないので、例えば、精子がすごく少ないとか卵管が詰まっているなど、大きな異常がなければ、まずはタイミング療法からスタートして頂ければと思います。

——実際に患者さんが来られる時に、ご夫婦で既にタイミングを取っている方、あるいは不妊治療が保険の適用になったので来たという方などそれぞれかと思いますが、どのような状況でしょうか?

やはり、2022年の保険適用から不妊治療が話題となり、従来であれば、不妊期間1年以上、2年とか3年でいらっしゃる方も多かったのですが、保険化になってからは、半年とか3カ月くらいの不妊期間、しかもこれまでより比較的年齢層の若い方が受診される機会が多くなったと思います。

そうなってくると、先程お話したように、一通り検査をさせて頂いて精子とか卵管に大きな異常がなく、その方の年齢や不妊期間、あるいはホルモンなどで卵巣機能を測り、結果を見ながら治療方法を考えます。タイミング療法からスタートしていくのか、人工授精がよいか、早めに体外受精に進んでいくのがよいかということを、我々の方で判断して進めているという状況です。

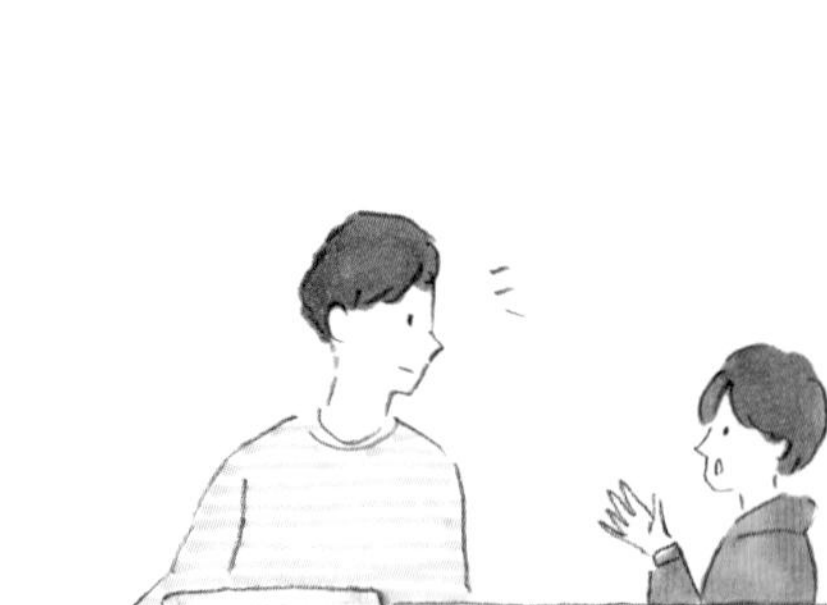

タイミング（療法）の適応

異常は無い

排卵に問題がない
排卵誘発剤で排卵可能な場合

卵管の通過性に問題がない
卵管の通過性に問題があっても、子宮卵管造影検査で開通した場合
卵管鏡下卵管形成術、腹腔鏡手術などで開通できた場合

精子の数、運動精子の数に問題がない
服薬などで改善が見込める場合
精索静脈瘤があり、手術によって精子が改善された場合

性生活で妊娠できなかった期間が1年未満で一般的な検査で夫婦ともに問題が見つからない場合

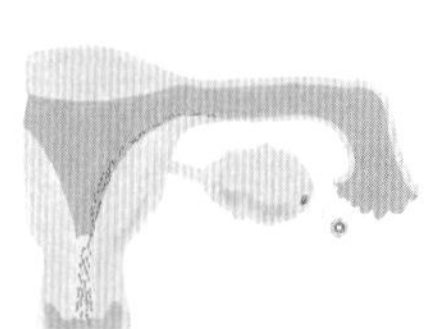

排卵日をできる限り正確に予測して夫婦生活を持つ

――既に自分たちでタイミングを取って、なかなか出来ないという方も結構いらっしゃいますか？

そうですね。それは従来から変わらずいらっしゃいますね。

――検査して特に異常がない、あるいはある程度の異常が検査でわかっても、状況によってまずはタイミング療法からということもあるかと思います。その場合に排卵時期を先生がチェックされると思うのですが、それはどのようにされていますか？

一般的には、超音波検査で卵胞の大きさを測り、排卵を予測しています。周期が整っている方であれば、ある程度一定の時期に排卵していると思いますので、排卵しそうな日の数日前に、一度病院に来て頂いて、超音波で卵胞の大きさを測ります。

卵というのは、卵胞が10ミリを超えてくると1日2ミリずつくらい大きくなって、20ミリ前後くらいで排卵になりますので、卵胞の大きさから排卵日を予測するというのが1つです。

また、当院では排卵検査薬も使用していますので、排卵検査薬が陽性になるかどうかで、超音波検査と併行して予測を行っています。

――その排卵検査薬というのはどのようなものなのですか？市販されている排卵チェッカーがありますが、それとの違いや差というものはあるのですか？

ほとんど同じです。排卵をする時にはその前に、排卵を促すため脳からLHというホルモンが出ます。そのLHのホルモンが大量に出る事によって、排卵が起きてきます。そのLHは尿にも排出されていますので、LHサージと言われているものを検出するのが排卵検査薬です。

通常、LHサージのホルモンが出始めてからだいたい36〜43時間後に排卵すると言われています。血液中の濃度が上がり出してから尿に出てくるのがだいたい数時間後と言われていますので、そんなに大きなタイムラグはありません。採血をしなくても尿の検査でLHサージの働きが分かるという仕組みです。はっきりと排卵検査で陽性が出ていたら通常2日以内に排卵すると言われていますので、それが1つの排卵の目安になるかと思います。

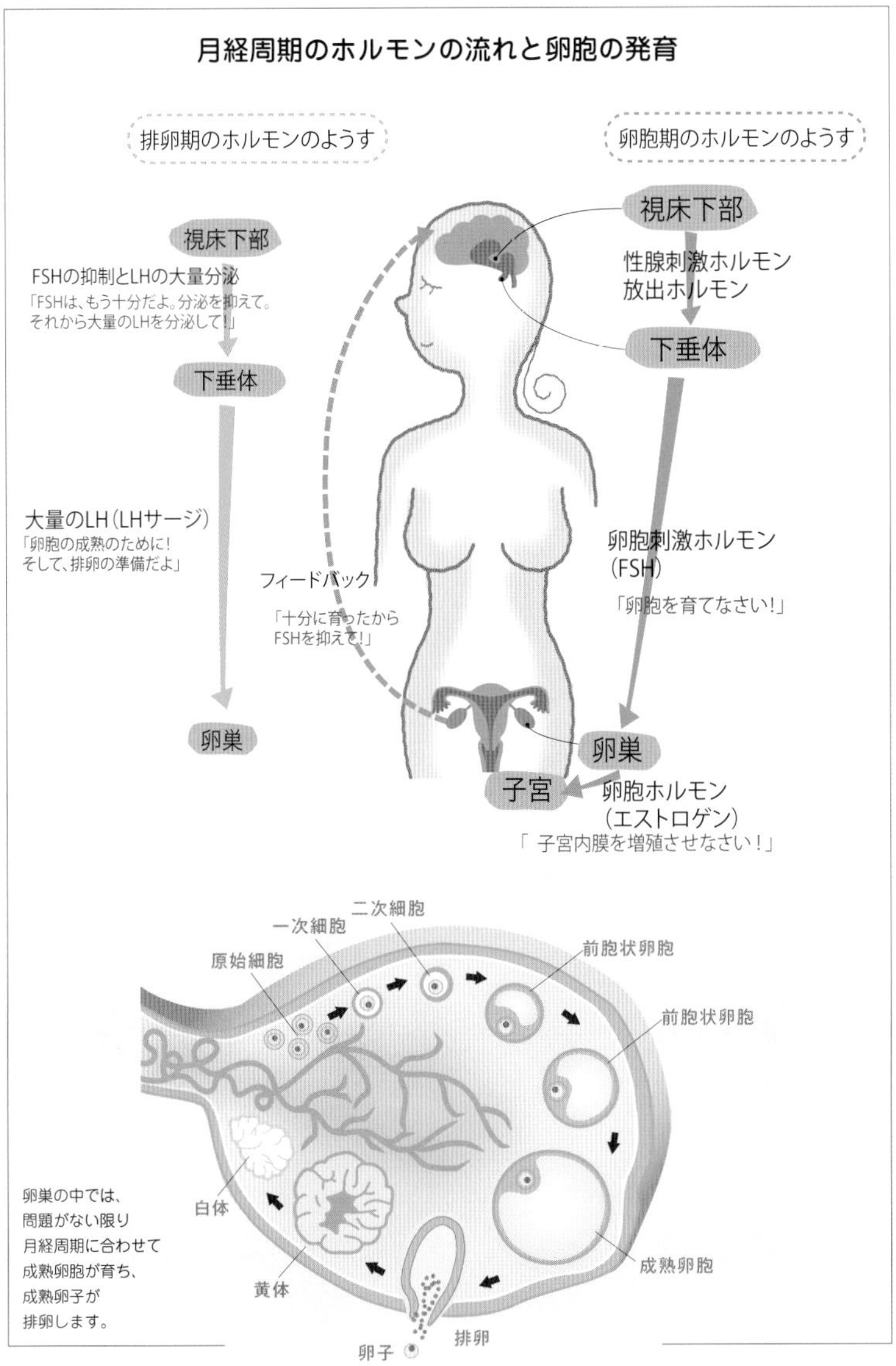

基礎体温の意味

――排卵を予測するために、以前は、基礎体温やその二層性などを見ましょうと言われていたこともあったかと思いますが、小川先生はどうお考えですか？

基礎体温での排卵予測精度

月経周期のホルモンの流れと卵胞の発育

排卵期のホルモンのようす
視床下部
FSHの抑制とLHの大量分泌
「FSHは、もう十分だよ。分泌を抑えて。それから大量のLHを分泌して!」
下垂体
大量のLH（LHサージ）
「卵胞の成熟のために！そして、排卵の準備だよ」
卵巣

卵胞期のホルモンのようす
視床下部
性腺刺激ホルモン放出ホルモン
下垂体
卵胞刺激ホルモン（FSH）
「卵胞を育てなさい!」
フィードバック
「十分に育ったからFSHを抑えて!」
卵巣
子宮
卵胞ホルモン（エストロゲン）
「子宮内膜を増殖させなさい！」

原始細胞　一次細胞　二次細胞　前胞状卵胞　前胞状卵胞　成熟卵胞　排卵　卵子　黄体　白体

卵巣の中では、問題がない限り月経周期に合わせて成熟卵胞が育ち、成熟卵子が排卵します。

排卵日に合わせた性生活で妊娠する確率はどれくらい？

排卵日をゼロ日として、その8日前から2日後までの性生活中、妊娠確率が高いのはいつかを、女性の年代別にグラフにしたものです。

このグラフを見ると、排卵日2日前の性生活での妊娠率が高くなっていることがわかります。

(Human Reproduction Vol.17, No.5 pp.1399-1403, 2002)

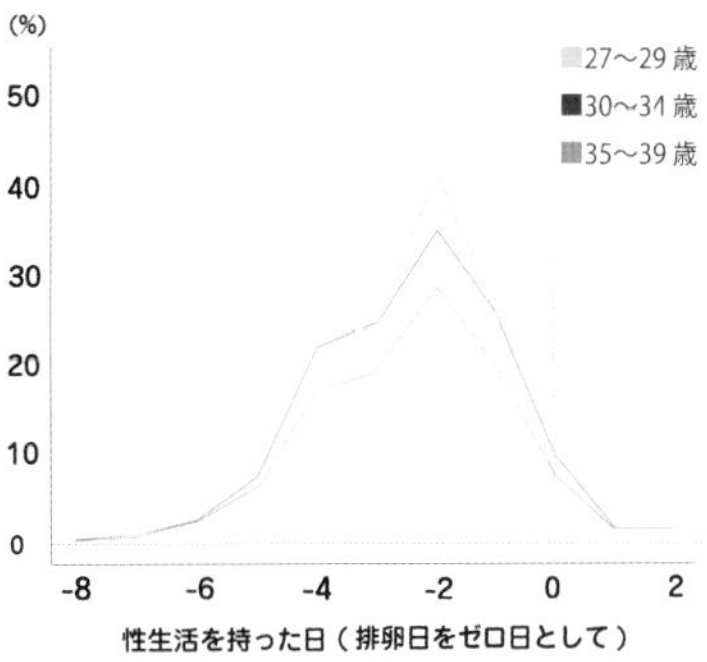

(%)　臨床妊娠の確率
27〜29歳　30〜34歳　35〜39歳
性生活を持った日（排卵日をゼロ日として）

AMH値／年齢ごとの平均・中央値

卵巣にある卵子数の推定ほか、早発卵巣不全や多嚢胞性卵巣症候群などを発見できる。

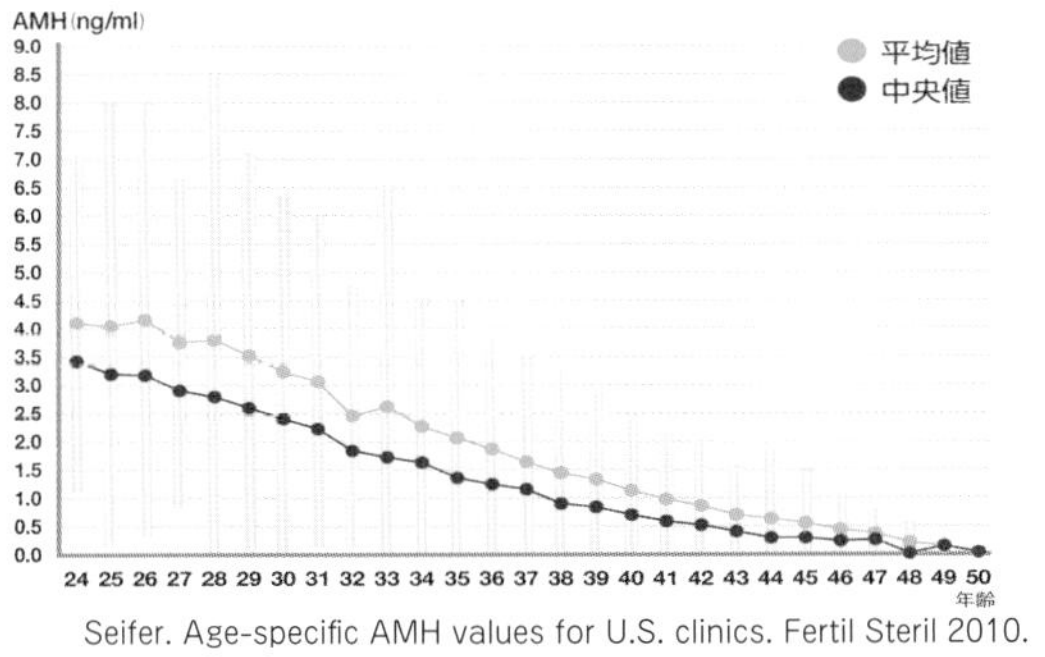

AMH(ng/ml)　平均値　中央値　年齢

Seifer. Age-specific AMH values for U.S. clinics. Fertil Steril 2010.

は、だいたい50～60％と言われていて、精度的にそれほど高くありません。私は、基礎体温はあくまでも参考程度にさせて頂いていて、メインは排卵検査薬や超音波検査で排卵を予測することが多いです。

予定日を告げた時の患者さんの反応

――先生が排卵予定日を患者さんに伝えると、患者さんはどのような表情をされますか？

　女性の方は、一般的に「じゃあこの日にタイミングを合わせます」と言って帰られる方が多いのですが、男性の方は「この日にタイミングを取って下さいと言われると上手くできない」という方も正直少なくありません。ですので、我々もそのあたりは気をつけています。「排卵日はこの日だけれど、必ずしもこの日に性交渉をしなければいけないということではありません。むしろタイミングで一番妊娠率が高いのは排卵日の2～3日前から当日にかけてなので、この日というのではなく、排卵の少し前あたりからできるだけ自然な形でタイミングを取られたらどうですか」というアドバイスをしています。

――妻にこの日だと言われて、それに応じられないご主人はどれくらいいらっしゃるものなのでしょうか？

　具体的な数字はわかりませんが、1割2割くらいの方はそうなのでは…。実際、タイミング指導に来られて、次の周期に私のほうからタイミングは取れましたか？とお聞きするのですが、こちらが指定した排卵日にタイミングが取れなかったという方は少なくないです。どうしてもその日は難しくて、その前後になってしまったとおっしゃる方も結構いらっしゃるので、原因はわかりませんが、ご主人のメンタル的なもので排卵日にタイミングが取れなかったという方も少なくないと思います。

――先生のところに来られるご夫婦は、自分たちのことを正直にしっかりお話されますか？

　うーん。それがなかなか、あまり話されない方が多いです。最初に、「それではタイミング指導から始めましょう」という話になって、この日にタイミングを取って下さいねという指導をして、その日にタイミングは取れましたか？とお聞きすると、取れませんでしたとおっしゃる方が結構いらっしゃいます。どうして取れなかったのかお聞きすると、そこで初めて、実は旦那さんがなかなか上手く膣内で射精できないとか性交渉が上手くできなくてとおっしゃる方も少なくないです。我々の病院では必ず診察の後、看護師がカウンセリングに入るようにしているので、我々の前ではそういう話をしなくても、後から看護師にお話をして下さって、どうしたら良いですか？と相談を受けることも少なくないです。

――受診時、ご夫婦一緒に来られる方は多いですか？

　そうですね。保険診療になったので、ご夫婦で来られる事がある程度義務みたいな感じになって、初診はご夫婦で来られる方が非常に増えました。

お気持ちを理解して

――女性の場合は看護師さんやカウンセラーに話をされやすいと思いますが、男性の場合、男性の先生でないと、という方もいらっしゃいますか？

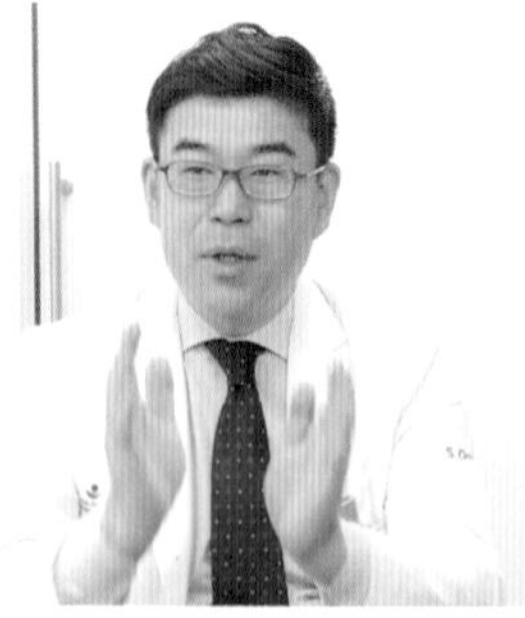

　いらっしゃいますね。それにお二人で来られてもメインで話されるのは奥様のほうで、旦那様は黙っているという方も多いので、私はご夫婦で来られた時には必ず、奥様が診察に入っている時に、ご主人とお二人でお話をする時間を設けています。その時にご主人のお気持ちを伺うようにしています。あとは、後日ご主人が精液検査の結果を聞きに来られた時に、私も男性で話しやすいと思うので、そこでお話することも多いですね。

――話をされて、男性にはどのような傾向があると感じられますか？当日上手くできないとか、日頃の悩みなど。

　やはりプレッシャーが一番だと思いますね。タイミングを取ろうとしたけど、しなきゃいけない、出さなきゃいけな

人工授精の適応

とくに異常は無い

排卵に問題がない

・排卵誘発剤で排卵可能な場合も

卵管の通過性に問題がない

・卵管の通過性に問題があっても子宮卵管造影検査で開通した場合

・卵管鏡下卵管形成術、腹腔鏡手術などで開通できた場合

精子の数、運動精子の数に若干の問題はあるが、精液調整後の　精子の数、運動精子の数にあまり問題がない

・服薬などで改善が見込める場合

・性生活で妊娠できなかった期間が1年未満で一般的な検査で夫婦ともに問題が見つからない場合

・精索静脈瘤があり手術によって精子が改善された場合

軽度の抗精子抗体がある　など

妊娠率

　130組の夫婦を38～39歳と40歳以上の2つのグループに分け、242の人工授精周期で行った調査結果です。この調査では、それぞれ排卵誘発を行い、卵胞径16ミリでHCG注射をして12時間と36時間後に人工授精を2回実施し、人工授精治療周期中は性生活をしないように指示し、臨床的妊娠であることを確認した結果を示しています。40歳以上の厳しさがわかります。

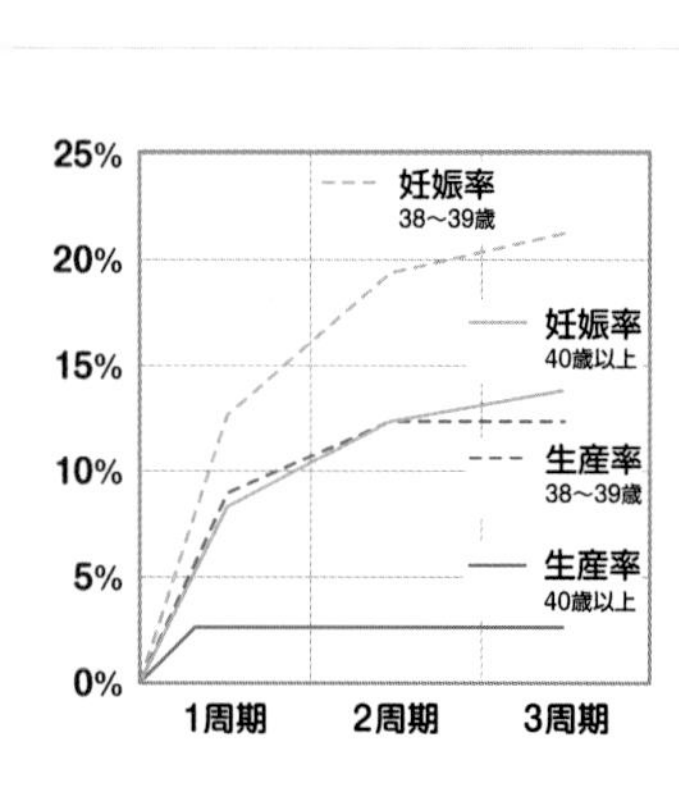

いと思うことが精神的なストレスになって、逆に最後まで上手くできなくなってしまうという方は結構いらっしゃるんじゃないかなと思います。

―妊活期というと働き盛りでもあると思いますが、やはり仕事で忙しくてということもあるのでしょうか?

　そうですね。仕事で疲れすぎてしまって、夜遅くまで性生活できないよという方もやはりいらっしゃいますね。

―好きで一緒になったわけですから、夜の性生活はとても楽しいものだと思うのですが、そういう時期を通り越してしまうと妊活も苦労されるということなのでしょうか?

　そうですね。あと、どちらかというと傾向的に男性も淡白な方が多くなっています。

　この間、関連協会がアンケートを出していましたが、20代男性で半分くらいの方は女性と付き合ったことがないという結果で、当然付き合う気持ちもないし、性交渉や性的な興味も我々の時代よりもかなり下がっているんじゃないかなと思いますね。

―それでは、ある意味先生が父のように患者さんに語りかけることも出てくるのではないですか?

　そうですね。そういう方になかなか興味を持たせるということも難しいので、私が大事にしているのは、無理にタイミングに拘る必要はないということです。もちろん自然に妊娠できればそれに越したことはないのですが、そのためにご夫婦の仲が悪くなってしまうこともありますから、子作りは子作りとして割り切って、例えば性交渉が上手くいかないのであれば、人工授精という手もあります。「お子さまを作るためだけの治療なら、もう人工授精をしてしまって、あとは普段のスキンシップの中で、性交渉をするというのでも全然構わないと思います。そのように初めから分けて考えてしまってもいいのではないですか」というお話をすることもあります。

　そうしてしまったほうが気持ちは楽になるので、事務的なセックスではなくて、子作りはもう人工授精でということにして、考え方を変えていくのもよいかと思います。

ステップアップのとき

―その場合、すんなり人工授精へのステップアップを選ばれる方と、もう少しタイミングで頑張っていきたいと考える方はどのくらいの割合ですか?

　半々くらいですね。反対されるのは、実は女性より男性のほうが多いです。人工授精はやりたくないと。性交渉できない状況をご主人が作っているにも関わらず、ご主人のほうがやりたくないという方が非常に多いです。奥様のほうはそのあたりをむしろ上手く割り切って、受け入れる方が多い印象を受けます。

―その場合、先生からの助言として、例えば3回タイミングを試してみようとか、そういうアイデアを出したりするのでしょうか?

　そうですね。ある程度回数を区切るとか、まずは1回タイミングをしてみて、またどうだったか聞かせてくださいと話し、やっぱり出来ないのであれば先ほど提案したような言い方をしてステップアップしたらどうですかという話をします。

　やはりあくまでも患者さんご自身が主体ですので、納得できる形でステップアップを進めていくことが重要だと思います。

上手くいかない人の傾向は?

―若い人たちは、あまり経験がない中で、結婚し妊活されるわけですが、奥様の姿勢があまり強いと男性が弱くなるケースもあると思います。タイミングが上手くいかないご夫婦をご覧になられていて、その辺で感じる傾向はありますか?

　むしろ数年前のほうがそういう感じはしましたね。奥様の方が強い感じで、旦那さんは渋々付いてくるといったパターンが非常に多かったのですが、最近は年齢が若くなったこともあるのか、ご主人が積極的、協力的に参加していてパワーバランス的には均衡の取れたご夫婦が多いような気がします。

　ご主人が積極的で、奥様が何もしてくれないという方もたまにいらっしゃいます。

―タイミング療法で悩んでいらっしゃるご夫婦、病院に来られなくても自分たちでタイミングを取られているご夫婦もいらっしゃると思います。

体外受精の妊娠状況

体外受精による妊娠率や産まれてきた赤ちゃんの率、そして流産の率を日本産科婦人科学会発表のデータで見てみましょう。

▼移植あたりの妊娠率は、26歳〜36歳までは40%を超えていますが、それ以降はグーンと下がり、46歳では5%ほどになります。

▼総治療数に対する妊娠率は、移植あたりに比べ、ほぼ半減するカーブを描き、総治療数に対する生産率はそれ以下の数値を示しています。

▼一方の流産率は、35歳を超えるあたりから高くなり始め、妊娠率や生産率とは真逆のカーブとなります。生殖年齢の中でも適齢期がいかに大事かがわかるグラフです。

ART妊娠率・生産率・流産率　2021

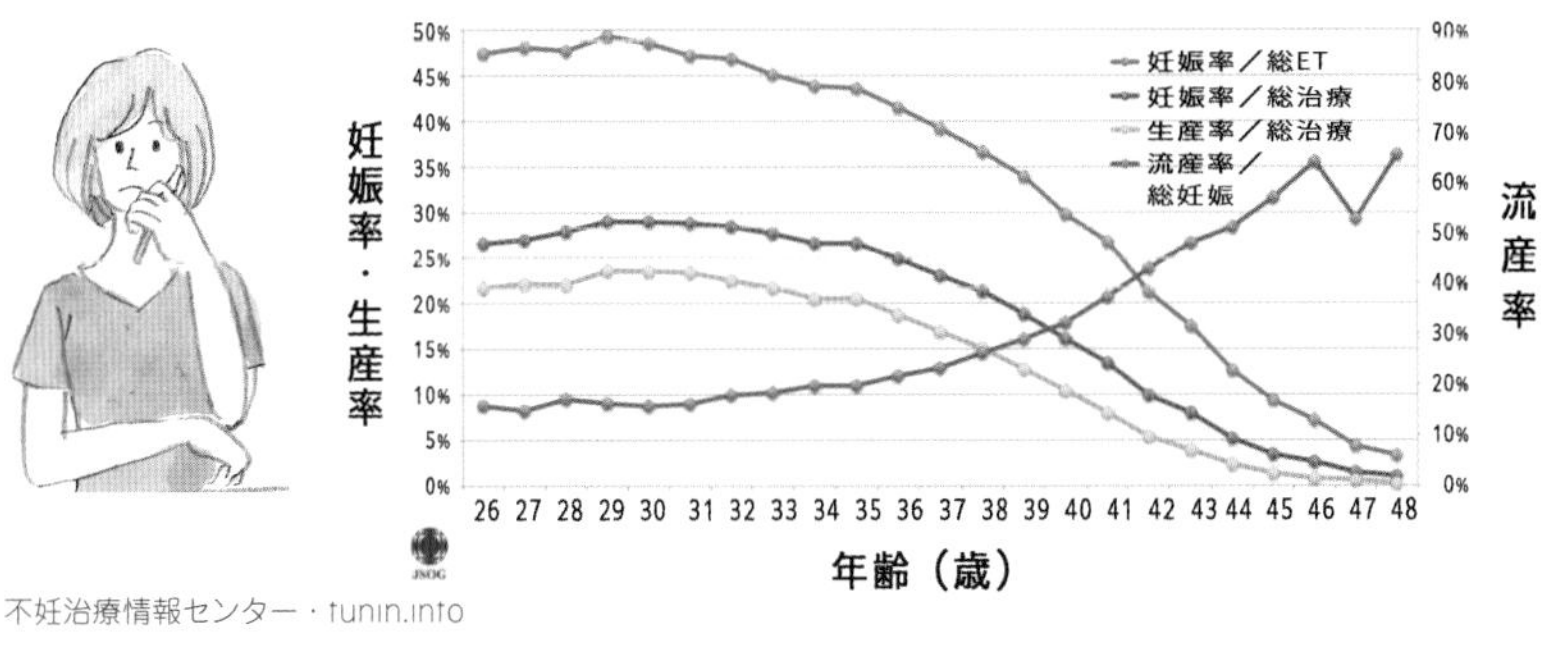

妊娠率・生産率　流産率　年齢（歳）

妊娠率／総ET　妊娠率／総治療　生産率／総治療　流産率／総妊娠

そういう方へのアドバイスをお願いします。

生理周期が整っていれば、ある程度タイミングが取りやすいと思いますので、そういった方たちは自分たちでやって頂く分には問題ないと思うのですが、先ほどからのお話でもあるように、日にちを限定するよりは、やはり排卵の少し前の時期から自然な形で性交渉を重ねるというのが一番大事だと思います。

中には、排卵日だけを狙って、月に1回しかタイミングを取らないという方もいらっしゃいますが、そうではなくて、自然な形で、排卵の前あたりから、回数を重ねて何回かタイミングを取って頂いた方がいいと思います。

一方で生理周期がバラバラな方もいらっしゃいますので、そういう方は排卵検査薬も当てにならないですし、ご自身でタイミングを取るのは難しいと思いますから、早めに病院にかかられるのがよいと思います。

――生理周期がバラバラな方というのは、排卵される卵子の質にも影響が出てくるものなのですか？

質にはそれほど関係ないと思いますが、若くても月経不順な方は多くて、一番の原因となっているのが、多のう胞性卵巣症候群です。これは、卵がたくさんあるのに排卵してくれない、卵が育つのに時間がかかるので生理周期が乱れるというパターンの方です。

年齢が若い方にも多いため、卵子の質は悪くないと思いますが、やはり排卵の予測が難しいのと、そういった方は排卵検査薬のLHサージのLHがもともと高い方が多く、排卵検査薬がずっと陽性になってしまう方が結構いらっしゃいます。そのようなことからも、なかなか自己判定をするのが難しいのです。

もしかしたら排卵自体が起きていない方もいらっしゃるかもしれません。生理があるからといって排卵しているとは限りません。そのような状態で排卵していないのに何か月も時間を費やしてしまうのはもったいないと思います。ですので、月経不順な方は早めに受診されたほうがいいかなと思います。

――一般の婦人科などで独自にAMH値を測る方はいらっしゃいますか？

今、巷でよくとりあげられるブライダルチェックなどでもAMH検査を取り入れているクリニックが増えてきたので、そういったところで測る方も多いと思います。

私はむしろ皆さんが早めにAMH値を測ったほうがよいという考え方です。今、プレコンセプションケアという言葉があると思うのですが、産婦人科の中ではプレコンセプションケアという言葉はだいぶ浸透してきましたが、一般の方だとまだまだそういった概念自体が浸透していません。

最近、卵子凍結が話題になっていますので、そのあたりと上手く絡めてもう少し広めたほうがよいのかなと思っています。プレコンセプションケアの一環としてAMH値も測って頂けたらいいのではと思います。そして早めに卵子凍結するという選択肢もあるのかなと思います。

早めにAMH値を計ろう

――AMH値が高いから子どもが出来づらいと考えている方もいらっしゃるかも知れません。そのような方がいらっしゃった時にどのような診療をされますか？

排卵しているかどうかがまず大事ですから、超音波検査でしっかり卵胞の大きさを調べて、排卵していないのであれば、やはり排卵誘発剤ですとかhCG注射を使用することによって排卵を目指します。そういったお薬を使って、卵を育て排卵させられる方も少なくありません。

ただ、卵を1個に絞って排卵させるというのがなかなか難しく、どうしてもたくさん卵を育てることになりますので、その調整が難しいところではあります。

――AMH値が10以上を示すこともあると聞きますが、今の医療ではどこまで下げることが可能でしょうか？

下げることはなかなかできないのですが、卵巣ドリリングといって、卵巣に穴を開ける手術はできます。

卵があること自体は悪いことではないのですが、それをいかに排卵に持っていけるかが問題です。排卵に持っていけるようにさえしてあげられたら、お薬は使いますが、自然な形での、タイミング療法、人工授精でも十分妊娠出来る方もいらっしゃいます。それでダメなら、体外受精があります。卵がいっぱい育ったとしても凍結すれば1個1個戻すことができるので、ムダにはならないと思います。

成熟卵を目指す

――それはつまり、成熟卵として採れるということですね。

お薬を使う必要はありますが、そうです。成熟卵を採ることも出来ますし、未成熟卵を採って体外成熟させることもできます。

――未成熟卵を成熟させる技術はかなり進化していると考えてよろしいのですね？

昔よりは進化していますが、成熟卵を採るよりは効率が悪いです。未成熟卵で採れたもののうち、半分ほどしか成熟卵にはなりません。

――成熟卵であれば、その後の受精からの流れはあまり問題ないということでしょうか？

問題ない場合が多いですね。

精子との関係

――男性側で精子の数が少ないとか、運動率が悪いケースというのは、以前と比べてどうでしょうか？

もともと不妊原因の半数くらいは男性因子と言われています。ただ最近は、運動率の悪い方が増えている印象はあります。昔であれば、年齢を重ねても、男性の場合、精液所見は変わらないと言われていましたが、最近は、やはり年齢がいけばそれだけ所見は悪くなるのではと言われています。

メッセージ

――そういったご夫婦に向けて、先生が一番伝えたいこと、発信したいことは何でしょうか？

最近、男性も協力的な方が増えたのですが、どうしたら良いかわからない方が非常に多いと思います。やはり男性はサプリを飲んだり生活習慣や食事に気を付けたり、少し休養を取ったりすることで、精液所見が大きく変わります。

精液所見は体調によって非常にばらつきが出ますから、そういったことを男性側も知っておくことで、随分と気持ちが違うと思います。

不妊治療というのはどうしても女性側だけが治療しているとの思いが大きいのですが、ご主人も、そういった形で、僕もこうやって気を付けているんだと言って頂けることで、お二人で同じ方向を向いている、不妊治療を一緒に進めているんだという実感が奥様の方にもわかると思います。その姿勢というのはすごく大事だと、私は思います。

――患者さんに寄り添う開かれた産婦人科、不妊治療施設のためとなる、業界での努力などがあれば教えて下さい。

我々医療者の意識が変わってきていると思います。以前は医師と話して終わりだったところが、今は看護師やパラメディカルのスタッフが入ることによって、患者さんもより打ち解けやすくなりますし、医師だけでなくパラメディカルのスタッフ、事務のみんなでサポートする意識を持ったクリニックがすごく増えてきていると思います。

――羽田クリニックの特徴を教えて下さい。

羽田クリニックは、再生医療を中心に診療をしていきたいと考えているクリニックです。これまでなかなか不妊治療でできなかった最新の治療を、ただするだけではなくて、大学病院というメリットも活かして、エビデンスを持った最新の治療を行えるところが、この病院の最大の特徴です。

不妊治療においても、最近、PRP療法などの再生医療が使われ始めていますが、まだまだ本当に効くのかというエビデンスが十分ではないと思われている面もあります。そのため私たちのような大学が中心となってデータを集めて、ちゃんと効くのかを検証していくことも大切です。またPRPでは十分な効果が得られない方に対して、私たちが注目しているのが間葉系幹細胞です。

間葉系幹細胞は、脂肪や骨髄、月経血の中に存在し、いろいろな細胞に分化できる細胞で、傷ついた組織を修復したり、血流を良くしたり、炎症を抑えたりしています。

間葉系幹細胞を卵巣や子宮に投与することによって、卵巣の機能を回復させたり、子宮の内膜を再生させたりすることができるのではないかと、海外でもちらほら論文が出されていますが、まだ日本でそこまでやられていないので、我々が中心となって、そういった再生医療を実践し、効果の有無をしっかりと検証していきたいと考えています。

タイミングと性生活について アンケート結果

www.funin.info ミニ HP 会員の不妊治療施設の皆様にアンケートした結果、質問６項目については以下の回答となりました。

①自己または病院でのタイミング療法時、SEX がうまくできない夫婦は、多いのか少ないのか？

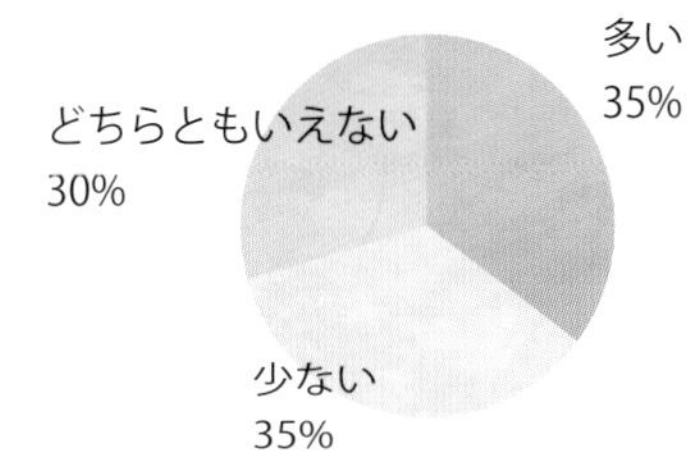

②タイミング時に性生活が不成功に終わるケースは、増えているのか以前と変わらないのか？

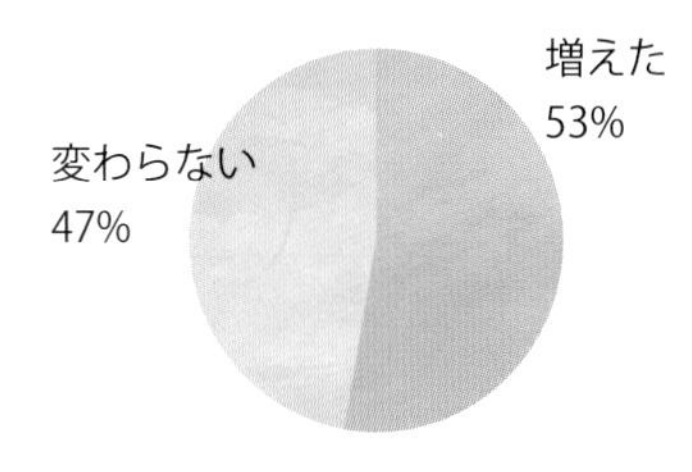

③タイミング時に①②のような場合、人工授精で妊娠を目指しても良いことを知らない患者さんは？

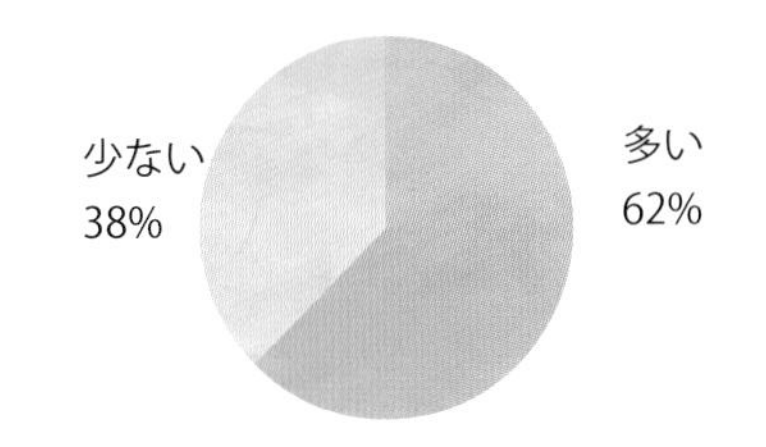

④性生活の改善よりも、人工授精、体外受精の治療を望む患者さんは、増えているのか変わらないのか？

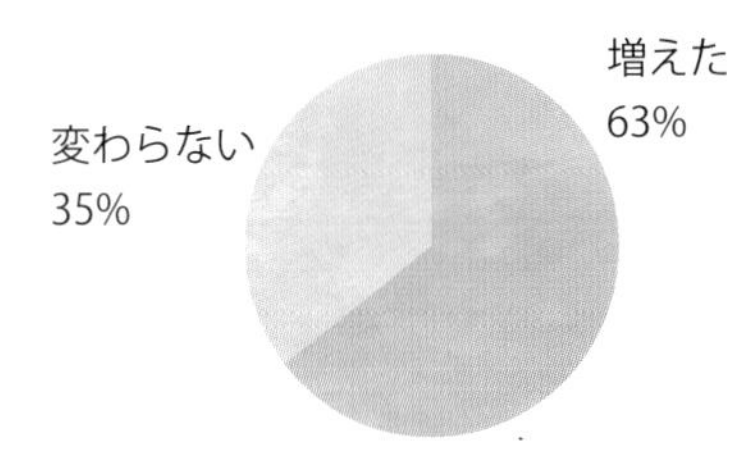

（少なくなったとする回答は０でした）

⑤タイミングでの妊活時、夫婦のモチベーションは揃っているか？

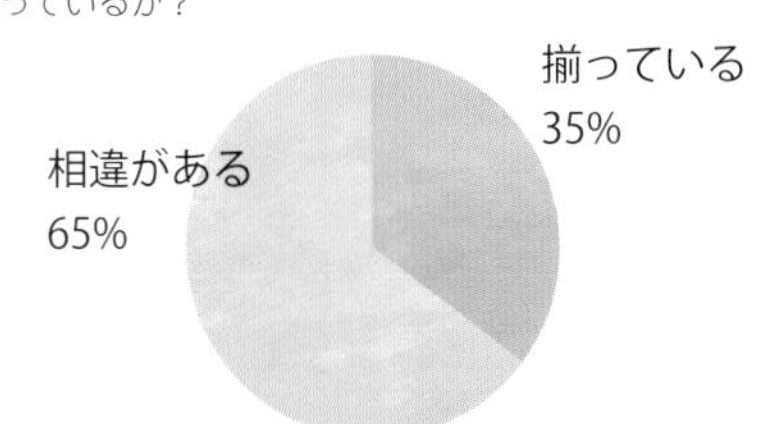

⑥夫婦のモチベーションが揃っていない時に、モチベ　ションが高いのは夫婦のどちら？

７割が女性

3

二人目不妊

二人目不妊の対応は、当事者のみならず、診療する治療施設ごとに違いがあるようです。患者さんでしたらライフスタイルや家族、親族の関係など家庭事情の違いに左右されることでしょう。治療施設にとっては、受け入れ態勢の違い、方針の違いも関係しているようです。したがって何が良いのかは、ケースバイケースになるかと思いますが、その分、それぞれの患者さんの条件に合った都合の良い治療施設を探すのは大変かもしれません。

診察室に親子一緒 神奈川レディースクリニックでの対応の様子

――二人目不妊の方には、手厚くされていますか?

クリニックによって、他の患者さんのこともあるので、お子さまを連れて来ないでくださいとおっしゃっているクリニックもある様ですね。うちでは特にお子さまを連れて来られても構わないとお話ししています。

――キッズルームのようなところがあるのですか?

そうですね、ただ、お子さまと必ず一緒にいて頂くので、こちらでお子さまを預かるということはできません。

――診察の時には一緒にお子様も入室するのですか?

はい、内診室に一緒に入って頂いて、一人で座れないお子さまの場合は抱えながら、ということになります。

少し大変ですが、まぁそんなに長時間ではありませんので。

――それならお子さまは安心ですね。

座れるお子さまであれば、内診台の横に小さい椅子を用意していますので、そこに座って待って頂きます。二人目不妊は二人目なので本来ならできやすいのですが、なかなか出来ない方もいらっしゃいます。お一人目がけっこうすぐに出来たから、二人目もすぐ出来ると思っていらっしゃったけど、なかなかできない方も一定数おられます。

一人目は自然だったけれど二人目はどうしても出来なくて、体外受精でやっと出来たという方は、そんなに珍しくありません。逆もあり、一人目の時どうしても出来なくて、人工授精でも出来ず、体外受精でやっと妊娠された方が、その後二人目は何もしないで自然に妊娠できたというのもこれまたよくある話です。

機能的には、一度お産みになられると次も出来やすくなりますが、必ずしも皆がそうなるわけではなく、もちろんご年齢的には、一人目よりも二人目はご年齢が高くなりますので、そのために妊娠しにくくなる方もいます。

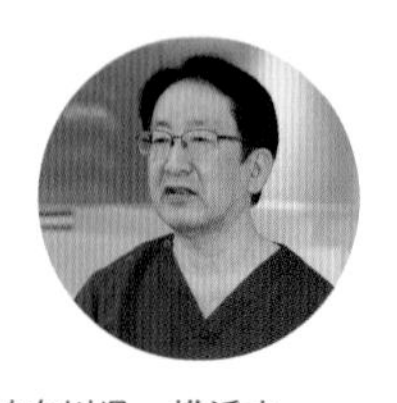

神奈川県・横浜市
神奈川レディースクリニック
齋藤 優 先生

お子さまの対応法はクリニックそれぞれに違いがある

治療の方法は一人目と特に変わらない

加齢の影響も考えておきたい

二人目不妊の患者さんにとって、一人目のお子さんを連れて受診できることは都合は良いのですが、他の患者さんへの配慮を考えると、施設内の環境にもよりますが、やはり「遠慮」ということが出てきてしまいます。特にビル内での開業が多いクリニックでは、そのような条件設定が増えることでしょう。

そこには、社会の協力が大きな力を発揮します。そのための環境づくりも大切なのが今の時代なのでしょう。

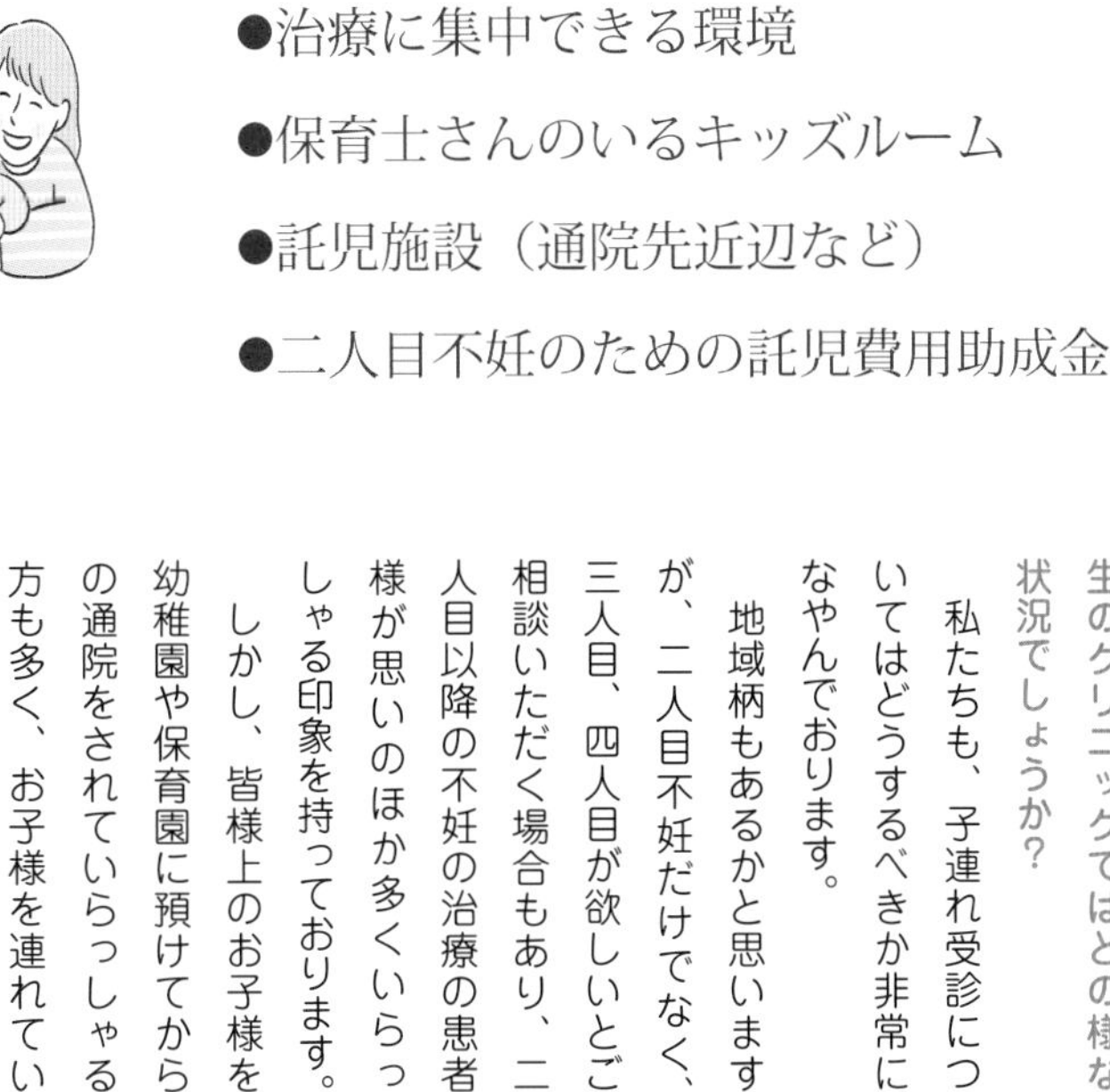

<患者さんの希望>

●治療に集中できる環境

●保育士さんのいるキッズルーム

●託児施設（通院先近辺など）

●二人目不妊のための託児費用助成金

——二人目不妊について、先生のクリニックではどの様な状況でしょうか?

私たちも、子連れ受診についてはどうするべきか非常になやんでおります。

地域柄もあるかと思いますが、二人目不妊だけでなく、三人目、四人目が欲しいとご相談いただく場合もあり、二人目以降の不妊の治療の患者様が思いのほか多くいらっしゃる印象を持っております。

しかし、皆様上のお子様を幼稚園や保育園に預けてからの通院をされていらっしゃる方も多く、お子様を連れていらっしゃる患者様は少ないように感じます。

——今まで診療されていて、かりん先生のところは、子連れ受診に関してどの様にされているのでしょうか?

お子さま連れでの来院の問題点として、

①周りの不妊治療中、または一部癌の患者さま等今後の妊娠・出産の希望を絶たれてしまった人が同じ空間にいらっしゃるという精神的な配慮の問題

②患者さまご自身としても、子供に意識をそがれてしまい、大切な治療の説明を聞き逃してしまったり、また採血針などの鋭利なものがある部屋に子供が入ってしまったりする可能性の問題

などの心配な部分もあるかと思います。

つまりお子さま連れでの通院は、他人への配慮だけでなく、ご自身の治療への弊害も出てしまう可能性があるので、やむを得ない場合を除きあまりお勧めできません。

幸い、当院は駅チカという立地から、近隣に松戸市の方が利用できる一時預かり施設、またその他の市の方も利用できる一時預かり施設が3軒あり、そちらもご利用いただければ、通院も可能ではないかと思います。これらの保育施設は松戸市のサポートもあるため、保育士さんのサポートも充実しており、さらに子供用の遊具もたくさんあり、親も安心して預けられるだけでなく、お子さまも楽しんですごせます。

松戸市は、数年前に全国子育てしやすい街No1都市に選ばれたこともあるだけに、そのような子育てや妊娠に対す

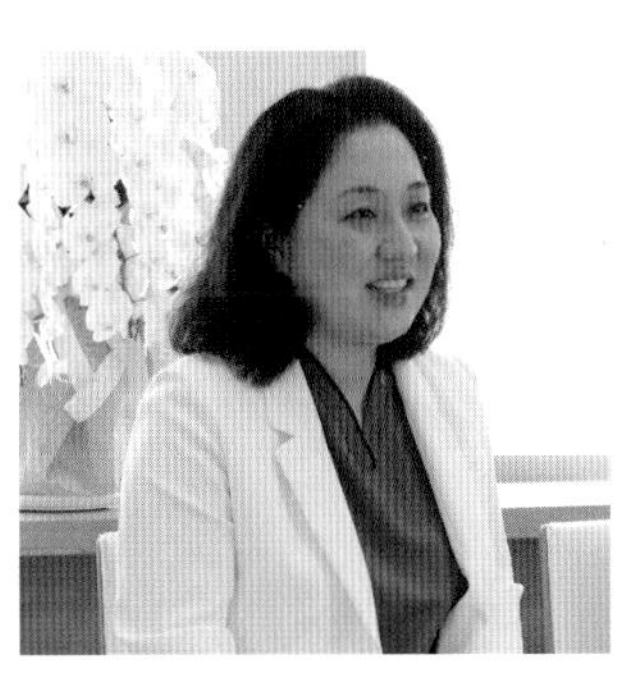

千葉県・松戸市
かりんレディースクリニック
齋藤 かりん 先生

お子さまの一時預かり先などをお探しの皆さまへ

厚生労働省子ども家庭局より

お子さんの一時預かり先などが必要な方へ、以下のようなサポートを行っています。詳しくはお住まいの市町村の子ども・子育て支援担当部局にお問い合わせください。

放課後児童クラブ

保護者が日中、家庭にいないお子さんが、放課後や長期休暇に、小学校の教室や児童館などで過ごすことができます。

ファミリー・サポート・センター

子育て中の方を対象に、お子さんの一時的な預かりを希望する方と、受け入れを希望する方とのマッチングを行っています。

地域子育て支援拠点

地域の身近なところで、気軽に親子の交流や子育て相談ができる場所です。地域の子育てで情報の発信や、子育てに関する講習会等を実施しています。

一時預かり保育

急な用事や短期のパートタイム就労など、子育て家庭の様々なニーズに沿った、一時預かりを行っています。幼稚園終了後や、土曜日などにも預けることができます。

るサポートは手厚い場所だと思います。

――今は共働きの方も多く、お子様が小さいうちから預けるということが習慣のような感じになっているので、そういう意味では助かりますよね。

　そういった保育施設は市の方でサポートされているので、一人の子供に対してすごく手厚いんですよね。遊ぶ遊具もあって、しっかり見てもらえる場所で、安心して預けられるかなと思います。

――一人目はできたのに、二人目がなかなかできないというのは、先生にとっても謎なのでしょうか？

　二人目不妊の原因は、第一子の時よりも年齢を重ねていることや、妊娠出産を経て体の変化があったこと、第一子が生まれてから生活環境の変化などによるホルモンバランスの変化などが考えられています。

　また、第一子を妊娠したという成功体験があるために、不妊治療を受診するタイミングが遅れる印象があり、これも治療を難しくしている原因となりうると考えています。

――一人目の出産をきっかけとして、体内環境が変わるということもあるのですか？

　出産という一大イベントによって、子宮の入口が傷ついたり、また帝王切開の場合だと子宮を切った場所に傷が残ったりすることがあります。特に問題なく出産したという経産婦さんでも、実際は診察をすると、子宮口が変形していたり、または帝王切開創部が非常に薄くなっていたりと、気を付けて診察するべきポイントはたくさんあります。

　また、もともとあった婦人科の病気が、出産後に年齢とともに悪化して不妊を引き起こしている場合もありますし、子宮筋腫なども月経がある限りは徐々に悪化していきます。二人目が出来ないなと思ったら、早めに相談に来ていただく事が二人目不妊の大きなカギになるかと思われます。

　治療のステップは二人目不妊についても同じです。子宮卵管造影や、ホルモン検査などを行い、異常がないかを検査することから始める必要があります。

――一人目ができていれば、二人目も大丈夫だろうと皆さん感じていらっしゃると思うのですが、意外と二人目ができないという方が見受けられます。明らかに年齢が高いなどの理由ならわかるのですが、なかなかできない場合もありますよね。

――二人目不妊の方に何かアドバイスはありますか？

　一人いるからと言って妊娠しやすいというわけではないと思いますので、妊娠に向けて、また一からしっかり検査をして欲しいと思います。

　そして、検査から適応となる治療を早めに受けることが大切です。検査結果から、原因がわからないこともありますが、体外受精を行うことで今まで見えなかったことがわかってくることもあります。

　先進医療をうまく使うことで、妊娠への確率が高まることもあるでしょう。

　ご相談いただければ、私たち医療従事者が全力で対応いたしますので、ぜひお越しください。

年齢が上がることで起こる卵子の質の低下はなぜ？

加齢による卵子の染色体異常が原因の一つと考えられています

　加齢によって卵子の質が低下する原因やメカニズムは、まだ明らかになっていませんが、原因の大きな1つとして染色体の異常が考えられています。そのことを表すものとしては、年齢別の卵子の染色体異常率グラフがあります（グラフ1）。また、加齢によって生じる卵巣機能の低下や、老化の原因である酸化による影響も考えられます。

　グラフでは、およそ30代後半から徐々に染色体異常率が上がり、40代では顕著となります。これに連動して、妊娠率の減少や流産率の増加が起きているのが現状です。

　全てはヒトのゲノム（遺伝情報）によってプログラムされていることなのかもしれません。

　ただ、生活習慣の乱れや過度なストレスなども身体の機能低下を起こすことから、卵子の質を低下させると考える人もいるようです。

　現時点では、残念ながら卵子の質を改善する方法はありません。これ以上質を低下させないために、生活習慣の改善（適度な運動、栄養バランスの良い食事、十分な睡眠、喫煙や過度な飲酒など）やストレスを溜めないことを心がけることも大切でしょう。

　何よりも、できるだけ早く家族計画をたて、検査などの不妊対策に取り組むことが肝心です。

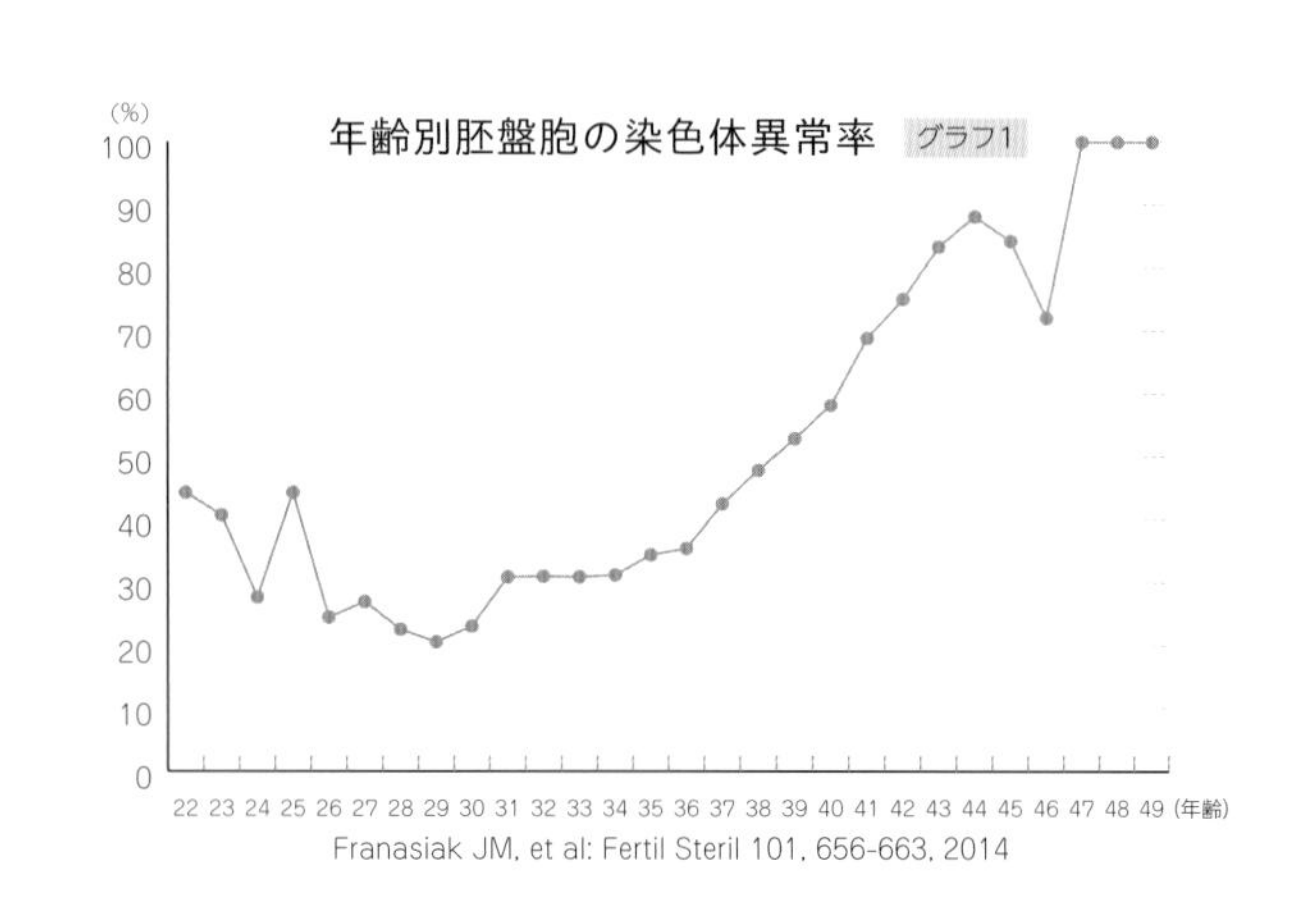

Franasiak JM, et al: Fertil Steril 101, 656-663, 2014

二人目不妊についてのアンケート結果

www.funin.info ミニ HP 会員の不妊治療施設の皆様にアンケートした結果、質問5項目については以下の回答となりました。

①二人目不妊の患者さんは増えている？減っている？ どちらとも言えない？

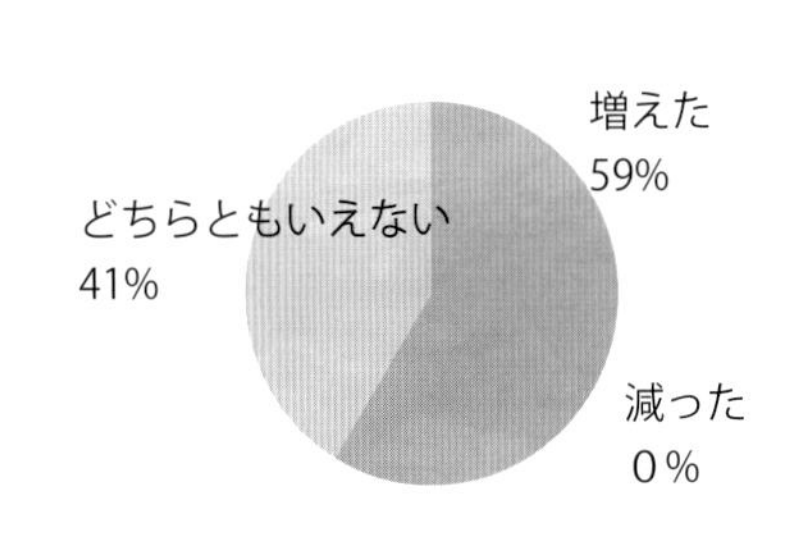

②二人目不妊の患者さんは全体の何割くらい？
1割未満、1〜2割ほど、3割ほど、それ以上？

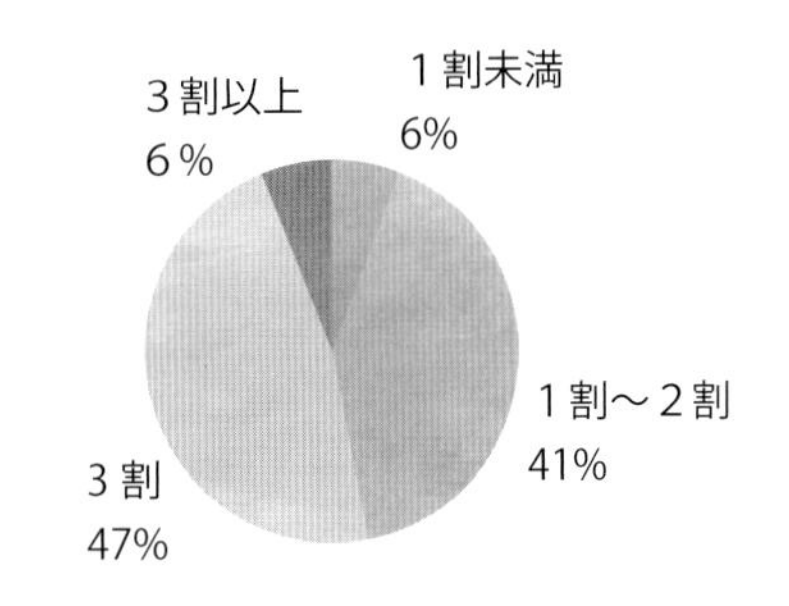

③二人目不妊の原因は？
不明な場合が多い、明確な場合が多い、どちらとも言えない？

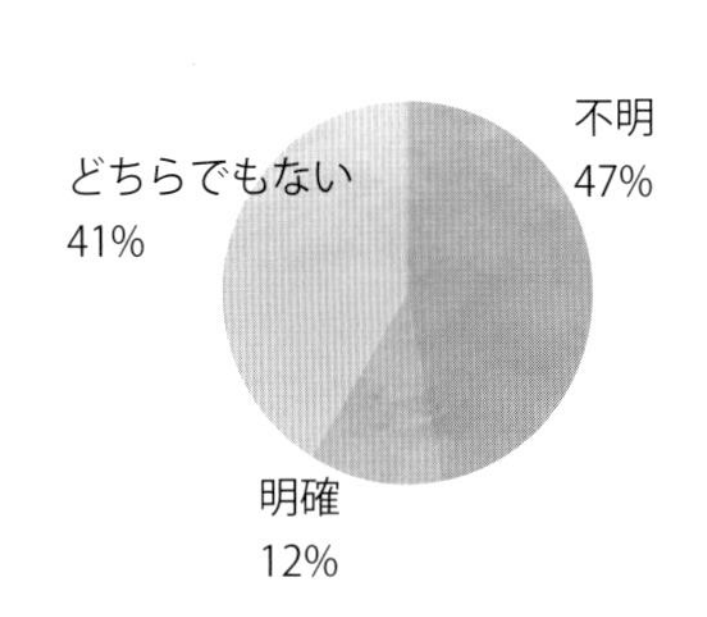

④二人目不妊の治療は？
すぐに妊娠することが多い、長引くことが多い、どちらともいえない？

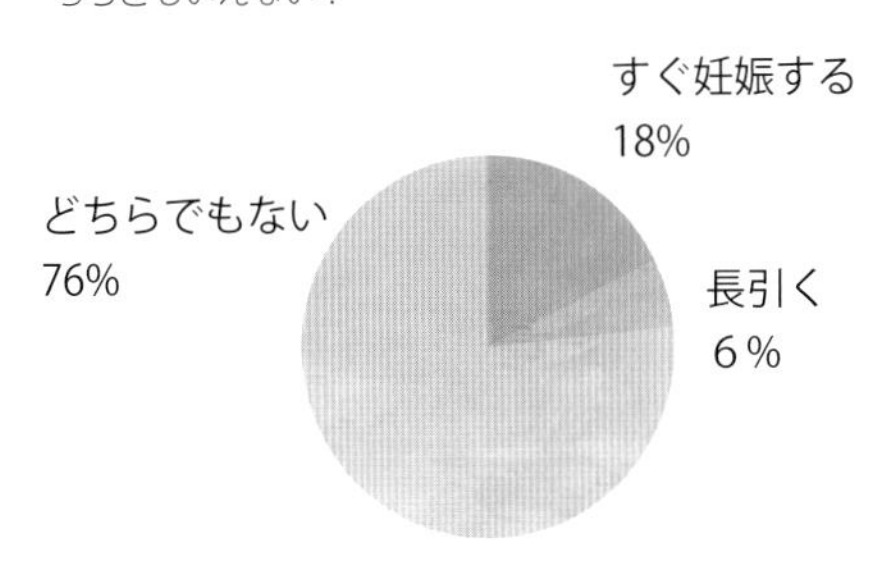

⑤二人目不妊の対応は？

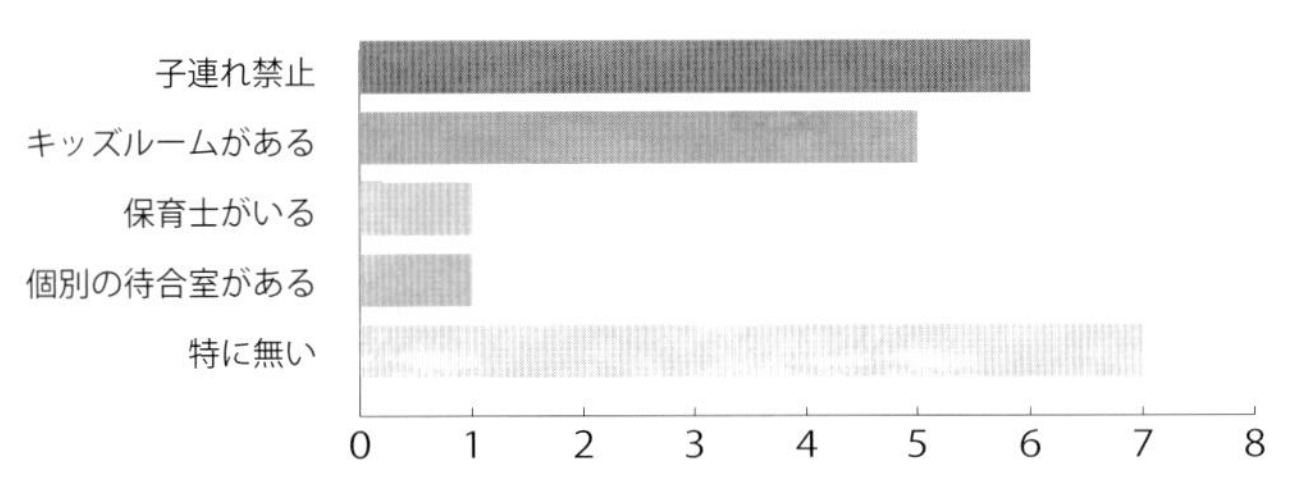

・妊娠歴があり、前回自然妊娠している患者ほどすぐ妊娠すると思って不妊治療を始めるので、気力の面と経済的な面両方で drop out が妊娠歴のない患者より多い。・二人目不妊の原因が一人目の時と同じ場合と、異なる場合があるので、原因の検索は早い段階ですることをお勧めします。・⑥で：凍結胚がある方は変わらないが、一般不妊治療の方はやや難化の印象。

⑥二人目、三人目不妊の治療は一人目と比べ、おおよそ難しくなる？一人目と変わらない？

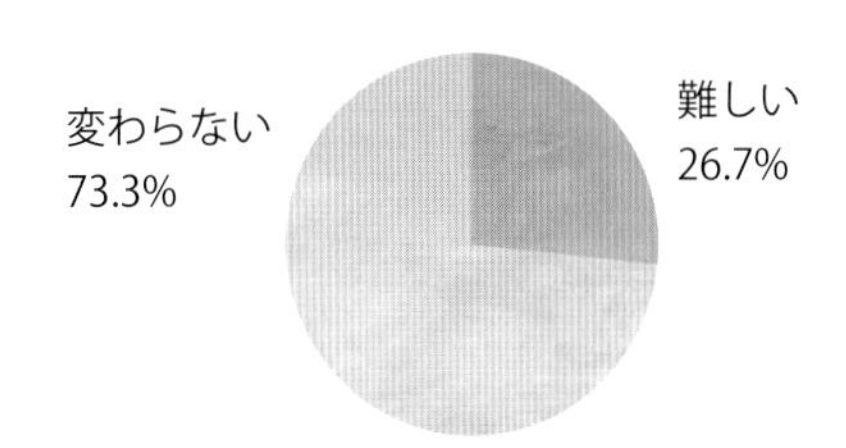

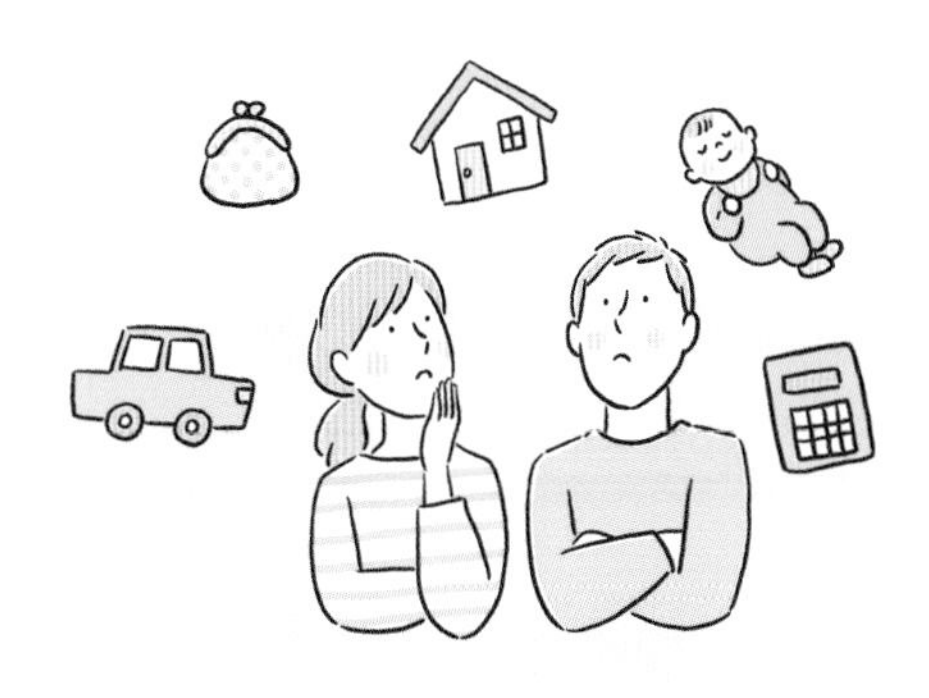

アンケートにご協力くださった不妊治療施設

（掲載は北から順）

- 金山生殖医療クリニック
- 神田ウィメンズクリニック
- 麻布モンテアールレディースクリニック
- 北千住 ART クリニック
- torch clinic
- 峯レディースクリニック
- にしたん ART クリニック 新宿院
- 明大前アートクリニック
- 池袋えざきレディースクリニック
- みなとみらい夢クリニック
- 馬車道レディスクリニック
- 福田ウイメンズクリニック
- 愛育レディーズクリニック
- 佐久平エンゼルクリニック
- 醍醐渡辺クリニック
- レディースクリニック北浜
- 神戸元町夢クリニック

ご協力ありがとうございました

4 仕事との両立

日本では、子どもの約11人に1人が体外受精で誕生している現在。保険診療化が進んで、一般不妊治療を受けて出産する女性も増えています。

子どもを望み、不妊治療を受けながら働く女性であれば、大なり小なりぶつかるのが「仕事との両立」の壁ではないでしょうか。両立できていても業務の調整に苦労している人や、頑張っても両立しきれず仕事か治療のどちらかを諦めるしかない人は、たくさんいます。

今回は、女性（特にワーママ）向けの転職エージェント・株式会社ＱＯＯＬキャリアの代表取締役をつとめる人事のスペシャリストであり、ご自身も不妊治療経験がある山中泰子氏に、不妊治療と仕事の両立について、様々な角度からお話を伺いました。

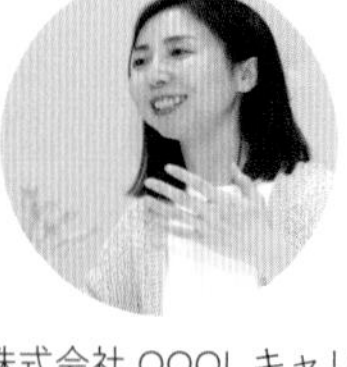

株式会社 QOOL キャリア
代表取締役社長
山中 泰子さん

プロフィール
2004年東京学芸大学教育学部卒業。ピラティスインストラクターとして活動後、結婚を機に大手保険会社に派遣社員として勤務。'07年に株式会社パソナテックで人事のキャリアを開始し、以後は複数の企業で執行役員等の要職で人事全般を担当。'22年4月より現職。

メンタル、費用、時間…両立はすごく大変

——まず、山中さんのご経歴などについてお話いただけますか？

大手人材系企業で、新卒採用や制度設計、ひとり親家庭の方の就業支援事業などを担当していました。そこから未上場のベンチャー企業に転職し、責任者として人事の立ち上げから関わり、上場後は担当執行役員として働いていました。当時は30歳前後で、結婚5年目ぐらい、そろそろ子どもがほしいと思っていました。社長に勇気づけられて、執行役員をしながら妊活しましたが、なかなか妊娠できなくて、結果的には2年ほど不妊治療をしました。1人授かって、出産後に産休に入りました。早生まれで次の4月に保育園に入れなかったので、1年ちょっとお休みして復帰しましたが、役職もないし、時短勤務で、裁量権もなく、仕事も楽しくない。やりがいを求めて、スタートアップ企業で人事の責任者を担当しましたが、その頃子どもが年中くらいになり、働き方を変えなければと思い、パラレルワークやフリーランスを視野に入れつつ、副業を始めて、結果的にはフリーランスとしていろいろな企業のコンサルティングをするようになりました。その後、また別の企業の契約社員となり、激務の日々を送っていましたが、「小3の壁」で子どもが学童に入れず悩んでいる時に、今の会社のグループ代表に「じゃあうちで働いたら？」と声を掛けられて、現在に至ります。

——不妊治療を2年間ほど続けられる間に、これは大変だったな、辛かったな、これが両立の支障になったなと感じたことはありますか？

今から10年前なので、社内で不妊治療について相談できる人もまだそんなにいませんでしたし、不妊治療についての情報もそんなになくて、こんなにつらいものなのか、体

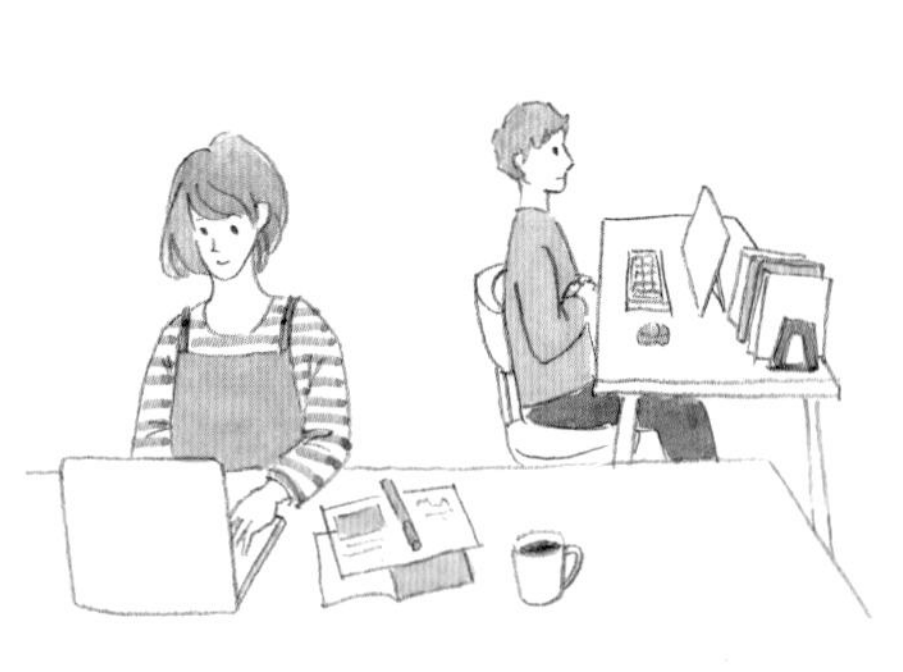

両立が難しい理由はなんでしょう？

両立の難しさについて編集部では以下のことが理由としてあるのでは？と、話題となりました。

- ●デリケートな話題のため、周囲と治療を受けていることを共有するのが難しい
- ●職場における不妊治療への理解不足
- ●治療周期が限られているため、治療と仕事のスケジュール調整が必要
- ●通院時間や待ち時間などでの負担
- ●不妊を患う夫婦ごとの家庭内事情（経済面、精神面、協力不足）

にもこんなに負担があるのかと思いました。あとは毎月の絶望感が本当に大きかった。

お金もすごくかかるし、毎月妊娠できないことや年を取ることへのプレッシャーを感じて、病院に行くとやはり泣いてしまいました。それでも、治療後は出社しなければいけないので、メンタルの切り替えは辛かったかなぁ…。他には、検査の痛みですね。特に卵管通水検査は、激痛でしばらく起き上がれませんでしたし、採卵も結構辛かった。仕事との両立は、やはり精神面でも金銭面でも、時間のやりくりの部分でも、シンプルにすごく大変でした。

たまたま裁量権がある立場だったので、男性でしたが、上司の取締役にも話をし、部下のメンバーにも話をしました。通院すると半日は出勤できないので、午後から出社して帰るのは夜10時、みたいな日々が続きました。

――周囲に治療を受けていると話すことに抵抗はありませんでしたか?

それが、その取締役も不妊治療を経験されていたので、すごく理解があって「早くやった方がいいよ、全然気にしなくていいよ」と言ってくださいました。当時からすると、奇跡だったと思います。

女性も男性も自分らしく働けるカルチャーを作りたい

――QOOLキャリアで「TUMUGU（※1）」のサービスを立ち上げようと思われたのはなぜですか?

TUMUGUのサービス設計をした時は、まさにコロナ禍で、女性が一番影響を受けていました。転職できない、最初に退職を迫られる、仕事が来ない、給料が上がらない…。弊社は人材紹介事業をしているので、ご相談は多くても、採用したがる企業がない。

やはり男性社会なのだと改めて感じました。ただでさえ日本は労働人口が少なく、少子高齢化で社会保障も破綻するのではと言われているので、やはり女性も働かなければいけません。ただ「子どもが欲しい」「自分らしく働きたい」という希望があっても、企業の受け入れ体制が整っていないので、考え方やカルチャーを変えていかなければいけない。弊社では、それを「女性活躍」と括るのではなく、女性も男性も、いろいろな情報やサービスが使えて、相談窓口があって、リテラシーも上がって医療への距離も近づき、ライフステージごとに自分らしい選択をしながら、いきいきと働ける企業のカルチャーを作りたいと、TUMUGUを設計して、男性育休の法律改正のタイミングでリリースしました。男性も、育休の社内制度があるのにいろいろな事情で使えないということがありますから。

ただ、当時はサービスの必要性を理解してもらえず、営業に行ってもよく会話が止まりました。人事のトップや経営陣の方は、50代頃の男性が多いんです。皆さん休みなくバリバリ働いて、夜は飲みに行って、それで社会が成長したという成功体験をお持ちなので、やはりその考え方をシフトするのが難しかったです。

日本はジェンダーギャップ指数も低く、労働人口も減るなかで企業側が変わらなければいけないということで、2023年に企業に人的資本の情報開示（※2）が義務づけられました。また、「なでしこ銘柄」「Nextなでしこ（共働き・共育て支援企業）」（※3）「えるぼし認定」（※4）「くるみんマーク」（※5）などからわかるように、健康経営や女性活躍、男性育休などを推進している企業にお金が集まるような社会が、この1、2年でできてきて、企業側が、女性の生理や男性の更年期、不妊治療などによる人材流出、退職や休職は労働損失、経済損失だとようやく気づいて、取り組み始めた。そこでやっとTUMUGUはそのために必要なのだという共通認識ができました。すごく時間はかかりましたが、よかったと思っています。

自分の体をマネジメントする大切さ

――TUMUGUのサービスで、イベントやセミナーで専門家から正しい情報が得られること、専門スタッフに体や

プレコンセプションケア

すでに妊娠を考えている方や治療を受けている方だけではなく、将来の結婚や妊娠を考えている女性も対象となるケアです。内容は、妊娠するための健康な身体づくりや、人によって必要となる治療についての知識や啓発などのことです。

厚生労働省では、女性やカップルを対象として、将来の妊娠のための健康管理を促す取組みと定義していて、体外受精の保険診療化以降、特にこの動きは強まっているようです。

妊娠前の生活習慣や行動は、将来生まれてくる子どもへ影響するだけではなく、自身の健康の問題にも影響する可能性があります。何はともあれ、健康的な生活習慣づくりによって、生活の質の向上・心身の健康をはかることは社会にとっても大切なことです。

リプロダクティブヘルス

女性の社会進出や少子化、不妊治療の将来展望からの課題として、最近、大きく注目されています。

リプロダクティブヘルスの中心課題には、いつ何人子どもを産むか産まないかを選ぶ自由、安全で満足のいく性生活、安全な妊娠・出産、子どもが健康に生まれ育つことなどが含まれています。これは、生殖医療とリンクする点もあり、東京都で助成金の対象となっている卵子凍結も、このリプロダクティブヘルスの一環です。

また、今まで以上に思春期や更年期における健康上の問題などが「性の課題」として捉えられ、生涯を通じて「性と生殖に関する課題」が幅広く議論されていくことでしょう。

心の悩みなどを相談できる窓口があることは、とても魅力的だと感じました。やはり正しい情報提供は重視されていますか?

　そうですね。私が不妊治療をしていた時代よりはるかに進んだとはいえ、社内にロールモデルがいない会社は多く、そういう方からのご相談が本当に多いです。不妊治療したいけど周りに相談できる人がいないとか、管理職で、産休や育休に入って自分がどうなるか心配だとか。生理の悩みも、意外と女性同士でも相談できないし、産業医に話すにも、そういうアクションを取っていること自体を知られたくないとか。ネットやSNSに情報はいろいろありますが、やはりエビデンスがあるものを頼ってほしいので、そういうサービスを加えました。

　本来は社内研修などでそれが当たり前に知識としてあるべきですし、もっと言えば、子どもの頃からちゃんと体についての教育を受けたり、かかりつけ医がいたりするほうがいい。海外ではかなりの割合で予防のために通院しますが、日本では何か症状が出たら行きますよね。それは婦人科も多分同じで、女の子なら、生理が始まる頃にはかかりつけの婦人科を作ってあげたほうがいいですが、そういう認識はありません。

　私は、知識、行動を変えていくという使命感があるので、社会人1年生の子たちには、まず自分の体をマネジメントすることが、社会でパフォーマンスを発揮するベースだよと伝えています。

――それにはやはり、実際に将来子どもを持つかどうかはわからないけれど、それを視野に入れて、普段の自分やパートナーなどの体の健康や生活をちゃんと考えようという「プレコンセプションケア」が重要ですよね。

　大事ですよね。そうすれば、周りにも自分にも優しくなれて、みんながハッピーかなと思いますし、不妊で苦しむことも少なくなるでしょうし。

　早く子どもを産んだほうがいいのか、もうちょっと自分のキャリアを頑張りたいのか、あとから後悔するのではなく、自分で選択できるようになるのではないでしょうか。

会社員を続けるメリットは想像以上

――仕事と難なく両立するのが難しいですよね。業務の調整、通院や待ち時間、検査や治療後の体の辛さもあるし、自分の体にまつわることも、恥ずかしさで話せないということもあると思います。

　やはり不妊治療はすごくデリケートなことで、言いづらい人も多いでしょうし、夫婦でも足並みが揃わないこともあると思います。ご自身の治療経験のなかで、仕事に関わる部分以外で、大変だったことはありますか?

　やはり、圧倒的に女性の負担が大きいですよね。私の場合はですが、自分がどういう治療を病院で受けているか、それがどれだけ辛いかは、自分からは夫に伝えませんでした。本当に淡々と辛いので。

　今は保険診療化など、多少は金銭的負担も減りましたが、当時は毎回3、4万円をカードで払って「何をやっているんだろう?」って。今なら俯瞰できるかもしれませんが、当時は何もわからず、言われるがまま支払い、治療を続けるしかなかった。だから、ちゃんと勉強しておけばよかったという後悔が間違いなくあります。でも、10年前にわからなかったことが、医学の進歩で今はわかるので、治療をスタートする前に夫婦で勉強しておくべきだと思いますね。

――夫婦で知識を共有することは大事ですよね。両立の悩みでは、山中さんが関わられているスタッフさんのなかではどういう声が多いですか?　また、それに対してどんなフォローをされていますか?

　最近だと、ちょうど管理職になった女性が、やはり仕事のボリュームと不妊治療を両立する自信がないので、メンバーに降りようと思っているけれど、周りには話したくないというご相談や、不妊治療が長引きそうなので会社を辞めるつもりだけど、辞め時はいつかというご相談が多いです。基本的には、絶対辞めないほうがいいですが、それは私の考えで、ご本人は多分その時すごく辛くて、もう辞めたいと思っている。これは客観的な意見ですが、やはり社会と繋がっていることで気持ちが晴れたり、相談できたりすることもあります。

　当時の私も、不妊治療のことしか考えていませんでした。

※1 TUMUGU

　QOOLキャリアのライフステージ特化型の福利厚生サービス。健康情報などの発信、専門家(管理栄養士・薬剤師・看護師・FPなど)による相談窓口、産休育休サポーターによる人材提供などを柱に、「妊活」「産後」「育児」「更年期」「宅食」「フィットネス」「クリニック」「介護」など18カテゴリのサービスを利用できる。誰もがそれぞれの生活と調和した働き方ができるよう、企業、社員、社員の家族の間をつむぐようなサービスを提供している。

　サービス例:AMH検査、不妊治療の相談無料/卵子凍結保管サービスの相談無料/ヘルスケア相談/各種検査の費用割引/フェムケア製品やサプリメントなどの購入割引/産前産後の両親学級/家事代行費用保険/オンライン診察・薬のデリバリー/オンラインピル処方など

(2024年4月現在)

※2 人的資本の情報開示の義務化

　企業内容等の開示に関する内閣府令等の改正(2023年1月31日)により、人的資本の情報開示の対象となる企業(金融商品取引法第24条による有価証券を発行している上場企業など約4000社)は、有価証券報告書の2カ所に人的資本情報の記載が義務化された。情報開示が望ましい7分野19項目から、自社戦略にふさわしい項目を選び、情報開示することが望ましい。

食べるものも、寝ることも、寝る姿勢さえも、とにかくずっと治療にとらわれてしまうので、治療ではないことをしている瞬間を無理やりにでも作ることは、振り返ると、実は大事だったなと思います。

通勤時間もそうだし、会社で仕事をしている時間、誰かと外でランチをする時間…。治療とそうではない時間とのバランスをとることは、心にも体にも大事です。それに、治療が一生続くわけではないので、キャリアとして自分がどういう仕事に向き合っていきたいか、本来は何がしたいか、子どもができた時に自分がどうありたいかも含めて、少し長い目線で考えてほしいです。金銭面でも、やはり働いていたほうがいい。会社員なら有給休暇もあるし、時間単位で有休が取れる会社も今は増えているし、ファミリーサポート休暇のようなものがある会社も増えています。

他にも、シフト制やフレックス勤務など、働き方も多様化していますし、今の組織に属しているメリットに気づいていない方が結構多いんですよね。もちろん決めつけないようにしていますが、そこをまずちゃんと知って欲しいと話しますし、人事の方や上司の方になるべくご相談することをお勧めしています。

――そういうお話をした後は、どうなるケースが多いですか？

最終的には、お子さんができている方が多い気がします。

例えば、顕微授精に12回チャレンジして…とか。これは年齢の問題かもしれませんが、私は、年下の方からのご相談が多いので、お子さんができなかった方はまだ出ていません。ただ、相談者が40代とかになると、比率は変わってきてしまうと思います。私は今40歳で、私より若い世代では治療も何とかなって、仕事も続けている人が多いですが、仕事の仕方を変えている人は比較的多いです。正社員ではなく契約社員やフリーランスになる、起業するという形で、経験を活かして、自分らしく働いたり、調整しやすい働き方を選んだりしています。やはり不妊治療の大変さ、治療期間の長さ、また周りからヘルプがもらえるかどうかという環境もあると思います。今は自分からそうしたいというより、仕方なくそうしている方のほうが多いですが、5年10年経って、企業側が変わっていけば、それも減るのではないかと思います。

仕事との両立に不可欠なことは…

――そうなるといいですね。仕事と両立するためには何が必要だと思いますか？　大きいことと小さいこと、それぞれ伺いたいです。

大きいことは、まさに弊社が取り組んでいることで、企業側の支援制度が整っていなくても、いろいろな人が働いているというカルチャーがあることですよね。例えば、男性でも、ボランティア活動が忙しくて時短で働いてもOKだし、2年間海外留学して戻ってくるのもOK。女性も、子どもがいなくても資格を取るために時短で働いてもOKとか。そういう、いろいろなチャレンジをOKにする風土にプラスして、やはり支援制度が進んでいくこと。あとは金銭面で、社会保障の問題です。やはり不妊治療も絶対に必要じゃないですか。最低限の不妊治療に関しては、保険（診療）ができましたが、それが当たり前になっていくといいですし、金額や年齢制限などはどこで折り合いをつけるか難しいですが、より高度な治療でも、金銭的にも少し安心の体制があるといいですよね。今は国が女性検診を推奨し始めているので、女性特有のがん検診などは、検診費用を補助する企業が増えています。弊社も全額補助していて、健康診断がある時は支出が多くなりますが、必要なことですよね。

小さいことは、極論すると、セルフマネジメントに向き合っていくことですね。いかに自分のマインドや体調をマネジメントするか。治療と仕事の両立も、周りの人からすれば、やはり仕事が止まったり、業務が増えたり、調整が難しくなるという影響はあって、そこは本当に個人レベルでコミュニケーションを図るしか解がない。いくら企業の制度や風土があっても、迷惑

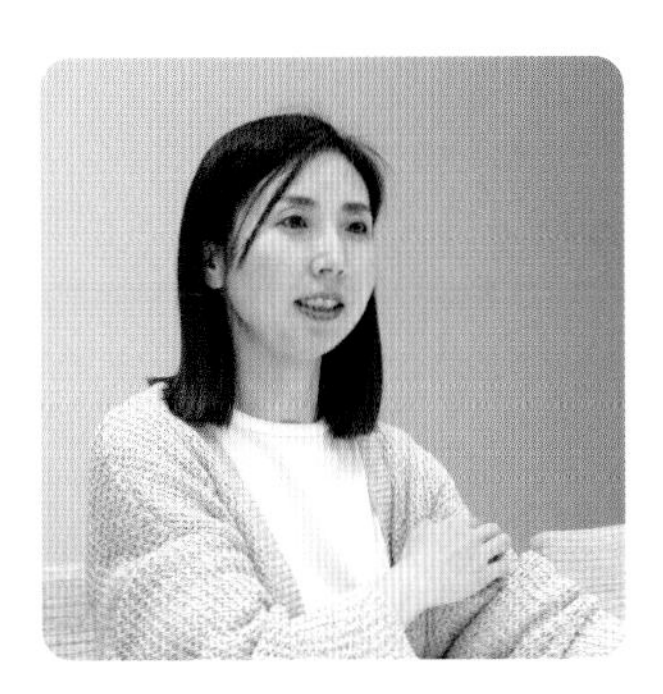

項目
①人材育成：「リーダーシップ」「育成」「スキル／経験」
②多様性：「ダイバーシティ」「非差別」「育児休業」
③健康・安全：「精神的健康」「身体的健康」「安全」
④労働慣行：「労働慣行」「児童労働／強制労働」「賃金の公正性」「福利厚生」「組合との関係」
⑤エンゲージメント：「従業員満足度」
⑥流動性：「採用」「維持」「後継者育成（サクセッション）」
⑦コンプライアンス：「法令遵守」

※3 **「なでしこ銘柄」「Nextなでしこ共働き・共育て支援企業」**

経済産業省と東京証券取引所が、東証の上場企業のなかから、女性が働き続けるための環境整備を含めて女性人材の活躍を積極的に推進している企業を「なでしこ銘柄」として選定している（2023年度は27社）。また、「共働き・共育てを可能にする男女問わない両立支援」が特に優れた企業を「Nextなでしこ 共働き・共育て支援企業」として選定している（2023年度は16社）。

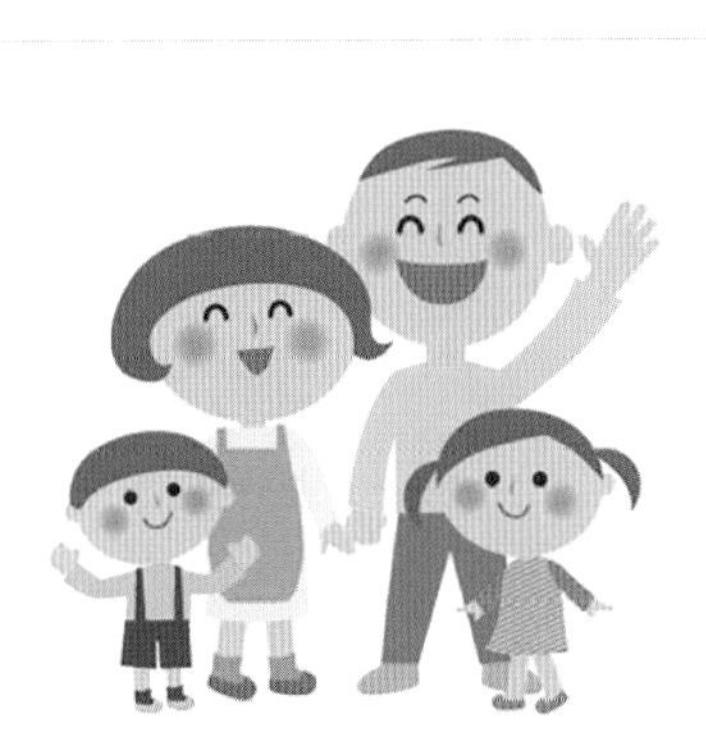

をかけることも、自分のいない時間が増えるのも事実で、周りは「しょうがないよね」と言ってくれても、自分も負い目を感じるし、申し訳ないと思いながら仕事をします。

　だから、自分がそう思っていることを、相手に発信するコミュニケーションが必要だし、相手のヘルプもちゃんと受け止める。それをお互いにやっていくしか、うまく両立できる方法はありません。それは夫婦の関係でも、社内のチーム関係でも同じです。「今日、めっちゃ辛かった！　病院の待ち時間長かった！」と、言ってもいいけれど、やはり組織のなかで、お客様のためにパフォーマンスを発揮しなければいけないという点では、治療中の人もそうでない人も常に同じ土俵に立っています。

　そこを弁えなければ、ますます「不妊治療中の人だけいいの?」「子どもがいる人だけ、仕事を放り出して早く帰っていいの?」となってしまいますよね。自分のマネジメントと、周りとのコミュニケーションは、工夫できると思います。

——気持ちの上だけでも「申し訳ない」と思っていることを伝えることが大事ということですか?

　たまに「それは当たり前でしょ、しょうがないでしょ」というスタンスの人もいますが、コントロールできないなら、どうコントロールしようとしているか、前向きな姿勢を見せてもらえないと、みんな困ってしまいますよね。

遠慮せず病院のスタッフに相談を！

——そうですね。治療で頭がいっぱいの時、周りと自分の関係までケアする心の余裕があるか、ちょっと厳しいかもしれないと個人的には感じますが、やはり口にしないとわかりませんよね。仕事と治療を両立しようとしている読者の方へメッセージをお願いします。

　私は不妊治療中、先生や看護師さんと全然会話をしませんでした。こう見えて、意外と〝気を遣ってしまう性格〟なので。先生も忙しいし、患者さんは待合室に溢れている。自分の順番が来ても、いかに短く終わるかを迫られるので、「これってどうなの?」「すごく痛い」「辛い」「この先どうなるの?」とか、全く相談できなかったんです。今思うと、やはり聞きたいことを聞けばよかった。周りも気になると思いますが、少しでも先生や看護師さんに時間をもらうことを、ぜひしてほしいです。

　それから、今もし東京在住であれば、病院を変えるという手段もありなんです。当時の私は全くそういう考えがなくて、とにかく決めた病院で予約をとり、順番を待ち、それで半日潰れていましたが、あとで考えると、六本木に通勤していたので、周りにはきっと病院がたくさんありました。

　予約を取りやすい病院も、自分の不妊原因の治療がもっと得意な病院もあったかもしれない。知識がなかったり、周りに詳しい人がいたりしなければ、TUMUGUのようなオンラインサービスを知って、自分から必要な情報を取りに行くことが、今ならできるんじゃないかな?

——相談やカウンセリングは、してはいけないことなどではなく、それも含めて治療だということですよね。

　私は相談を一切せず、修行僧のように頑張ってしまいましたが、それは違ったと後から気がつきました。出産の時も、女性はみんな我慢強いと言われますが、やはり痛いものは痛い、辛いものは辛いと、もうちょっと言っていい。あと、医療関係の方に聞いて初めて知ったのは、先生には専門があるということです。まずは婦人科に行けばいいのか、不妊治療専門の病院があるのか、同じ不妊治療専門でもどういう先生がいるのか、当時はそんなことを調べもしませんでした。ぜひご自身が通われている先生がどんなことを勉強してきて、何を得意にしているかは知っておいたほうがいいと思います。

——ご自身は、最終的には不妊治療専門の施設に通われたんですか?

　はい。顕微授精だったので、専門のところに行くしかありませんでした。病院に入っていくにも、人に見られないように、みんなコソコソ入っていって、独特な世界観ですよね。「エレベーターに一緒に乗る人はいないかな」とか気にしながら…。

——他の病気と同じように、必要な治療であって、恥じることはないのですが、感情がついていかないというのはありますよね。やはり経験して

※4 **えるぼし認定**

女性活躍推進法等の一部を改正する法律の成立・公布により、一般事業主行動計画（次世代法に基づき、企業が従業員の仕事と育児の両立を図るための雇用環境の整備、育児をしていない従業員も含めた多様な労働条件の整備などに取り組むに当たり、(1)計画期間、(2)目標、(3)目標達成のための対策・その実施時期を定める）の策定・届出義務および自社の女性活躍に関する情報公表の義務の対象が、常時雇用する労働者が101人以上300人以下の事業主に拡大した（2022年4月1日施行）。

これに伴って、一般事業主行動計画の策定・届出を行った企業のうち、女性の活躍推進に関する状況等が優良な事業主に対して「えるぼし認定」またはより高水準の「プラチナえるぼし認定」が創設された（2022年6月1日施行）。

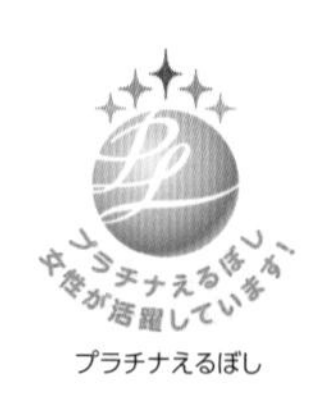

プラチナえるぼし

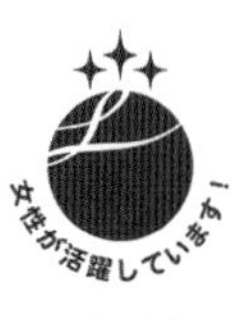

えるぼし3段階目

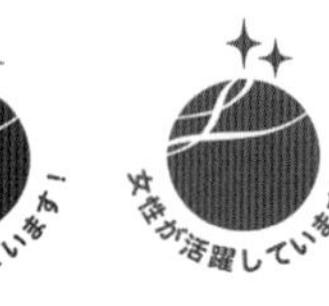

えるぼし2段階目

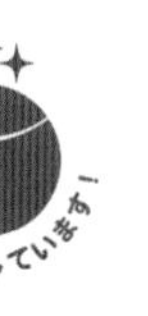

えるぼし1段階目

みないとわからないことはすごく多いし、同じ経験をしていても、それぞれ辛さを感じるところも違うかもしれません。少しでも多くの人が、やりたい仕事を続けながら、望むならお子さんも授かれるといいですね。

　今の医学だったら、なるんじゃないかな？　治療を始めるのが早ければ。

——いつから動き始めるかを決めるのも、プレコンセプションケアと関係していますよね。妊娠や不妊について正しく知った上で、自分はどうしたいかを考えると、意外と時間は限られていると実感するのではないでしょうか。

　先日、若い人が「月経痛が酷いから診てもらったら、腫瘍があって、先生が不妊とは関係ないと言うから、この間とりました」と話していて、すごく心配になりました。その先生は大丈夫だと言っても、違うかもしれないから、セカンドオピニオンを受けるとか、安心材料は増やしたほうがいいですよね。

仕事との両立について アンケート結果

www.funin.info ミニ HP 会員の不妊治療施設の皆様にアンケートした結果、以下の回答となりました。

①患者さんに必要なものは？

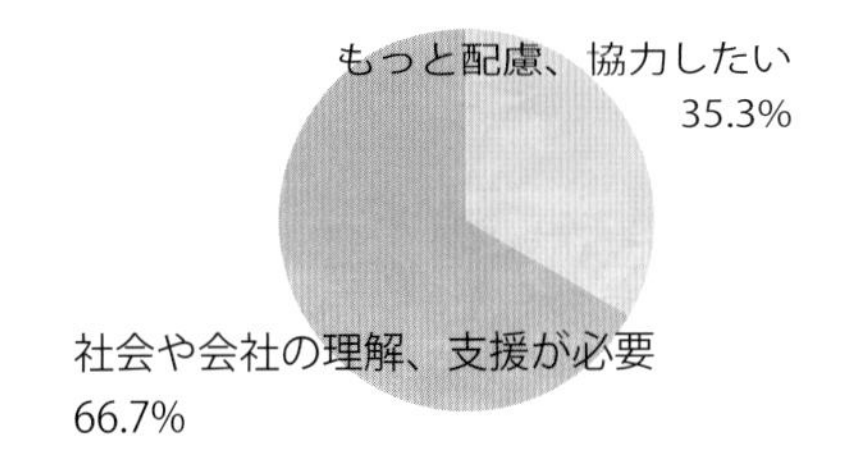

②仕事とうまく調整できている患者さんは？

わからない 6%
多い 47%
少ない 47%

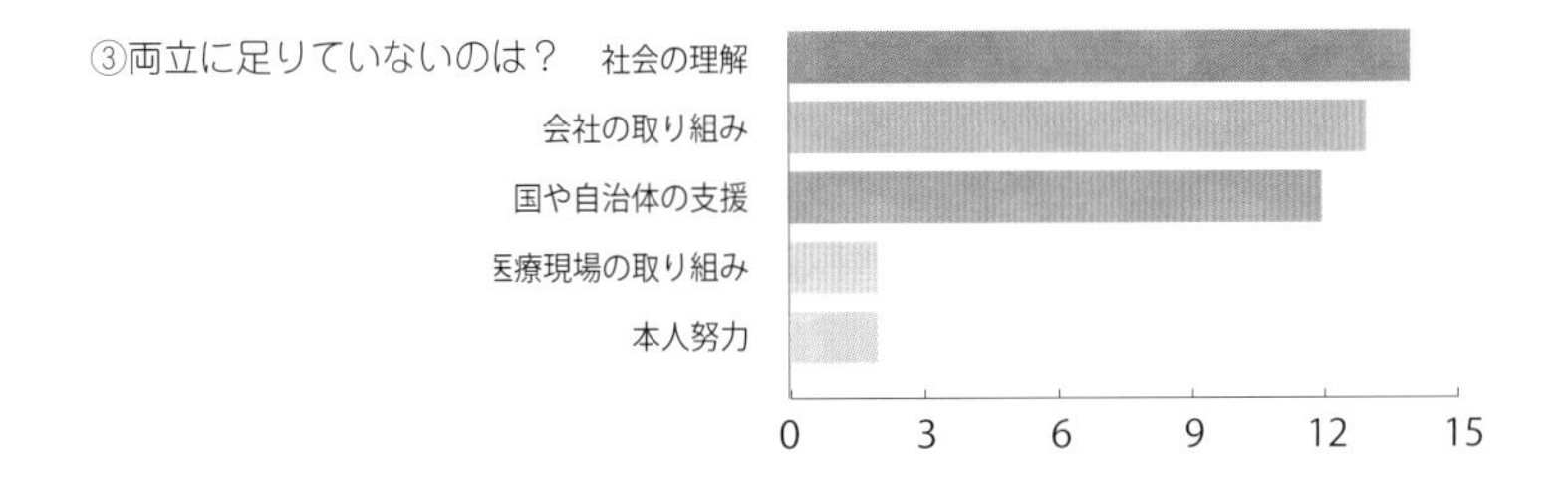

④仕事をしている患者さんは全体のどのくらい？

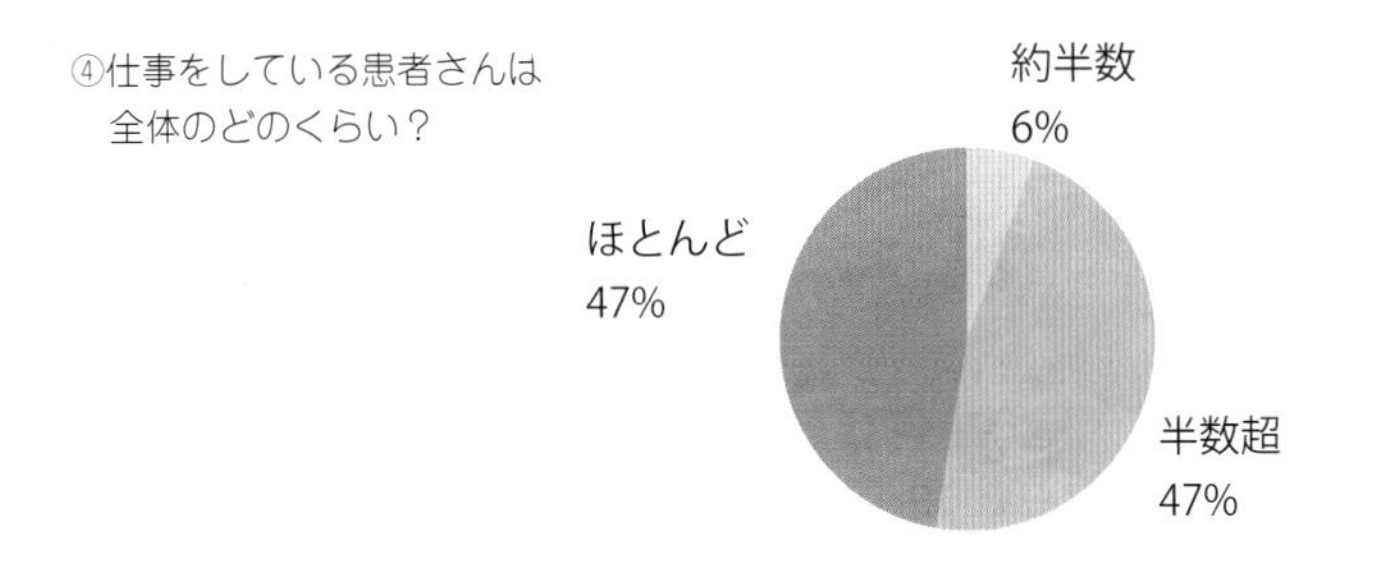

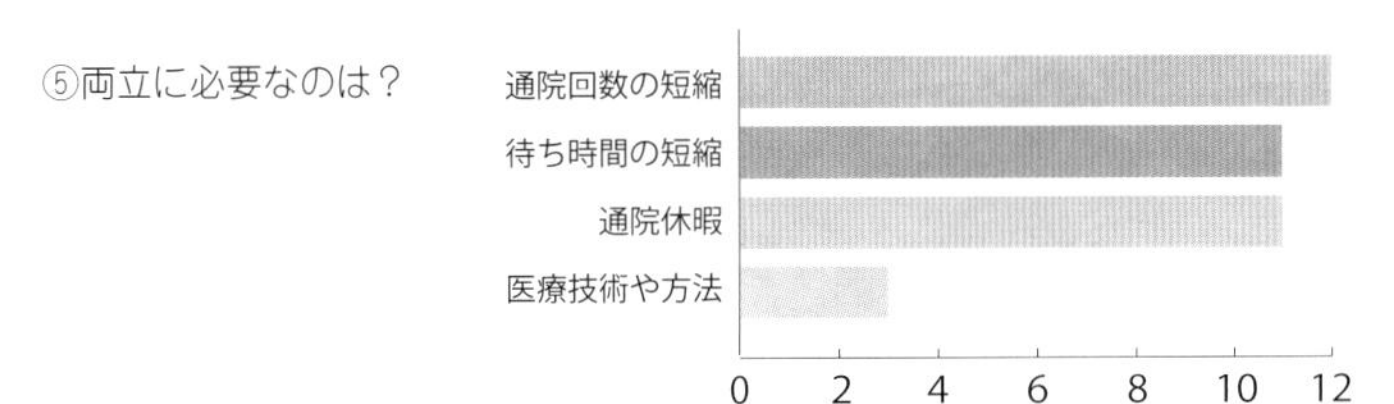

<意見など>

- 職場の理解といっても上司が男性だったり、相談しにくい環境にいる場合も多い。
- 国や自治体がイニシアチブをもって企業を指導していく方がベターか。
- 月経が発来したら排卵までの間に通院可能な日をピックアップしておいてもらうと治療計画を立てやすい。
- 患者さんファーストで考えれば、夜遅く無休がベストだが、非現実的。
- ストレスが妊娠につながりにくいときいて、仕事を辞める患者さんもいる。

※5 **くるみんマーク**

経済次世代育成支援対策推進法に基づき、一般事業主行動計画を策定した企業のうち、計画に定めた目標を達成し、一定基準を満たした企業は、申請により「子育てサポート企業」として、厚労大臣の認定（くるみん認定）を受けられる（その証が「くるみんマーク」）。

くるみん認定企業のうち、より高水準の取り組みを行っていると認定された企業は「プラチナくるみんマーク」を広告等に表示できる（要申請）。

「トライくるみんマーク」は、従来のくるみん（プラチナくるみん）認定基準が引き上げられたことに伴って新設された。

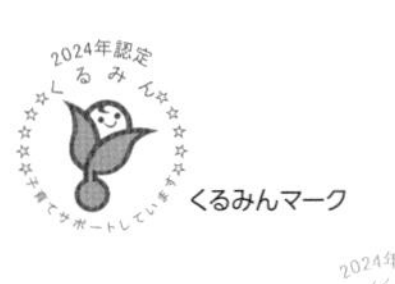

くるみんマーク

トライくるみんマーク

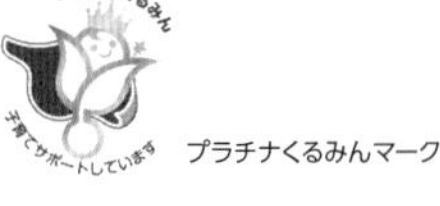

プラチナくるみんマーク

5

経済的負担

不妊治療を受けるには、さまざまな検査、処置、薬の処方などでお金がかかります。もちろん治療のステップによって違いますが、総額で数十万円から数百万円までかかる場合があります。スムーズに妊娠までたどり着けないプレッシャーや、通院時間・日数を確保しながら仕事と両立するスケジュール管理の大変さだけでなく、経済的理由もまた不妊原因の1つといえるかもしれません。

ここでは、経済的理由から不妊治療を受けることを諦める、または途中で断念する方を1人でも減らせるよう、医療費負担を少しでも軽減できる方法をいくつかご紹介します。

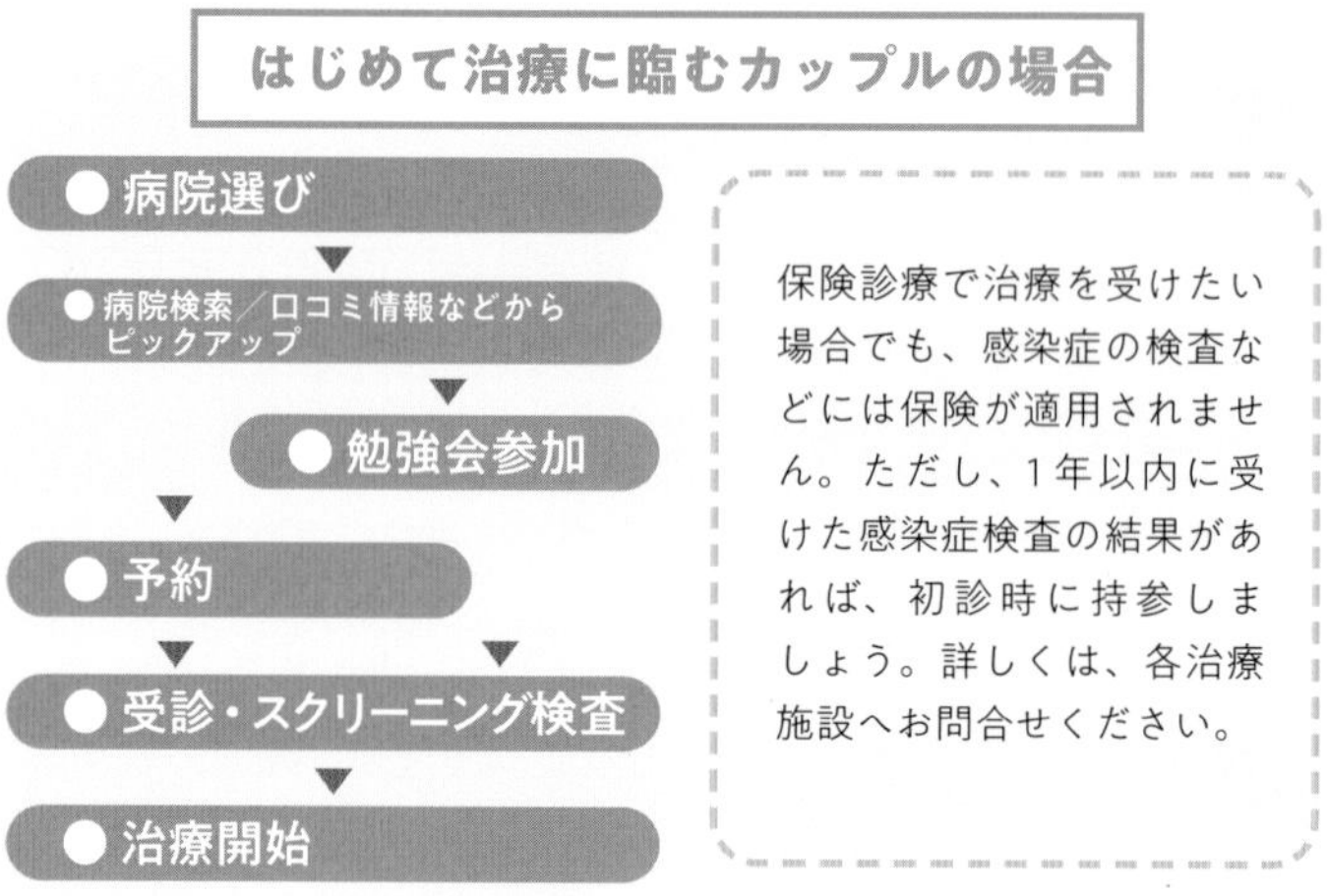

治療費のモデルケース

保険診療で不妊治療を受けるには、医師によって不妊治療を必要とする原因が診断されている必要があります。最初にその原因を、スクリーニング検査によって診断します。

治療費の例をいくつか見てみましょう。保険診療では、1つ1つの医療行為（検査や注射、薬の処方など）に点数が決められており、その合計点数から算出された金額の30％が患者に、70％が国に請求されます。保険診療の適応には回数制限があります。子ども1人あたり、患者年齢が40歳未満では最大6回まで、40～43歳未満では、3回までです。

注意したいのは、保険診療では、同じ治療周期に保険診療として認められない医療行為が含まれた場合、混合診療となることです。混合診療はすべて自由診療（全額自己負担）です。ただし「先進医療」は、医師が「産婦人科専門医」かつ「生殖医療専門医」であり、先進医療実施届出書を提出して厚生労働省に認可された施設であれば、保険診療と併用できます（先進医療は全額自費）。

治療費の負担を軽くするために役立つ制度

不妊治療にかかる医療費負担を軽減できる制度について、「高額療養費制度」「助成金制度」「医療費控除」「民間保険」の4つをご紹介します。

1．高額療養費制度

同一月（1日～末日）に、医療機関などの窓口で支払った医療費の自己負担額が上限額を超えた場合に、医療費の負担が重くなりすぎないよう、一定金額（自己負担限度額）を超えた分が後日払い戻されます。これが「高額療養費制度」です。上限額は、加入者の年齢と所得によって決められています。

診療期間が月をまたいだ場合は、月ごとに自己負担額を計算します。申請は一括ではできないため、月ごとに分けてしましょう。

申請方法は、加入している公的医療保険（健康保険組合・協会けんぽ・国民保険・共済組合など）に、高額療養費の支給申請書を提出（郵送も可）することです。領収書の添付

はじめて治療に臨むカップルの場合

- 病院選び
- 病院検索／口コミ情報などからピックアップ
- 勉強会参加
- 予約
- 受診・スクリーニング検査
- 治療開始

保険診療で治療を受けたい場合でも、感染症の検査などには保険が適用されません。ただし、1年以内に受けた感染症検査の結果があれば、初診時に持参しましょう。詳しくは、各治療施設へお問合せください。

初診から治療へ

●はじめて治療に臨むカップルの場合

保険診療では、保険病名が必要なため、まずはスクリーニング検査を行います。

初診では、問診を行い、混合診療を避けるため保険診療では行えない感染症検査などを行います。次の月経周期から周期に合わせて検査を行います。初診で保険病名がついた場合は、検査には保険が適用されます。

●治療歴があり同じ治療施設で治療を続けるカップルの場合

治療歴から保険病名がつき、それぞれに適応した保険診療による治療周期が始まります。

●治療歴があり転院して治療を続けるカップルの場合

紹介状がある場合は、その内容と必要な検査などを行って保険病名をつけ、紹介状にある治療内容を参考に保険診療による治療周期が始まります。

紹介状がない場合は、問診票の内容を確認します。体外受精治療歴がある場合は、前院で保険診療による体外受精の治療状況（凍結胚や保険診療による胚移植回数など）を確認するために、前院へ連絡することがあります。

人工授精の費用例

治療周期の流れ

① 人工授精治療周期の治療計画
② 月経３日目の検査
③ 排卵誘発
④ 診察／排卵促進の点鼻薬 or 注射
⑤ 人工授精当日／採精
⑥ 妊娠検査

項目	費用	保険点数
一般不妊治療　管理料	750 円	保険点数　250 点 × 10 × 0.3（3 割）
人工授精	5,460 円	保険点数 1,820 点 × 10 × 0.3（3 割）
	計 6,210 円	

一般不妊治療には、タイミング療法と人工授精があります。

タイミング療法、人工授精とも排卵誘発を行わなかった場合には、基本的に内診はありません。

また、ここにあげた人工授精治療周期にかかる医療費については、投薬、診察に関わる医療費は含まれていません。それぞれのカップルに合わせて排卵誘発を行うケースも多くありますが、用いた薬の種類や用量によって医療費には違いがあります。詳しくは、通院先にお問合せください。

排卵誘発を含めた３つの例（検査・男性不妊症除く）

項目	費用	保険点数
生殖補助医療管理料	900 円	保険点数　300 点 × 10 × 0.3（3 割）
採卵術（基本料）	9,600 円	保険点数 3,200 点 × 10 × 0.3（3 割）

＋採卵個数‥1 個時 7,200 円／2 ～ 5 個時 10,800 円／6 ～ 9 個時 16,500 円／10 個以上時 21,600 円

項目	費用	保険点数
体外受精	12,600 円	保険点数 4,200 点 × 10 × 0.3（3 割）
顕微授精	以下詳細	▼保険点数を元にした授精料金

＋卵 個数‥1 個時 14,400 円／2～5 個時 20,400 円／6～9 個時 30,000 円／10 個以上時 38,400 円

胚培養‥1 個時 13,500 円／2～5 個時 18,000 円／6～9 個時 25,200 円／10 個以上時 31,500 円

胚盤胞加算‥1 個 4,500 円／2～5 個 6,000 円／6～9 個 7,500 円／10 個以上 9,000 円

胚凍結保存‥1 個 1,500 円／2～5 個 21,000 円／6～9 個 30,600 円／10 個以上 39,000 円

胚凍結保存維持管理料　10,500 円　（年に 1 回、3 年限度）

胚移植　●新鮮胚移植　22,500 円　●凍結融解胚移植　36,000 円

●アシステッドハッチング（AHA）　3,000 円　●ヒアルロン酸培養液添加（GLUE）　3,000 円

完全自然周期 約 80,000 円
管理料 900 円＋採卵 1 個 :16,800 円＋媒精 12,600 円＋培養 13,500 円＋新鮮胚移植 22,500 円）など

刺激周期（新鮮胚）約 140,000 円
管理料 900 円＋採卵 9 個 :26,100 円＋媒精 12,600 円＋培養 7 個 25,200 円＋新鮮胚移植 22,500 円＋胚盤胞 2 個 6,000 円＋凍結 2 個 21,000 円（薬剤、ホルモン検査、超音波で約 20,000 円）など

刺激周期（凍結胚）約 150,000 円
管理料 900 円＋採卵 10 個 :31,200 円＋媒精 12,600 円＋培養 7 個 25,200 円＋タイムラプス 30,000 円＋胚盤胞 3 個 6,000 円＋凍結 3 個 21,000 円（薬剤、ホルモン検査、超音波で約 20,000 円）など

保険診療 料金（参考）

体外受精にかかる費用

採卵術（基本）‥‥‥9,600 円
　採卵 1 個‥‥‥‥‥7,200 円
　採卵 2～5 個‥‥‥10,800 円
　採卵 6～9 個‥‥‥16,500 円
　採卵 10 個～‥‥‥21,600 円
体外受精（c-IVF）‥‥12,600 円
顕微授精（ICSI）1 個　14,400 円
　2～5 個‥‥‥‥20,400 円
　6～9 個‥‥‥‥30,000 円
　10 個～‥‥‥‥38,400 円

胚培養管理料
　初期胚 1 個　‥‥‥13,500 円
　～
　胚盤胞 1 個‥‥‥‥4,500 円
　～
胚凍結保存 1 個　‥‥15,000 円
　～
胚凍結延長 1 年　‥‥10,500 円
胚移植術新鮮胚‥‥22,500 円
胚移植術融解胚‥‥36,000 円
卵子活性化‥‥‥‥‥3,000 円
AHA（孵化補助）‥‥3,000 円

一般不妊治療

一般不妊治療管理料‥‥750 円
人工授精‥‥‥‥‥‥5,460 円

精液一般検査‥‥‥‥‥210 円
卵管通気通水通色素検査 300 円
FT 卵管鏡下卵管形成術 139,230 円
子宮鏡検査‥‥‥‥‥1,860 円
他、各種検査

＊＊＊＊＊ **注意** ＊＊＊＊＊
保険診療で不妊治療の周期を始める時には、病名が必要です。そのため、（初診）受診し、検査を行います。検査によっては保険が適用されていないものがあったり、付随する治療もあるため、実際の治療周期トータルでは、患者さん負担額は、さらに多くなることも十分に考えられます。

を求められることもあります。保険によって、申請なしでも自動的に高額療養費の振込手続きが行われる場合があります。

払い戻しはレセプト（診療報酬明細書）の審査を経て決まるため、診療を受けた月から早くても3か月はかかります。その間の窓口支払い用に、無利息で資金を借りられる「高額医療費貸付制度」があります。保険によって、制度が使えるかどうか、貸付金額の水準（割合）などが違うため、ご確認ください。

注意したいのは、高額療養費の支給対象にならない費用があることです。例えば、食費や日用品費、差額ベッド代や先進医療にかかる費用などです。

また、患者が69歳以下の場合、診療報酬明細書1枚あたりの1か月の自己負担額が2万1千円以上でなければ、自己負担額を合算する対象になりません。

なお、すべての方に当てはまるわけではありませんが、負担をさらに軽くするための方法があります。

●世帯合算

1人が1回に支払った自己負担額が上限額を超えなくても、1人がいくつかの医療機関で受診したり、1つの医療機関で入院と外来の両方を受診したり、同一世帯に属する他の家族（同じ公的医療保険に加入）が同一月に受診した場合は、自己負担額を世帯で合算できます。この合算額が上限額を超えていれば、その分の払い戻しを受けることができます。

なお、69歳以下の方の受診は、自己負担額が2万1千円以上の場合のみ合算されます。

共働きなどでカップルがそれぞれ別の医療保険に加入している場合、住所が同じでも合算できません。

●多数回該当

同一世帯において、直近の1年間（12か月）で3回以上、自己負担額が上限額に達した場合は、4回目から「多数回該当」となって上限額が引き下げられます。

転職などで保険者（加入する公的医療保険）が変わった場合や、退職して被保険者から被扶養者になった場合などは、多数回該当の月数には通算されません。

前もって医療費が高額になるとわかっていれば、窓口で支払う金額が最初から上限額までとなる方法も使えます。同一月に入院や外来など、受診が複数回になる場合は、高額療養費制度の申請が必要となる可能性があります。

●限度額認定証

加入している医療保険から「限度額適用認定証」の交付を受け、窓口で保険証とともに認定証を提示します。認定証を交付されていなくとも、支払った医療費のうち上限額を超えた分を払い戻すことはできます。詳細は医療保険までお尋ねください。

●マイナンバーカードの健康保険証（マイナ保険証）

オンライン資格確認を導入している医療機関のみですが、窓口でマイナ保険証（健康保険証利用登録を行ったマイナンバーカード）を提出し、「限度額情報の表示」に同意します。

2．助成金制度

不妊治療に関して、自治体などが独自に助成金制度を設けている場合があります。

例えば東京都では、体外受精における先進医療に対して70％の助成金を支給しています。助成対象となるには、治療開始日の時点で夫婦である（事実婚含む）、妻の年齢が43歳未満であるなど、いくつか条件があります。また、1回の上限額（15万円）や助成回数なども決められています。

東京都では、都だけでなく自治体（区・市など）や、都以外の自治体でも独自の制度を設けているところがあります。お住まいの地域ではどういった助成があるのか、調べてみると良いでしょう。

3．医療費控除

1年間（1月1日から12月31日まで）に、自分または生計を同じくする家族（親族）の分として支払った医療費が10万円を超える場合は、確定申告で「医療費控除」をすれば、一部を減税（所得税や住民税）することができます。

高額療養費と違って、保険診療の治療費以外も申請対象になります。例えば、医薬品の購入代金、指圧や鍼灸などの施術（治療）費、通院費、

医療費控除の計算式

※2 総所得金額等が200万円未満の人は、総所得金額等の5％

1年間に支払った医療費 − 保険金などで補填される金額※1 − 10万円※2 ＝ 医療費控除額

※1 民間の医療保険で支払われる入院給付金、高額療養費、家族療養費など

加入者が69歳以下で、多数回該当の場合の上限額（出典：厚生労働省「高額療養費制度を利用される皆さまへ」より）

所得区分	本来の負担の上限額
年収約1,160万円〜の方	252,600円＋（医療費 -842,000円）×1%
年収約770万〜約1,160万円の方	167,400円＋（医療費 -558,000円）×1%
年収約370万〜約770万円の方	80,100円＋（医療費 267,000円）×1%
〜年収約370万円の方	57,600円
住民税非課税者	35,400円

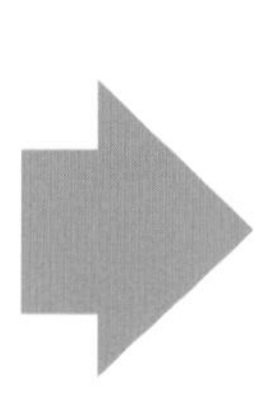

多数回該当の場合
140,100円
93,100円
44,400円
44,400円
24,600円

医療機器（眼鏡など）です。

医療費控除額は、次のように計算します。まず、支払った医療費の合計額から保険金などによる補てん金額（民間の医療保険で支払われる入院給付金、高額療養費、家族療養費など）を引きます。そこから10万円（年間総所得金額等が200万円未満ではその5％）を引いた金額となります。控除の上限額は200万円です。

4．民間保険（医療保険・生命保険）

不妊治療が保険適用となって、これまで自己負担で高額だった体外受精までが3割負担で受けられるようになりました。それに伴い、民間の医療保険でも、治療内容や特約次第で給付金を受け取れるケースが出てきました。

医療保険への加入を検討するにあたり、事前に注意しておきたいことがあります。

すでに不妊治療中の方は加入できる医療保険の選択肢が少なかったり、妊娠に対する保障が限られたり、そもそも加入できない可能性があります。

不妊治療をこれから始める方は、公的な支援制度をふまえて、どこまで保障があったほうがよいかを考えましょう。

早めのステップで妊娠できたとしても、年齢が若くても、何が起こるかわからないのが妊娠です。合併症などで入院することもあります。帝王切開で出産すると、入院や手術の給付金が受け取れる場合があります。

また、「責任開始日（保障が開始する日）」は重要です。なかには契約の直後から保障が始まる商品もありますが、例えば「保障の開始日から2年経過後」など、加入してしばらくは保障が受けられないことも多いため、加入する前に免責期間（加入から保障開始までの期間）をチェックしましょう。

加入時には、告知書や健康診断書の提出、保険会社が指定した医師の診察を受ける必要があります。

告知内容を偽ると、契約が無効になることもあるため（告知義務違反といいます）、必ず事実を答えなければなりません。すでに医療保険に加入している方は、どの範囲までが補償内容かを再確認してみましょう。

経済的負担について アンケート結果

www.funin.info ミニ HP 会員の不妊治療施設の皆様にアンケートした結果、以下の回答となりました。

①カード決済には対応している？

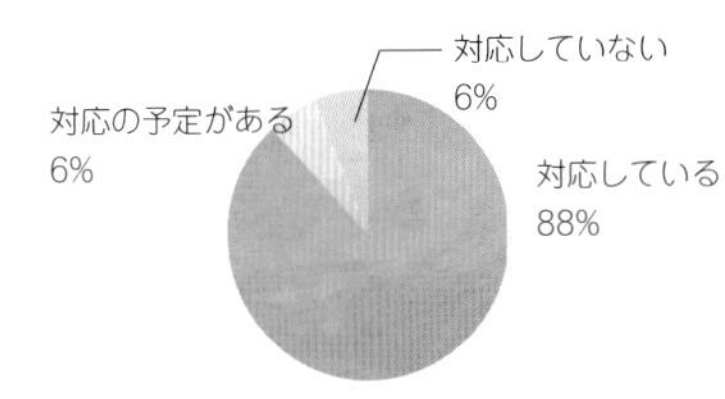

②保険診療でトータルでの患者さんの金銭的な負担は

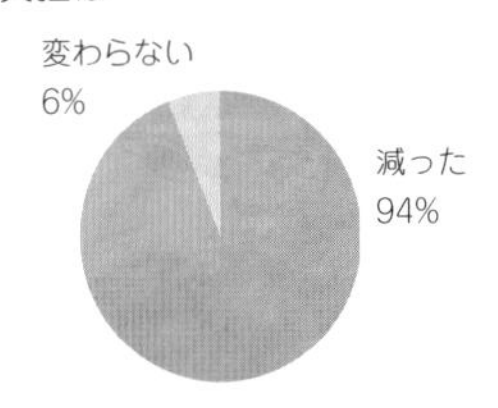

③民間の医療保険は？

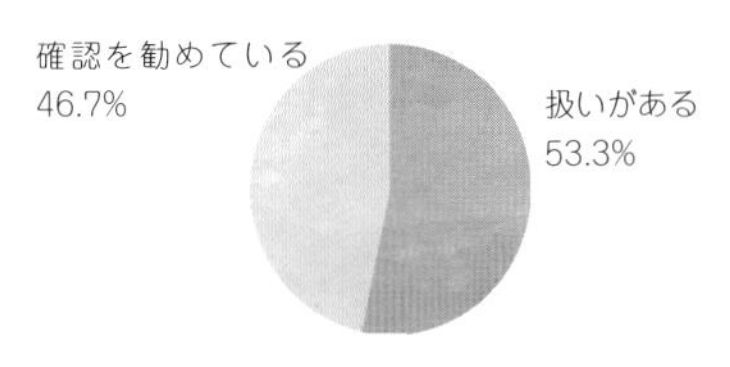

④高額医療費制度などの説明は？

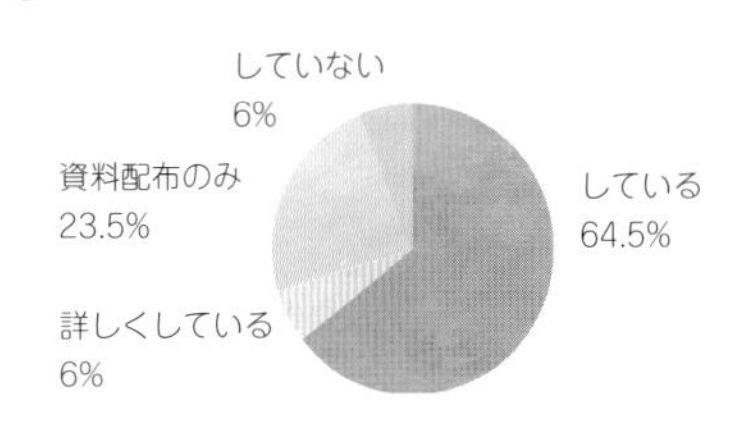

⑤お支払いに関するアドバイザーは？

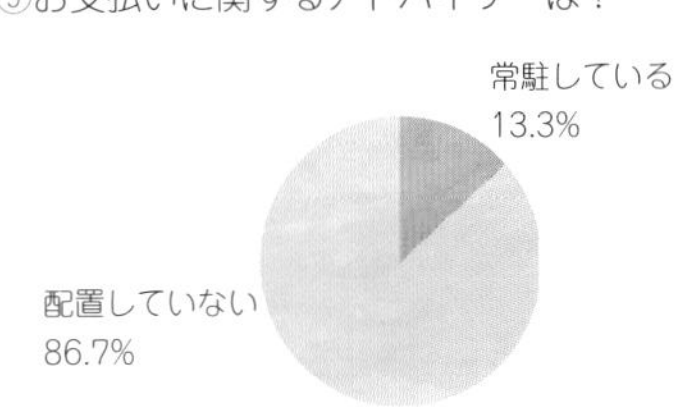

<意見など>

人工授精、体外受精、胚移植、先進医療について民間の医療保険によっては申請対象が含まれていることがあるので、確認をおすすめします。

加入者が 69 歳未満の場合の上限額（出典：厚生労働省「高額療養費制度を利用される皆さまへ」より）

適用区分		ひと月の上限額（世帯ごと）
ア	年収約 1,160 万円～ 健保：標報 83 万円以上 国保：旧ただし書き所得 901 万円超	252,600 円＋（医療費－ 842,000)x 1 %
イ	年収約 770 ～約 1,160 万円 健保：標報 53 万～ 79 万円 国保：旧ただし書き所得 600 万～ 901 万円	167,400 円＋（医療費－ 558,000)x 1 %
ウ	年収約 370 ～約 770 万円 健保：標報 28 万～ 50 万円 国保：旧ただし書き所得 210 万～ 600 万円	80,100 円＋（医療費－ 267,000)x 1 %
エ	～年収約 370 万円 健保：標報 26 万円以下 国保：旧ただし書き所得 210 万円以下	57,600 円
オ	住民税非課税者	35,400 円

注：1 つの医療機関等での自己負担（院外処方代を含みます。）では上限額を超えないときでも、同じ月の別の医療機関等での自己負担（69 歳以下の場合は 2 万 1 千円以上であることが必要です。）を合算することができます。この合算額が上限額を超えれば、高額療養費の支給対象となります。

▶健康保険証は 2024 年 12 月 2 日に廃止予定！

2024 年 12 月 2 日以降は、保険証は新規発行されません。発行済みの保険証は、経過措置により、最大 1 年間はこれまで通り利用できます。
マイナ保険証に切り換えない場合は、医療保険が無料で発行する「資格確認書」で引き続き受診することができます。

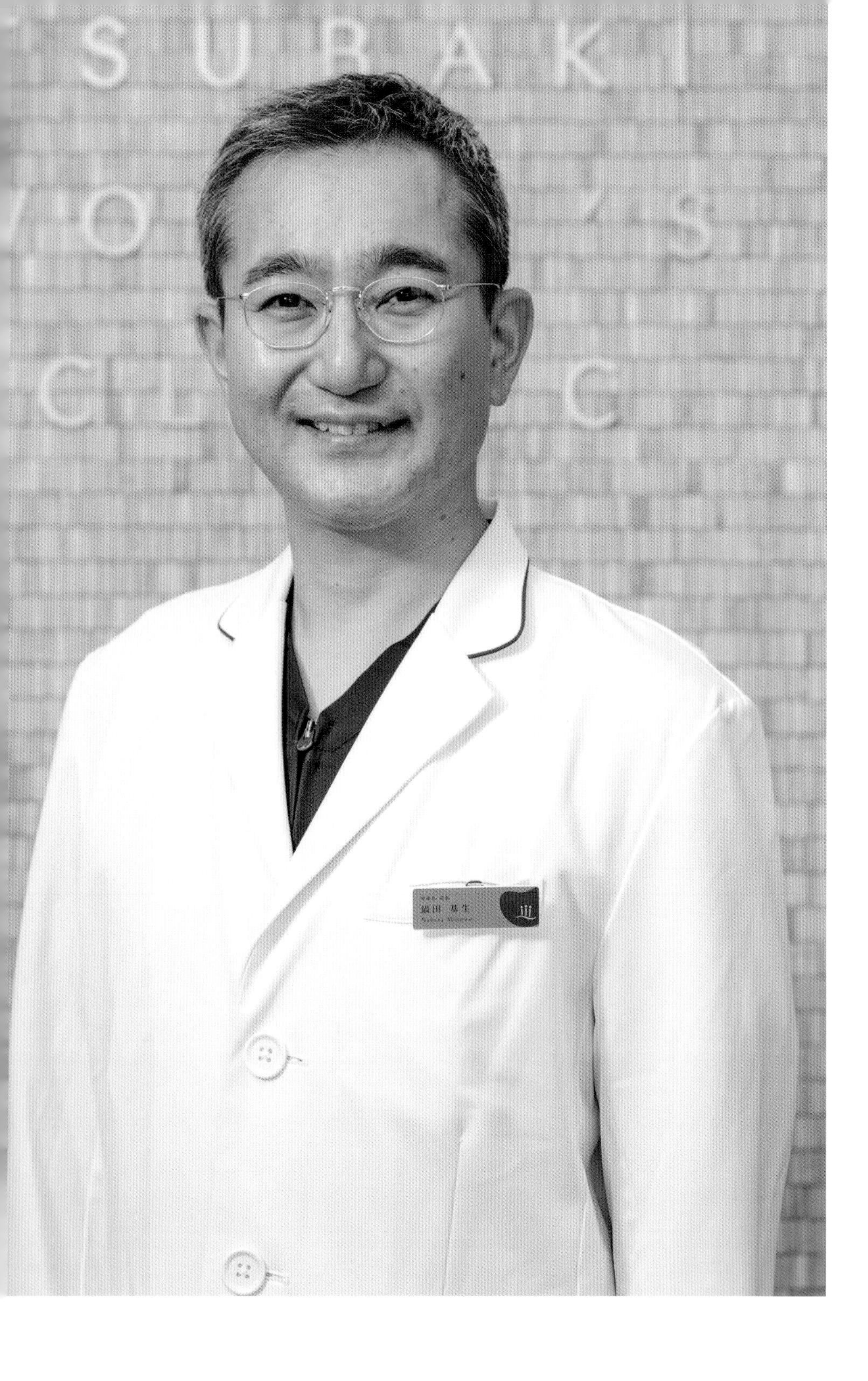

赤ちゃんを授かることを諦めない！

PRP療法で妊娠の可能性を高める難治性不妊症や子宮内膜が厚くならないカップルへの希望に

つばきウイメンズクリニック

鍋田 基生 先生

鍋田先生は医師でありながら、生殖補助医療管理胚培養士（日本卵子学会、日本生殖医学会）の資格も持っています。大学病院勤務時代は患者さんの診察だけでなく、実際に胚培養も行ってきた経験があり、医師として、また胚培養士として一人ひとりの患者さんのために努めている姿がお話からよく伝わってきました。

体外受精で妊娠に臨むカップルは、「これで私たちにも赤ちゃんが授かる！」と考えていることでしょう。それもそのはず、日本では2021年の時点で、年間に生まれる赤ちゃんの11人に1人が体外受精によるというデータがあるのです。

しかし、体外受精をもってしても、なかなか妊娠が叶わないカップルもいます。その要因として、子宮内膜が厚くならないことや、要因がよくわからないけれど、何度と胚移植をしても着床しないケースがあります。

「胚のグレードは良いのに着床しない」それが何度も続けば、期待と絶望のギャップに心も体も疲れてしまい「もう、赤ちゃんを諦めるしかないの？」と思うことがあるかもしれません。でも、つばきウイメンズクリニックの鍋田基生先生は「諦めないで欲しい」と話します。

これだ！これなら、きっと赤ちゃんが授かる！

これからお話する患者さんに、鍋田先生が初めて出会ったのは、前職の愛媛大学医学部附属病院にいる時のことでした。

この方は子宮頸がんを患い、手術を受けていました。浸潤癌のため本来なら子宮全摘出を考えるケースでしたが、周りに広がっていないため子宮を温存することができた方でした。ただし広汎子宮頸部摘出術により、患部である子宮頸管は広範囲に摘出されていました。これは、癌のある子宮頸部とその周辺を切除して、子宮体部と腟をつなげるという手術です。本来、子宮には子宮動脈から血液が豊富に運ばれてくるのですが、この方の場合は、手術の影響で子宮動脈からの血流がほぼありませんでした。

卵巣からも子宮へ血液が運ばれてきますが、子宮動脈には及びません。子宮への血流の本流が子宮動脈なら、卵巣からの血流は小川のせせらぎ程度です。

そのため子宮内膜が育たず、なかなか着床に適した厚さになりません。子宮内膜を育てるための薬を用いても、その効果を届けるのには、やはり十分な血流が必要です。

一方、卵巣には問題もなく、卵子を採取することもでき、グレードの良い胚も育つのですが、子宮内膜の問題からか、何度胚移植をしても着床しませんでした。

この方が、つばきウイメンズクリニック開院後に転院されてきたのです。それから凍結融解胚移植を繰り返しましたが、着床しません。

何をしても子宮内膜が厚くならないのです。

患者さんも私も諦めたくありませんでしたから、「なんとかして！」「何か方法はないか？」と考える中、山王病院の堤治先生からＰＲＰ療法(Platelet Rich Plasma：多血小板血漿療法)の話を聞きました。

その時にパッと患者さんの顔が浮かび、「これだ！　これなら、きっと赤ちゃんが授かる！」と、高揚したのを今でも覚えています。

やってみよう！　ＰＲＰ療法への期待と可能性

ＰＲＰ子宮注入法は、患者さん自身の血液中に含まれる血小板を抽出して子宮へ注入し、さまざまな成長因子を利用して、子宮内膜の厚さや着床する力を高めることが期待できる治療です。ＰＲＰ療法については、胚培養士や看護師などのスタッフも知識が必要ですから、堤先生を招いて院内で勉強会を行いました。

そして患者さんに提案すると、「やってみよう！」ということになり、すぐに準備をはじめました。

とはいえ、血液を含め、細胞加工物を用いる治療にあたるＰＲＰ療法は再生医療法の治療ですから、実施には厚生労働省の認可が必要でした。そのため認可が降りて治療が実施できるまでの間、患者さんには治療を待っていただかなくてはなりませんでした。

実際につばきウイメンズクリニックでＰＲＰ療法をはじめたのは２０１９年11月、認可までに実に半年を要してしまいました。

妊娠した！　その喜びと1つの発見

認可後、初めてのＰＲＰ療法の実施は、もちろん半年もの間待っていたこの患者さんでした。

ホルモン補充周期で、凍結融解胚移植を行い、その周期に2回（移植周期の月経10日目と12日目）、患者さんの血液からＰＲＰを抽出して子宮へ注入し、胚盤胞1個を移植しました。胚のグレードは良く、その周期に血中ｈＣＧが陽性となり、その後、胎嚢も確認できました。

患者さんの明るい表情と喜びの声に、私もとても嬉しく思いました。

ＰＲＰ療法からみえたこと

CHECK!

血流が悪いと子宮内膜が育ちづらくなる

動脈に乗って、栄養や酸素、ホルモンなど、時には薬の成分が全身の各臓器に届けられます。
子宮には子宮動脈がこれらを届け、それによって子宮内膜が育ちます。卵巣には卵巣動脈がこれらを届け、それによって卵胞が育ち卵子が成熟します。しかし、血流が悪かったり、滞ったりすれば、ホルモンが十分に分泌されても、薬を用いても子宮内膜が育たない、または卵胞が育たず卵子が成熟しないということが起こる可能性があります。PRP療法は、その一助となる再生医療です。

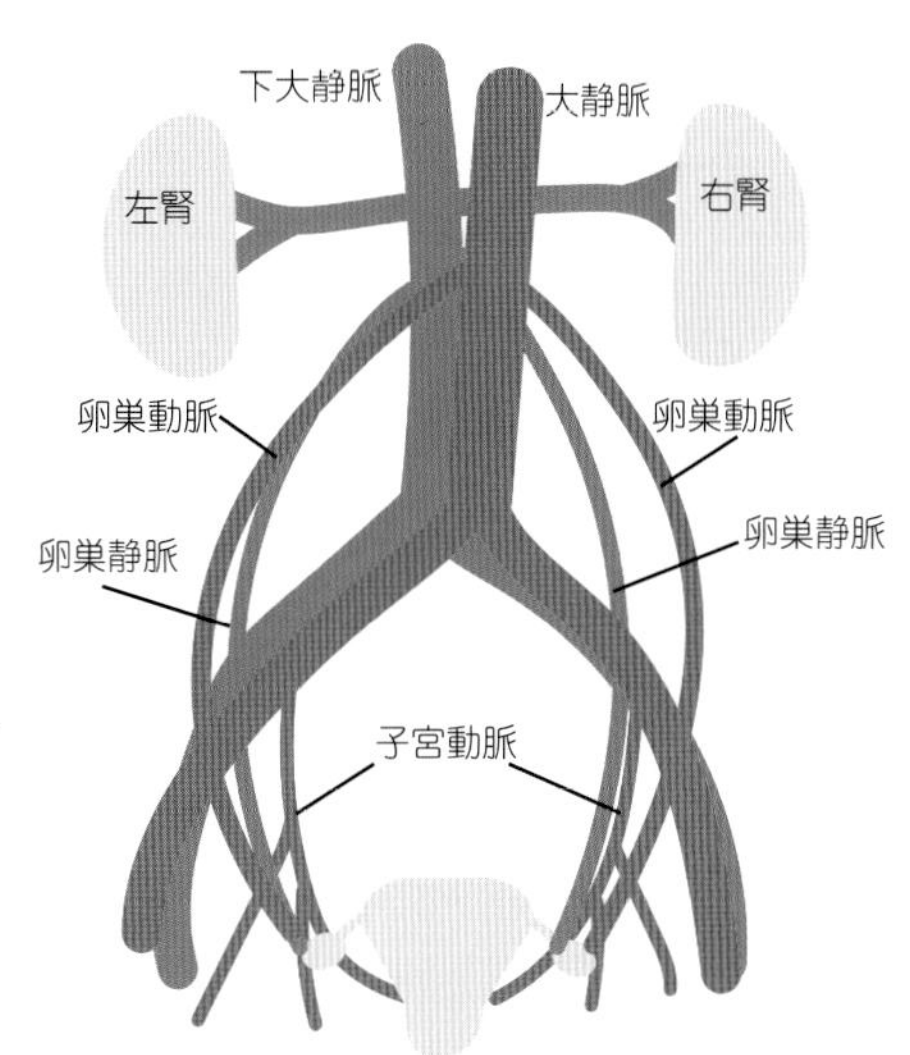

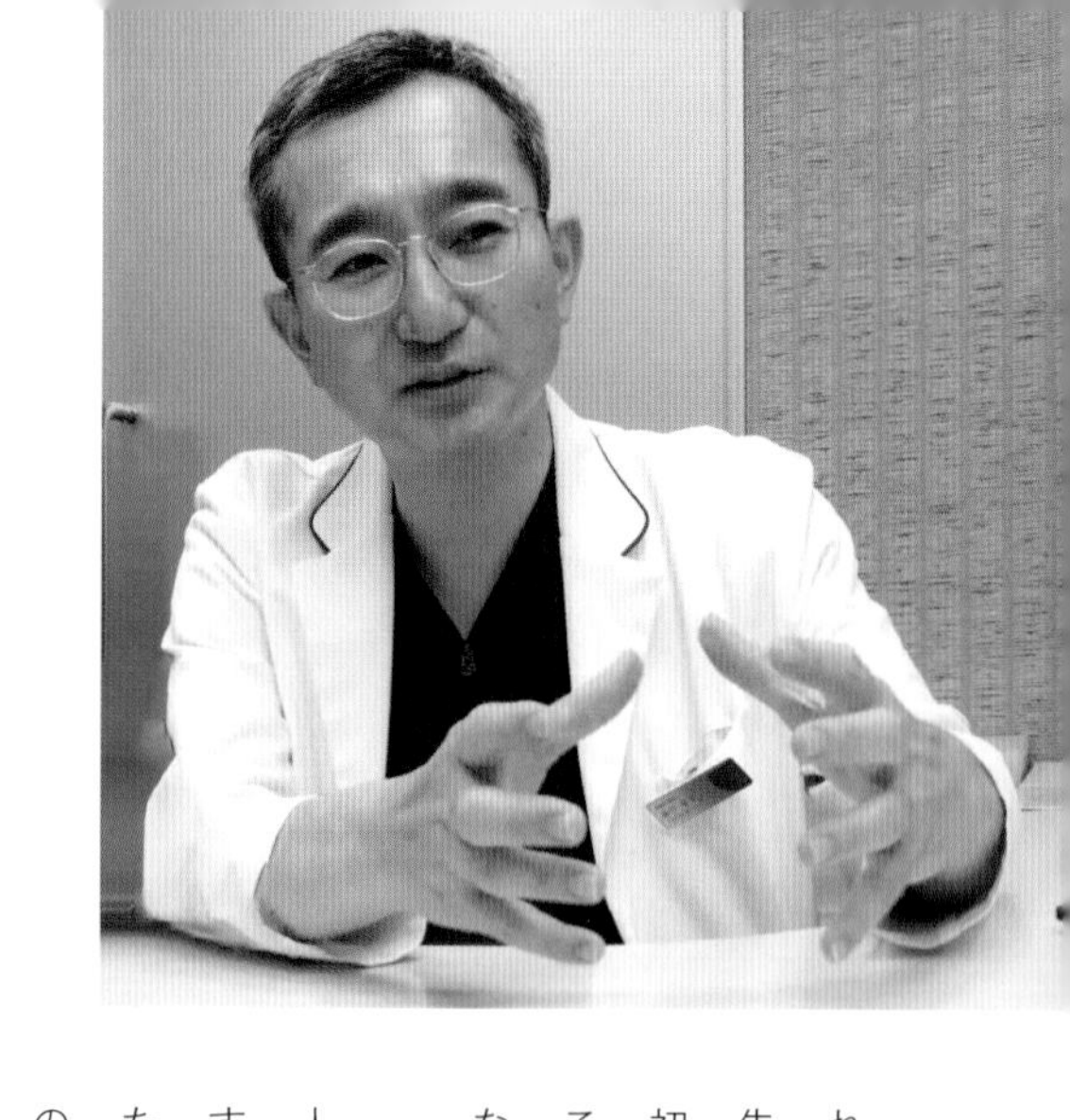

初めて行ったPRP療法で着床し、その後に胎嚢も確認でき、臨床妊娠になりましたが、残念なことに流産となってしまいました。

この患者さんの場合、術後の影響から子宮内膜が厚くなりません。これまでも子宮内膜が5～6㎜程度で凍結融解胚移植を繰り返してきましたが、実はPRP療法後の子宮内膜の厚さも5.4㎜と、さほど厚くなっていませんでした。

それでも「これにかけてみよう！」という思いと、PRP療法の効果への期待が、患者さんにも私にも強くありました。

導入当時は、子宮内膜が厚くなるということで知られていたPRP療法ですが、今では子宮内膜が厚くならないケース以外での反復不成功例への効果も期待できることが知られ、そのような内容の論文が数々報告されています。私の場合、これが初回のPRP療法の治療結果で、そこから効果の可能性を考えることとなりました。

そして、PRPの効果として、個人差はあるものの半年くらいは持続するのではないかといわれていましたが、その後、新型コロナウイルスの蔓延から、その患者さんだけでなく、多くの患者さんが一時治療をお休みすることになりました。

約2割の患者さんがPRP療法の対象

つばきウイメンズクリニックは、2015年に開院しています。これまで体外受精によって妊娠された方は約3000人いますが、その約45％は初回の体外受精―胚移植で妊娠しています。

累積妊娠率は、妊娠された方のうち、2回目までに約70％、3回目までに約86％になります。

2回目の胚移植で妊娠しなかった場合は、着床環境を良くするための治療や着床障害に関する検査などを十分に行って、3回目の胚移植に臨みます。

たとえば、ホルモン療法や血行を良くするためにL-アルギニンなどのサプリメントを用いる、または着床の窓の検査、子宮内フローラや慢性子宮内膜炎の検査や治療、そのほか免疫異常による着床障害の検査や治療などです。それらが功を奏して3回目の胚移植で妊娠され、累積妊娠率は約86％となります。

これら子宮内膜や着床環境に関する検査や治療を施し尽くして、それでも妊娠しない患者さんが「PRP療法をやってみようか、どうしようか」と選択を迷います。

PRP療法のご案内は、2回目の胚移植後に他の検査や治療とともにしますが、子宮内膜が厚くならない患者さんには、それよりも早めにご案内することもあります。

ただ、医療費が高いこともあり、他の検査や治療を選択し、それでも妊娠しない場合にPRP療法を選択するケースが多いです。

PRP療法を全員が選択するわけではありません。その理由は、後ほどお話します。

PRP療法の成績

2019年11月からPRP療法を開始し、これまでに行ったのは88周期で、そのうち22％の方が妊娠反応が陽性になり、12・5％の方の胎嚢が確認できています。

「もう諦めるしかない？　でも、諦めたくない」との思いを抱える患者さんに新しい命が授かる可能性が広がるのです。そのまま体外受精―胚移植を続けていても、妊娠が望めなかったかもしれない患者さんですから、とても意義のある、大切な治療法だと考えています。

PRP療法への期待

PRP療法は、誰にでも必要な治療ではありません。しかし、PRP療法によって赤ちゃんを授かることができるカップルもいます。

今ではPRP療法を行う治療施設も増えていますが、必要なカップルにとってアクセスしやすい治療とまではいえません。つばきウイメンズクリニックでは、不妊治療にPRP療法が導入された当初の頃から実施していますが、四国地方で受けられる治療施設は限られています。

このように子宮内膜が厚くならないことから胚移植に至らない方、また何度も胚移植をしているのに着床

CHECK!

PRP療法

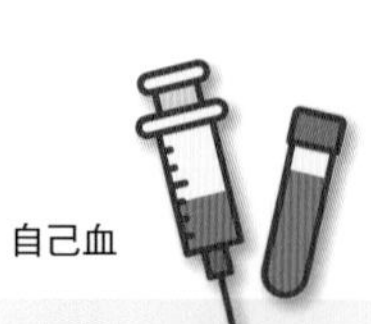

前腕から静脈血を20ml採取します。

遠心分離機で血漿部分を抽出し、PRPを採取します。

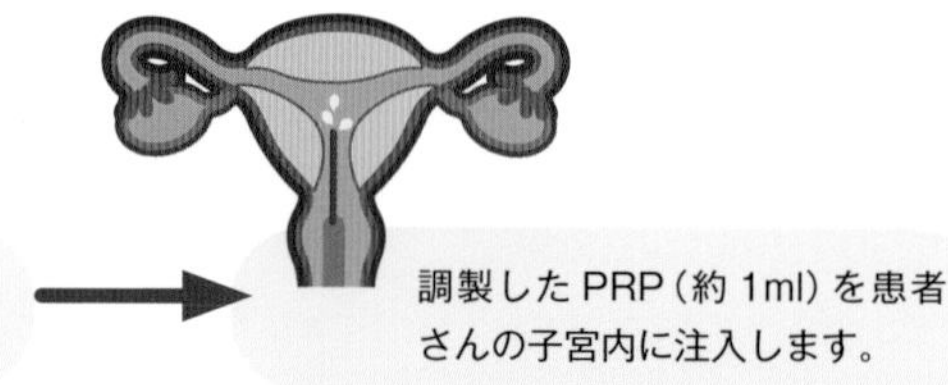

調製したPRP（約1ml）を患者さんの子宮内に注入します。

個々の卵巣の状態などにより注入するタイミングや回数、注入量が違います。

しない方がＰＲＰ療法を受けたくても、なかなか思うようにはいかない環境があるのです。

ところが、子宮内膜が厚くならない方や何度胚移植をしても着床しない方の中には、先進医療を含む他の治療が適さないために胚移植を繰り返しても妊娠が大変難しく、その間に年齢も重ねてしまい、ますます妊娠が難しくなることも考えられますので、通院されている治療施設でＰＲＰ療法が実施されていない場合でも、まずかかりつけ医または当院まで相談してきてください。

私たちのつばきウイメンズクリニックには産科もあり、体外受精から妊婦健診、そして出産までお付き合いするカップルもいます。

また、地域に連携してあらゆるケースの患者さんをケアできるよう、私たちもさらに努めていきたいと思っています。

元気な赤ちゃんが生まれてこその体外受精です。ですから、体外受精が保険適用になり治療が受けやすくなったように、なかなか妊娠が難しいカップルが、もう少し体外受精を受けやすい環境になり、赤ちゃんが授かることを願っています。

初のＰＲＰ療法を受けた患者さんのその後…

さて、話を少し戻しましょう。

つばきウイメンズクリニックで初めてＰＲＰ療法を受けた患者さんは、１回目のＰＲＰ療法ー凍結融解胚移植では残念ながら流産になってしまいました。

その後、新型コロナの蔓延もあり、治療再開に多くの時間がかかりましたが、妊娠は成立した初回の経緯などから、再度、凍結融解胚移植周期でのＰＲＰ療法を希望され、その実施周期でめでたく妊娠が成立し、無事に女の子が生まれ、もう２歳になります。

さらに嬉しいことに、２人目を希望されて通院を再開しています。

がん治療からの体外受精ということで特殊なケースと考えがちですが、子宮内膜が厚くならない、厚くならないけれど妊娠が期待できる良い症例だと思います。

私は、赤ちゃんを授かりたいと願う患者さんの思いを諦めたくありません。みなさんも、ぜひ、参考にしていただいて、より良い治療を受け、可愛い赤ちゃんをその腕に抱いて欲しいと願っています。

また、患者さんがより良い治療を選択しやすい、受けやすい環境になるようにと願ってやみません。

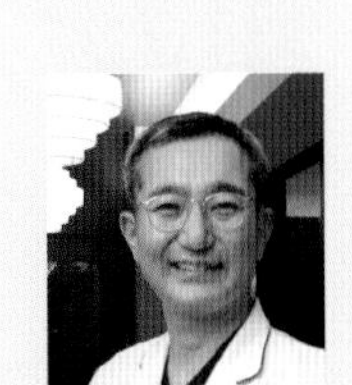

鍋田 基生 先生

Profile

経歴

2001 年 久留米大学医学部医学科卒業
2001 年 愛媛大学医学部産科婦人科学入局
2004 年 市立八幡浜総合病院産婦人科
2010 年 愛媛大学大学院医学系研究科
博士課程修了
愛媛大学医学部附属病院 講師
生殖医療部門主任
2011 年 愛媛大学医学部附属病院
産婦人科副病棟医長
2013 年 愛媛大学医学部附属病院
産婦人科外来医長
2014 年 愛媛大学医学部学部内非常勤講師
2015 年 医療法人ヒューマンリプロダクション
つばきウイメンズクリニック
理事長・院長
2018 年 松山地方裁判所・松山簡易裁判所
民事調停委員
2019 年 兵庫医科大学医学部産婦人科
非常勤講師
2024 年 福岡大学医学部産科婦人科学講座
臨床教授

医療法人 ヒューマンリプロダクション
つばきウイメンズクリニック

愛媛県松山市北土居 5 丁目 11 番 7 号
https://tsubaki-wc.com/

電話番号. 089-905-1122

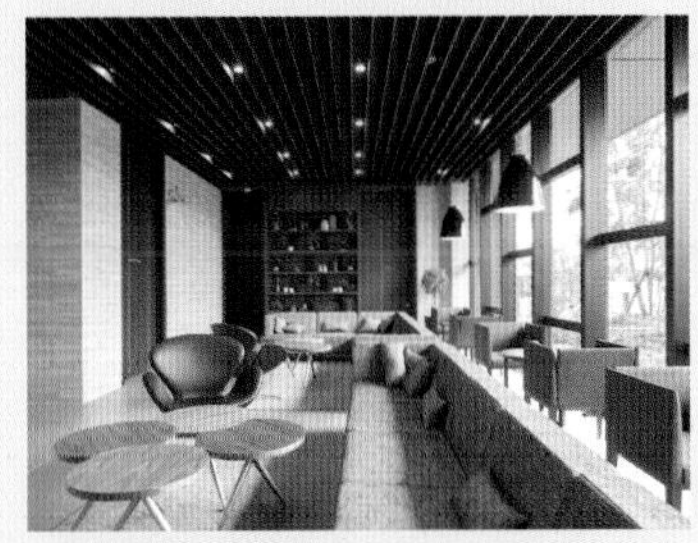

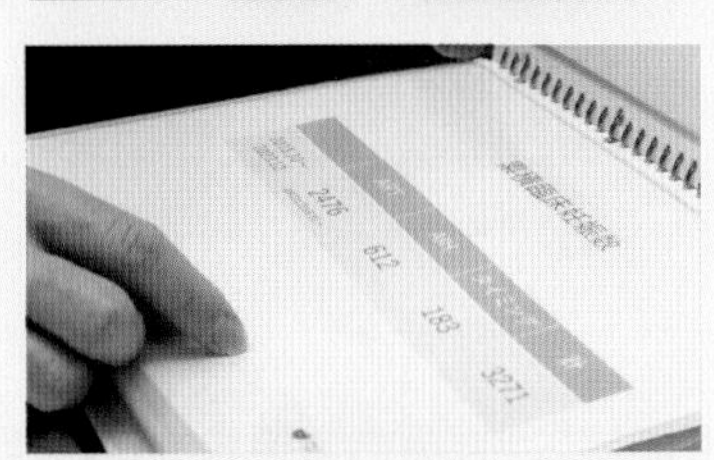

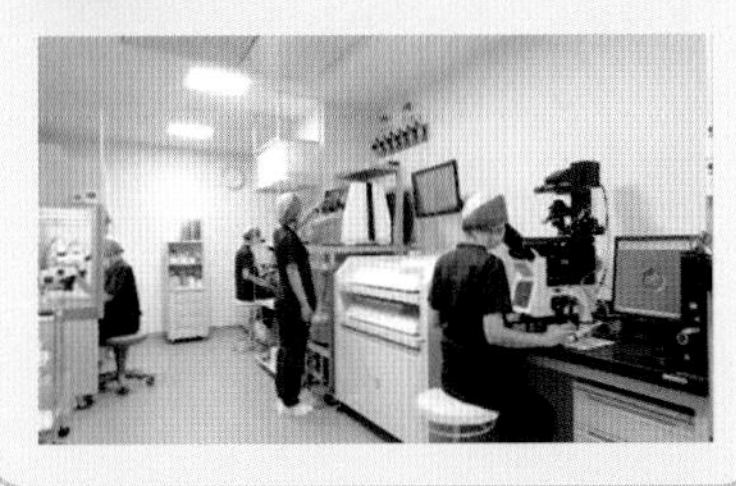

つばきウイメンズクリニック 体外受精累積妊娠率

CHECK!

妊娠された方の約 86% が３回目までに妊娠。このうち１回目の体外受精 - 胚移植で妊娠成立した患者さんは約 45%、２回目は約 70%でした。
それでも妊娠しなかったうちで PRP 療法を受けた 88 症例の中で妊娠反応陽性が 22%、臨床的妊娠は 12.5%でした。
妊娠が成立しない要因としては、受け入れる子宮の問題よりも、胚の質の問題が大きく関係してきます。年齢が高くなると、胚の染色体数に問題が出てくることから妊娠が難しくなります。妊娠し、赤ちゃんを授かるためには「時間的な猶予」も含めて大切になってきます。そのうえでよりよい治療環境を考えることが必要になってくるでしょう。

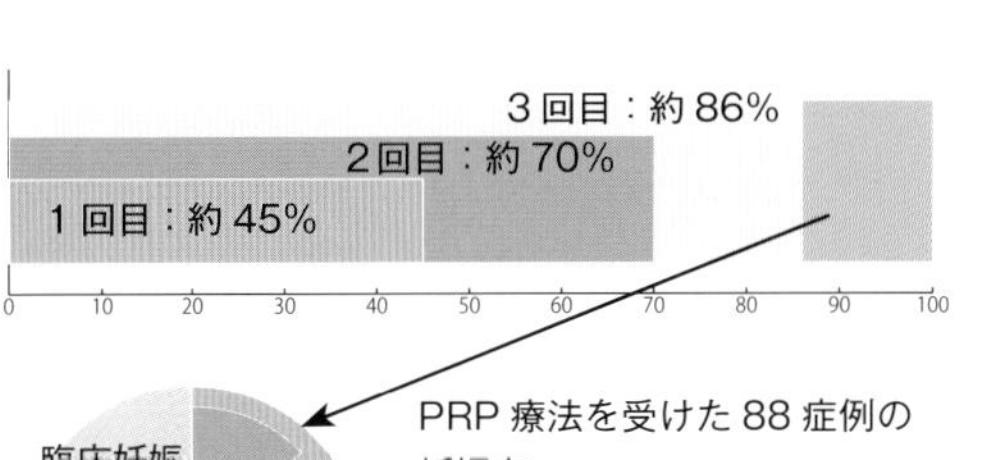

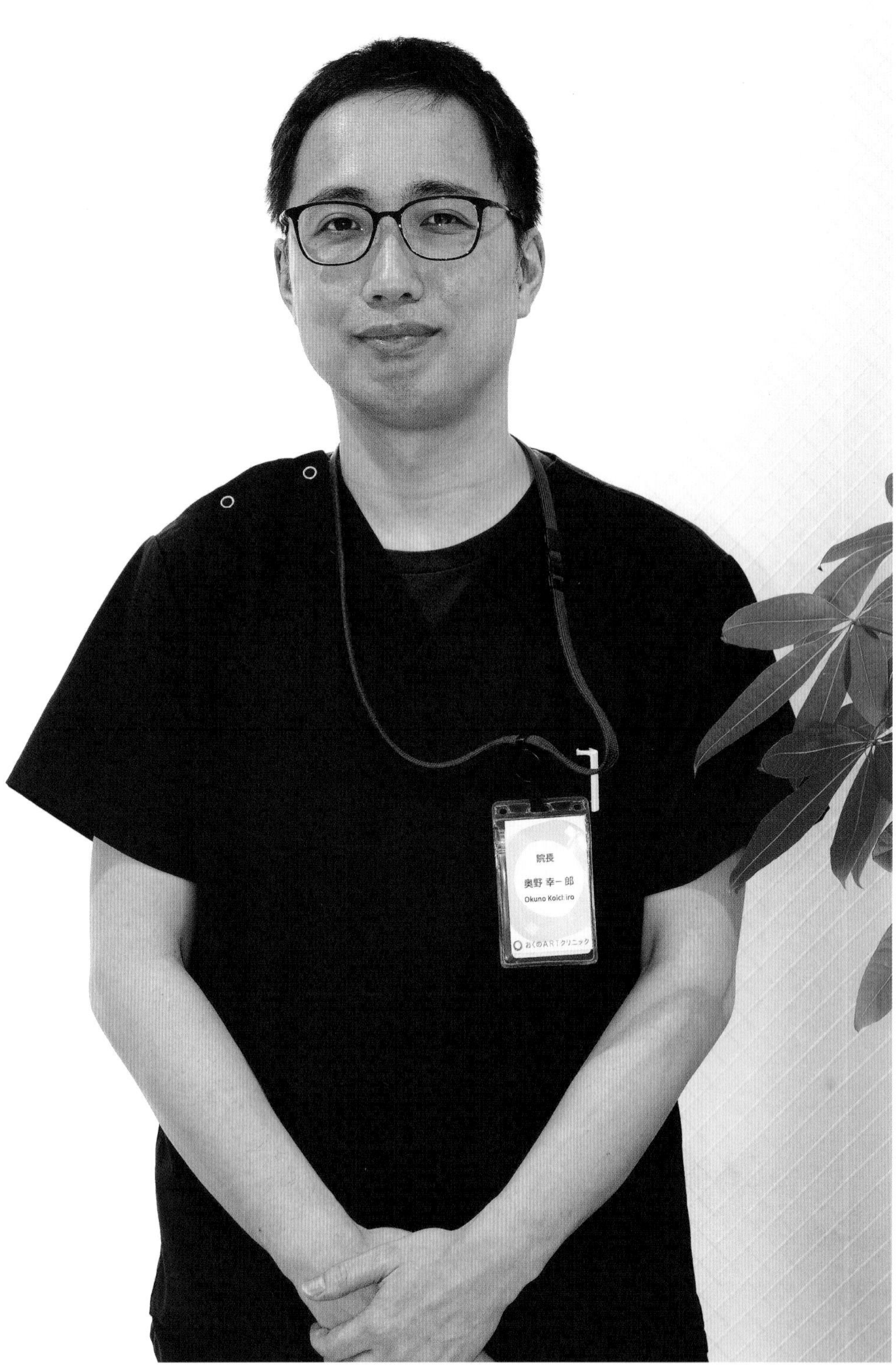

安全な診療をバックアップする取り違え防止システム、そしてスタッフの熱い思いと実績が自慢です。

おくのARTクリニック
奥野幸一郎 先生

大阪・阿倍野区天王寺町で、奥野病院を継承して不妊治療専門の生殖医療院・おくのARTクリニックを開設した奥野幸一郎先生。先生は、新しい時代に向けてのプレコンセプションケアと不妊治療の充実、診療における高い安全性の確立を図っています。

今回取材のおくのARTクリニックは、不妊治療の保険適用元年（2022年）に新設された、不妊治療専門のクリニックです。

病院の歴史は長く、外科医の父と産科婦人科医の姉が、外科診療と妊娠から分娩までを行っていた、地元でも慣れ親しまれた病院でした。そして前身となる父と姉の病院を幸一郎先生が、いま、日本が直面する少子化社会へのソリューションとなる不妊治療専門の病院として引き継がれています。

先生が目指す医療とはどのようなものなのかについて、じっくりとお話をうかがいました。

おくのARTクリニックとして新規開業をしています

私は、不妊治療の専門施設を新設することで病院を継承しました。それには、時代に合った不妊治療を目指したいという自分の考えがあったからです。

　そして、引き続き地元で愛され、貢献できる診療を考えたときに、不妊治療の持つプレコンセプションケア、そしてリプロダクション（生殖医療）に重きをおいて患者さまに接することが大きな意味を持っていると思いました。プレコンセプションケアとは、将来、子どもをもうけて家族を形成するのに、まずは妊娠に向けて女性が自分の健康を考え、夫婦、カップルが自分たちの生活や健康に向き合うことです。つまり新しい命をさずかること、コンセプション（受胎）に向けて多角的に準備をすることを意味します。

開業に向けての方針や思い

●方針

　お産においても、ありがたいことに「奥野先生のところに行けば安心だ」とおっしゃっていただいていました。それは不妊治療専門のクリニックになっても同じで、「奥野先生のところに行けば安心して専門的な不妊治療を受けられる」という信頼ある診療所を作りたいと思って開業し、今でもその思いは変わっていません。

　そして、スタッフ皆がこの思いを共有できるよう、話し合い、意見を出し合い、すべきことを掲げました。その方針が次の４つになります。

　１つ目は、「患者さまを大切に、丁寧に、専属の医師が診療すること」

　２つ目は、「医療設備を整えて最新の環境を提供していくこと」

　３つ目は、「患者さまとスタッフの安心と安全を提供する最新の取り違え防止システムを導入すること」

　４つ目に、「お子さんのいらっしゃる患者さまにも優しいキッズルームを設置すること」

でした。

　実際に開業してみると、不妊治療の保険適用がスタートした時期と重なったこともあり、多くの患者さまが来院してくださいました。そして、患者さまからも、「地元にここまで診てくれるクリニックがあってよかった」とのお声をいただいたときが、スタッフ一同の思いが伝わったと実感できた瞬間でした。

●診療で大切にしていること

　不妊治療に関わらず、医療においては患者さまとの対話や説明がとても大事です。それは自分が医学を目指し、学んでいた頃から強く感じていたことです。医師として、患者さまに正しい治療を提供するのは当然のことですが、まずは治療の前後にしっかりと説明をして、納得と理解を十分にしていただいた上で治療を受けてもらうことが大切です。それをしてはじめて患者さまに安心を提供できていると思います。

　医師が「言う事を聞いておきなさい」という感じで患者さまに接しているのを時折見聞し、同じ医療に携わるものとして心苦しく思うこともありました。それは不妊治療に限らず、どの分野においてもいまだに残っています。ここで感じた切ない思いが、当院の治療方針のきっかけにもなっています。

　実際に、当院に来ていただいた患者さまに「治療では、こういう目的のためにこういう事をしていたのですよ」と説明を差し上げると、改めてこれまで受診してきた治療の意味をご理解いただいたり再認識していただくことも多く、今までの治療経験もご理解を深めていただけるため、やはり丁寧な説明は欠かせないと思っています。ただ、説明するためにはどうしても一人当たりの診察時間がかかってしまいます。患者さまが増えれば対応にさらなる工夫や調整が必要になってしまいます。患者さまが

医療に必要な説明には十分に時間をかけ理解していただくことを大切にしています

説明風景

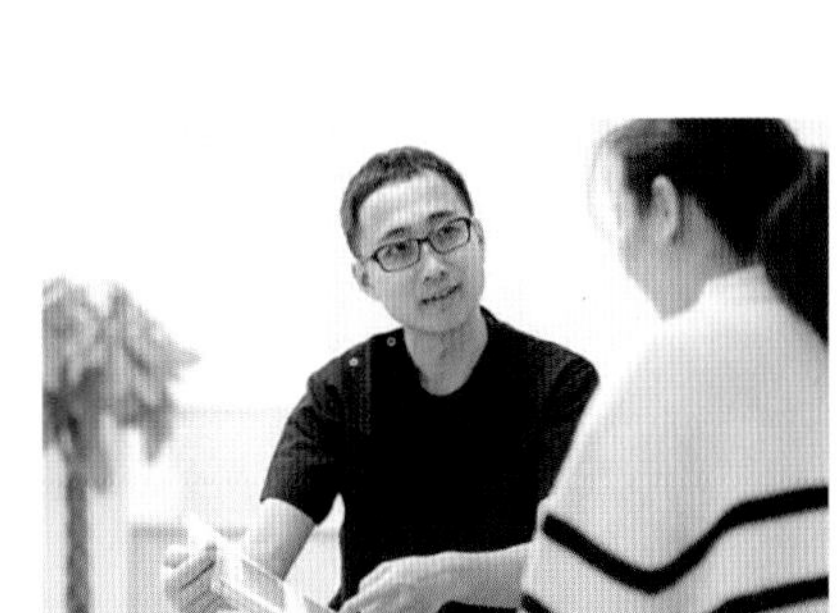

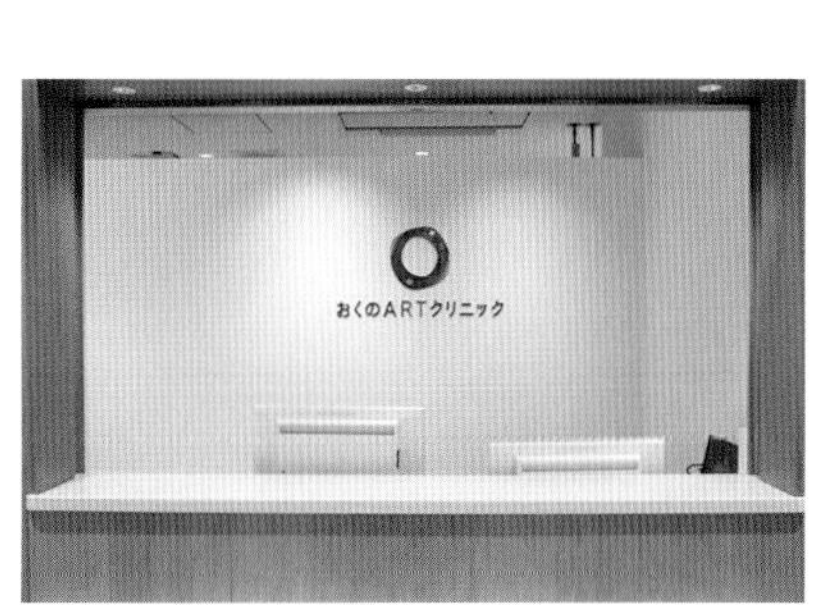

受付はすっきりとシンプル。院内は木目と白色基調で清潔感のある落ち着いた雰囲気です。ここで患者さんは安心して説明を聞くことができます。

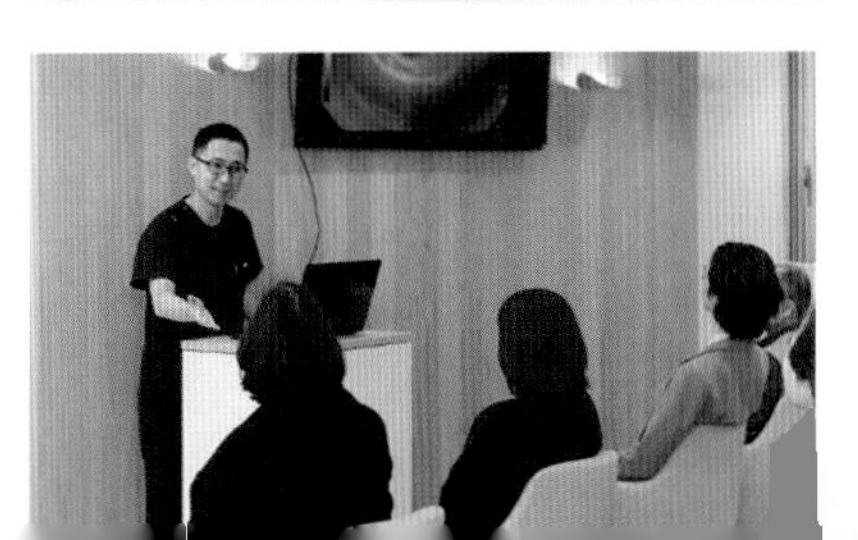

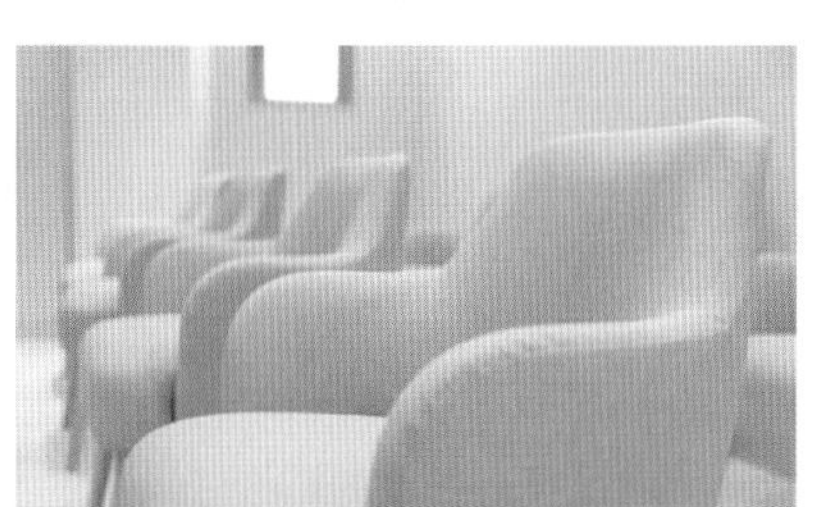

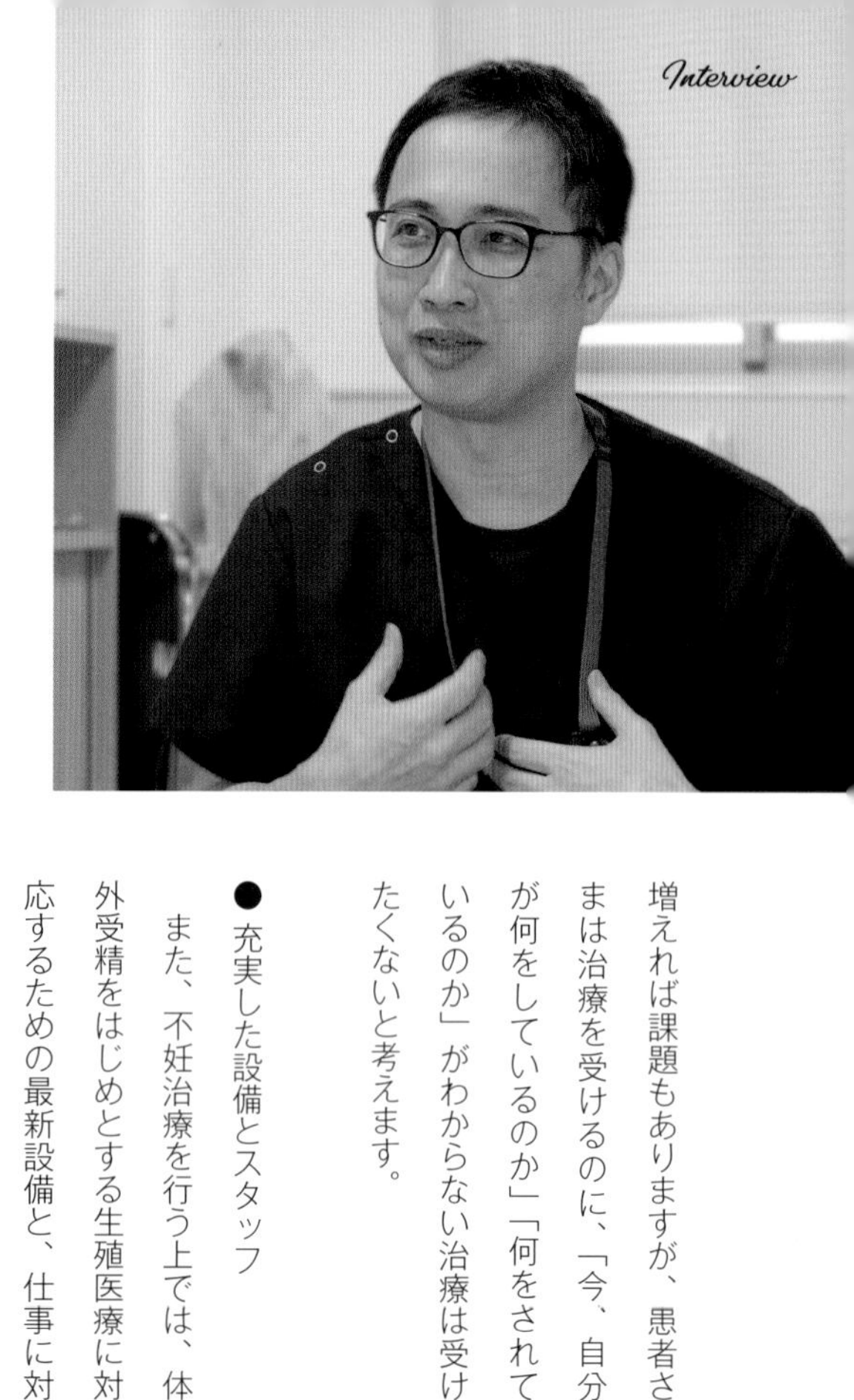

大事にしているもの

CHECK!

●安全への強い意識
不妊治療では、配偶者の大事な遺伝子を含む生殖細胞、そして将来お子さまの誕生に結びつく可能性のある、お二人の貴重な受精卵を扱うため、安全面では、最大の注意を払っています。

●設備面での充実
体外受精などの生殖医療の実施に向けては、最新の機器類が大きく成績に関係してくると考えます。そこで、できる限り最新の機器を導入し、同時に最先の技術導入を図っています。

●スタッフの仕事熱意
当院の自慢は、不妊治療に熱い熱意を持つスタッフ皆のハートです。その熱いハートがチーム力となり、実績に結びついています。そして、患者さまはじめ、地域に貢献できることの喜びです。

増えれば課題もありますが、患者さまは治療を受けるのに、「今、自分が何をしているのか」「何をされているのか」がわからない治療は受けたくないと考えます。

●充実した設備とスタッフ

また、不妊治療を行う上では、体外受精をはじめとする生殖医療に対応するための最新設備と、仕事に対する意識高い優秀なスタッフが必要です。これに関しては、開業当初から万全の体制で患者さまをお迎えしないといけないと思っていましたから、そこは最高の設備を整えて優秀なスタッフにも恵まれたと自負しています。特にスタッフの意気込みは強く、患者さまの大切な卵子や精子、受精卵やその培養に携わる仕事に患者さまの願いが届くように精魂を込めています。私は、そういう姿勢にこそ、受け継ぐべき安心や信頼、安全があると感じています。

そして、スタッフのチームワークも出来上がりました。

スタッフのチームワーク

患者さまを大切にして丁寧に診療を進めるためには、患者さまに対して専属の医師が診ることが重要だと考えています。ですから、当院では個人の患者さまに対して個人の医師（私）が診ています。そのため患者さまのことはよく把握できています。しかし、医師にはなかなか話せないことや相談しづらいこと、聞きそびれるようなことも出てきます。そこで、診察後の院内処方を行う時に、看護師が薬の説明をした後でお話を伺い、カウンセリングの時間を設けています。

看護師なら同性のため、話しやすいということもあるでしょう。そこで得られた情報は医師にも届き、共有が図れますから、その後に理解を深めた診療へと結びついています。

体外受精の患者さまでしたら、胚培養士にとっても患者さまのご意向が分かることで、卵子や精子、そのベストな受精と、その後の受精卵の管理にも結びつくこともあるでしょう。もちろん私の診察とリンクしていますから、患者さまの卵（受精卵・胚）の状況は詳しく私のところに報告され、さらに共有できます。

不妊治療は、まずは受付で患者さまと接するところから、あるいは電話で問い合わせを受けたり予約案内をするところから始まります。そのスタートから、我々スタッフのチームワークの良さも当院の自慢の1つです。それがあるからこそ、患者さまの困っていることや要望も共有しやすく、日頃の診療や今後に向けての治療計画が立てやすく、患者さまの思いに最大限寄り添えていると考えています。

安全監視システム

生殖医療において、取り違えは絶対あってはなりません。そのために当院では、患者さまが安心してサンプルを預けていただけるように、万全の設備を整えているつもりです。

また、培養室内の業務では、特に受精卵や配偶子の管理が必要です。検体に接する機会のあるスタッフにとって、ミスは避けなければなりません。日頃から複数のスタッフによる作業のダブルチェックを必ずおこなっているのですが、仕事の重要さを理解しているからこそ、その作業を間違えられないという重圧も感じています。そこで当院では、採取された検体情報は診察券に紐づけられ、お預かりした時から、誰が、どの工程でどのように扱い、治療がどのように進められているかを電子的

左から、培養室、タイムラプス型培養器、ホルモン検査器、サンプル取り違え防止システムです。

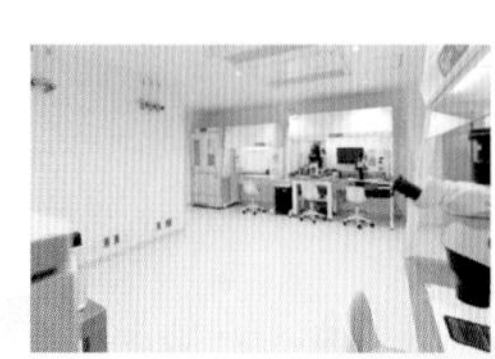

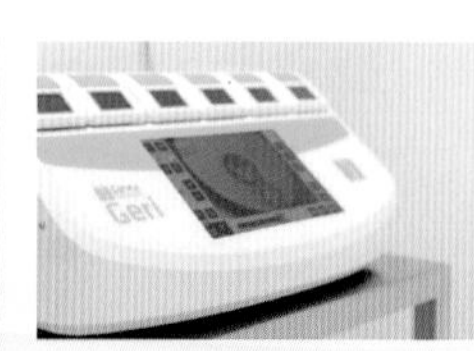

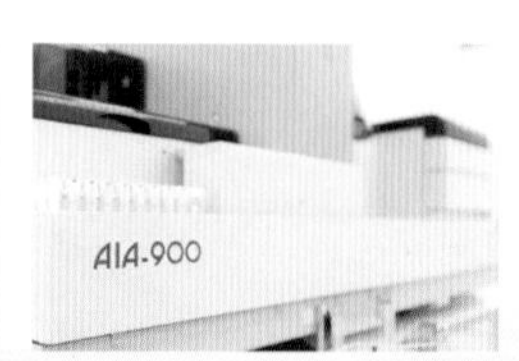

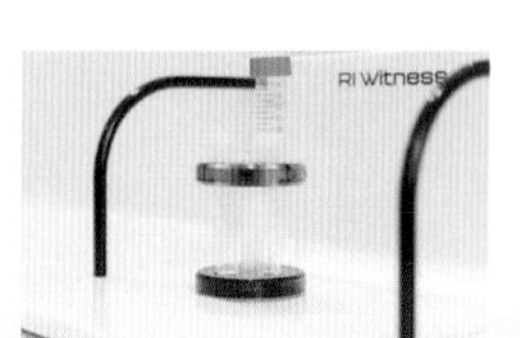

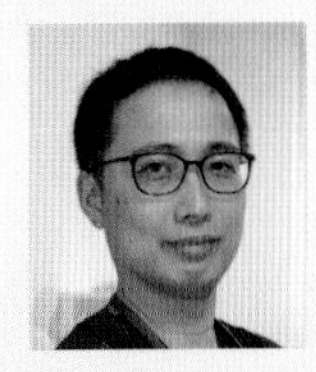

奥野 幸一郎 先生

Profile

経歴

獨協医科大学　卒業
公立学校共済組合　近畿中央病院
石井記念愛染園附属　愛染橋病院
独立行政法人 労働者健康安全機構 大阪労災病院
リプロダクションクリニック大阪

所属・資格

日本産科婦人科学会認定 産婦人科専門医
日本生殖医学会 認定生殖医療専門医
母体保護法指定医
日本産科婦人科学会
日本生殖医学会
日本卵子学会
日本 IVF 学会

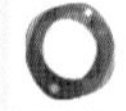

おくのARTクリニック
大阪府大阪市阿倍野区天王寺町北 2-31-4
https://okuno-art.com/
電話番号． 06-6719-0291

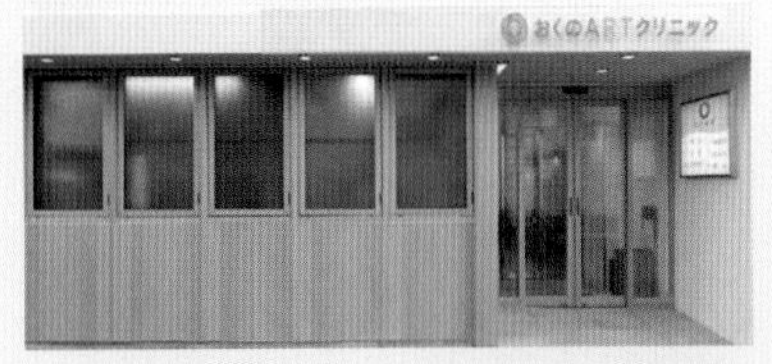

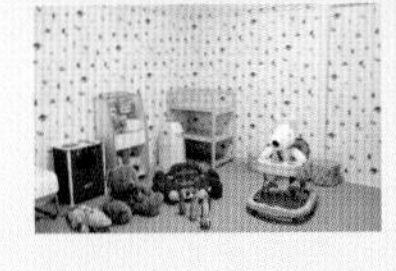

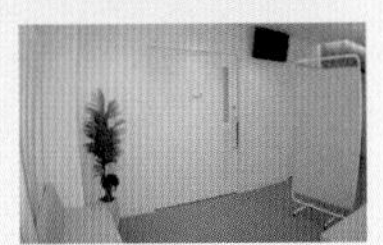

サンプル取り違え防止システム

生殖医療・体外受精実施施設において、大切な患者さまの卵子や精子・受精卵を電子的に管理し、スタッフの取り扱い工程を見守るシステムです。患者さまだけでなく、クリニックのスタッフの安心と安全に結びつくシステムです。

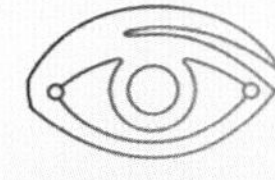

RI Witness™ システム

に管理できるクーパーサージカル・ジャパン社のサンプル取り違え防止システム、RI Witnnessを導入しています。

もちろん、院内ではスタッフが患者さまへの確認を何重にも行っています。内診室に移動した時、受付に行った時、診察室に入った時などの作業ごとで必ずさせてもらっています。培養室でも作業ごとのダブルチェクがあります。それらは人と人が目視や口頭でのコミュニケーションでお互いが確認しあっています。

しかし、患者さまと対面して対話をしながら個人を確認をすることはできますが、体外受精で扱っているのは患者さまの大事な精子、卵子、胚なのです。この小さな細胞は、自分で話すことも答えることもできません。そこで導入したのが、このRI WItnnessです。

これは人による確認に加え、機械による電子的な確認となるため、人と機械のダブルチェックで人為的操作のミスを防止できるのです。

このシステムがあることで、何かあったときに知らせてくれる、教えてくれる、間違いが起きそうな時にすぐに修正できる、という安心感があります。

実際に間違いが起きたことはないのですが、これがある事で作業者全員の精神的重圧も軽減でき、円滑で安心できる業務進行に繋がっています。患者さまも安心して医療を受けることができます。その2つの安心感、つまり患者さまの安心感とスタッフの安心感がとても大事だと考えています。

不妊治療をしていての喜び

それはもちろん、治療が上手くいって患者さまが妊娠された時です。妊娠して卒業される事が、この上ない喜びで嬉しいことです。

しかし、全ての患者さまを妊娠させることはできていません。その場合でも、当院で治療した患者さまが当院を離れていかれる時に、「妊娠はできなかったけれど、色々な事をしっかり説明してもらい、できるだけのことをしてもらえたので、ここに来て良かった」と言っていただける時に感じる喜びもあります。

私たちが取り組んでいる「患者さまの声を聞き、しっかり真摯に説明する」という診療方針が間違いではなかったと実感できたときは嬉しいですし、励みになります。

それは私だけでなく、スタッフ全員が、そう感じていることだと思います。

2年の間に積み重ねた実績がより高い成績となって実を結んでいます

CHECK!

実績

当院における凍結融解胚移植の妊娠率（2023年）です。青色が当院での実績で、灰色は全国平均を示しました。当院においては、初年度よりも実績は伸びています。

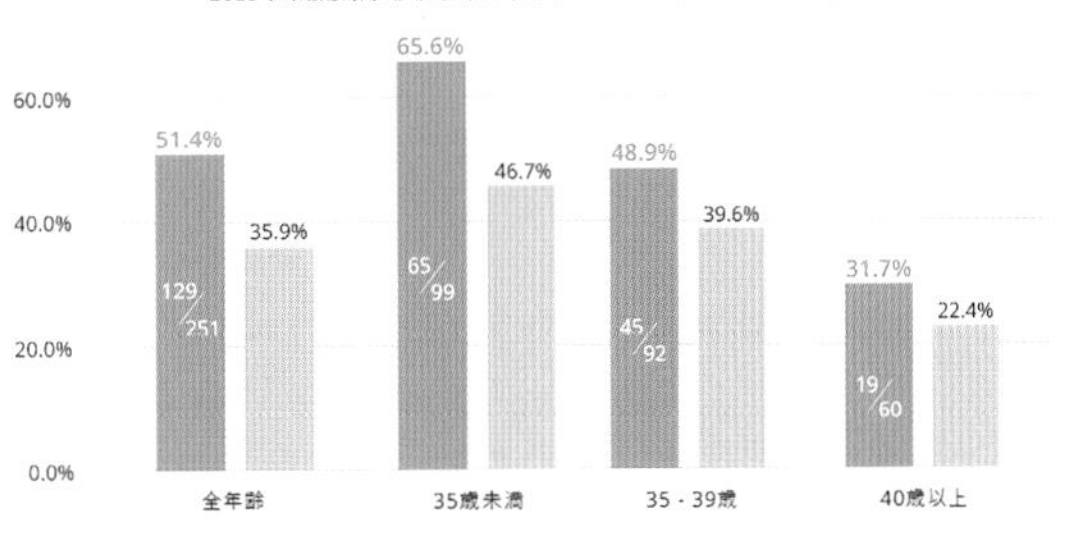

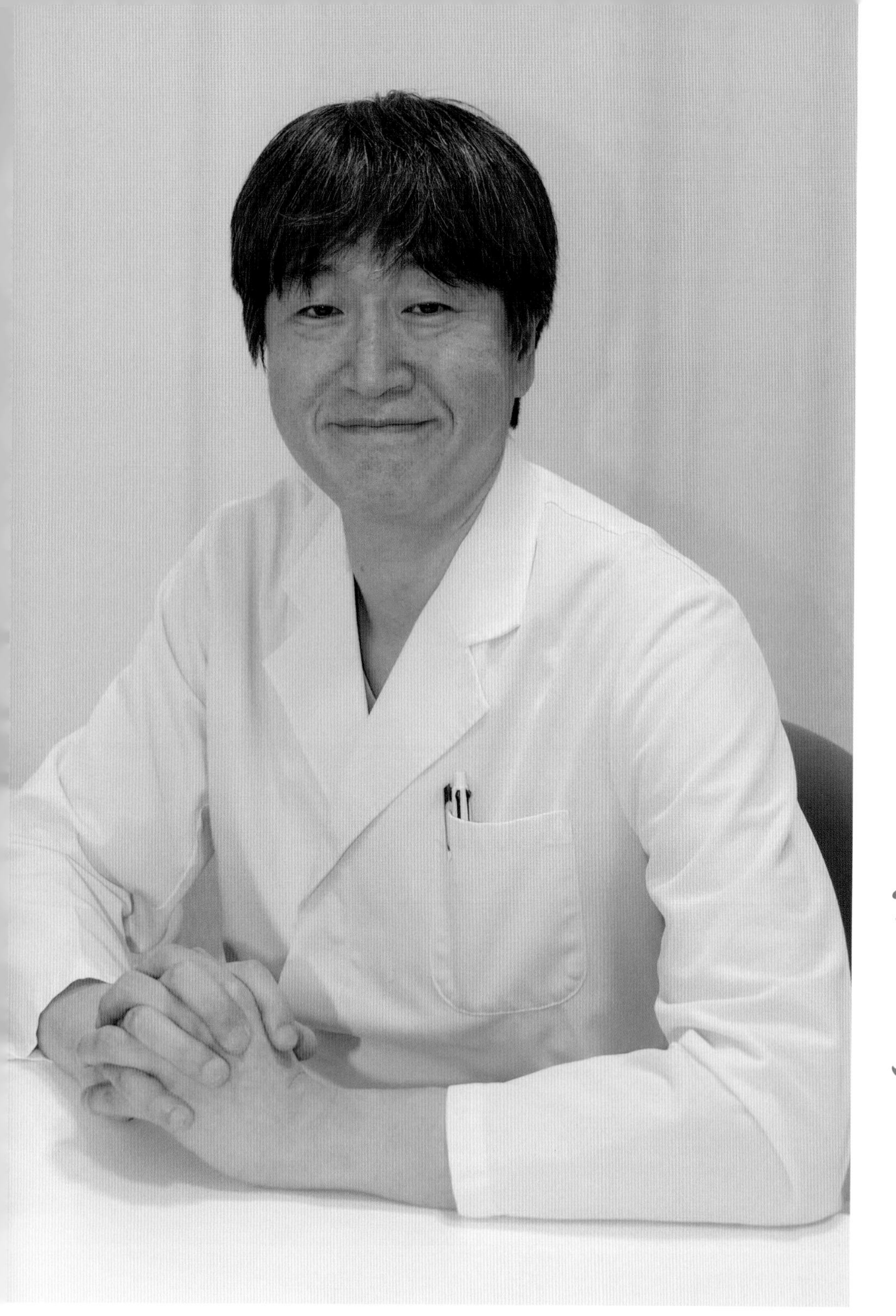

精子に傷がつかないという明確なエビデンスがあるから使い、精子選別でこの技術の必要性がなくなることはないと思います。

メディカルパーク湘南

田中 雄大 先生

「医師になったからには、一流の技術を持った医者になりたい」と自らのホームページにもあるように、新しくて良い医療技術には常に興味をもち、産科から生殖医療まで、広く格好良く診療活動をされている医師です。4つの分院を持つ全国有数の専門施設メディカルパーク湘南院長。

メディカルパーク湘南は、神奈川県藤沢市にあって、産科から婦人科・不妊治療まで、周産期における様々な医療と生殖医療までを扱う県有数の専門医療施設です。

院長の田中雄大先生は、常に時代の流れを掴み、医療に新しい技術を取り入れながら診療を行う、頼もしいトップドクターです。

不妊治療においても、絶えず有効な最新医療技術を導入し、診療に活用しています。

今回、不妊治療の保険適用化で話題となった先進医療技術の中から、膜構造を用いた生理学的精子選択(※)について、お話を伺いました。

最近の患者さんの様子

不妊治療が保険適用になったこともあり、最近は、比較的若い世代の人たちが日

※膜構造を用いた生理学的精子選択　Zymot 供給メーカーは株式会社東機貿(TOKIBO)で、名称の由来は東京機械貿易。

頃からお二人で診察にいらっしゃる方が増えました。

もともと不妊治療というのは、一人の問題ではなく、夫婦二人で取り組んでいくものです。夫婦のどちらかに問題があって、どちらかの責任になるというものではなく、二人で一緒に臨んでいく二人三脚が必要だと思っています。それがだいぶ認識されるようになってきました。

それには、社会や企業における働き方改革での取り組みがあって、女性だけでなく、男性が休みやすくなったこともあるかと思います。平日でも普通にお二人で来院され、それはとても良いことだと思っています。

精子数の減少

それから、これは以前からいわれていることですが、間違いなく全体的に精子数が減少していると思います。何しろ、50年前と比べて半分になっているといわれています。これは人間だけでなく、様々な動物にいえることのようです。

精液検査の時に参考としているWHOの基準値をみても、どんどん下がってきています。ひと昔前は、濃度が2500万／mlだったのが、今は1600万／mlまで下がってきています。昔の基準だったらほとんどの人が当てはまってしまいます。

稀にすごく多い人はいます。

一昨日も、7500万／mlもある人がいて、昔の人みたいだと話してしまいました。そのようなこともありますが、最近は本当に少ないです。

顕微授精における精子選別法の変化

精液所見でこれだけ精子数の減少、質の低下を見ていると、さすがに心配です。精子が気になります。

今までの私は、どちらかといえば女性の卵子が大事といっていたのですが、精子に注目せざるを得ません。

顕微授精をするのにも、元気な精子が1匹いればいいなんて考えではダメだ！と強く思い始めていました。

そのような時に、ザイモートと出会いました。正直、この方法には反対する理由がないと思い、導入時、患者さまに聞いてもほぼ実施を希望されていました。先進医療ですから自費になりますが、導入後10カ月の今でも皆様が希望されています。

私自身、今ある先進医療の中では、ザイモートは一番エビデンスがしっ

CHECK!

男性の精子数が50年間で半減している時代 ICSIに向け精子選別法が注目されるのは必然のこと

膜構造を用いた生理学的精子選択

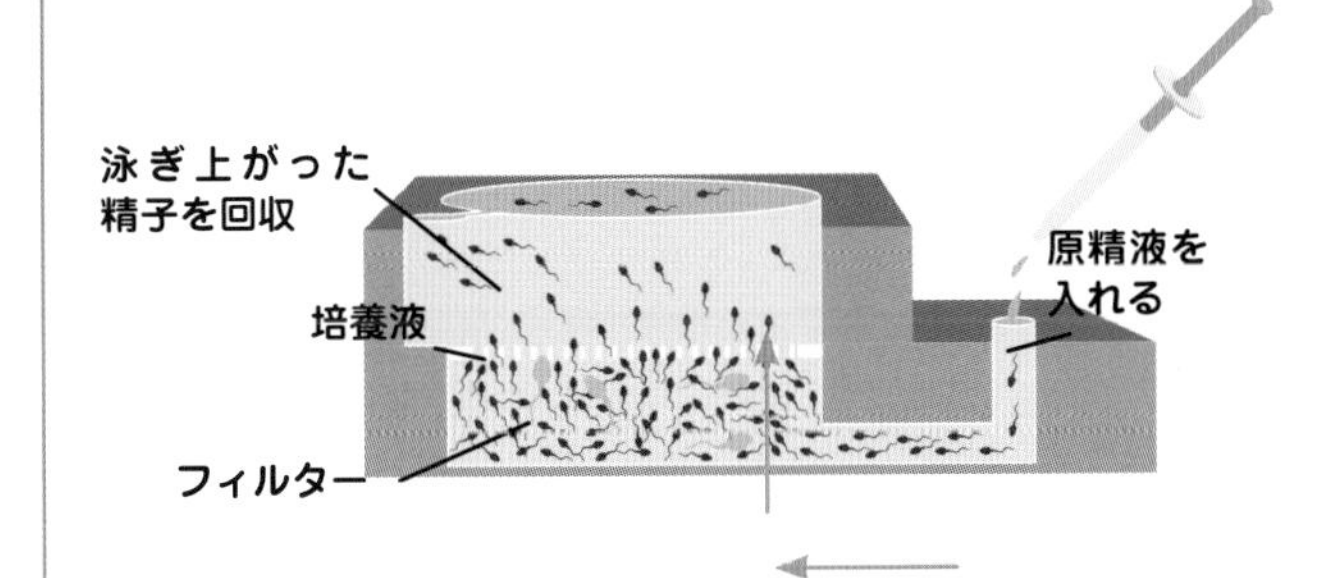

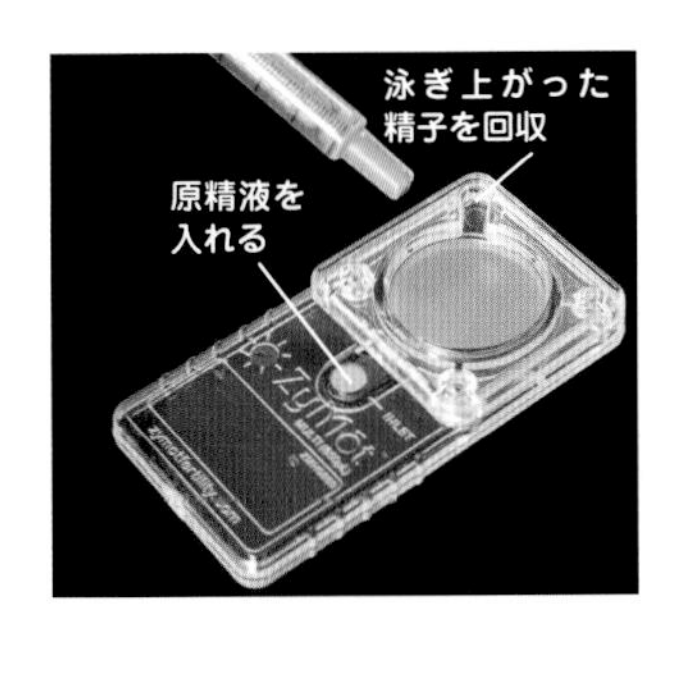

培養液と特殊なフィルター（マイクロ流体）の入った容器に原精液を入れ、泳いで進む精子がフィルターを越えてディッシュ様のエリアに集まります。フィルターに空いた穴は、良好な精子のサイズに合っているため、サイズが大きくDNAに損傷のあるとされる精子は通過できません。ディッシュ様エリアに集まった精子を回収します。

膜構造を用いた生理学的精子選択は、保険診療での先進医療として認められているので、保険診療での体外受精の治療で（実費で）受けることができます。

従来の精子の調整法

DNAに傷がある精子が取り除けていない？！

密度勾配遠心法

遠心処理

精液

分離液を重層

回収する精子

成熟精子は、未成熟な精子や死んでしまっている精子に比べ密度が高く、重いことが知られています。そこで、分離液に精液を重層し遠心処理することで成熟した良好な精子が下に沈むため、それを回収します。

スイムアップ法

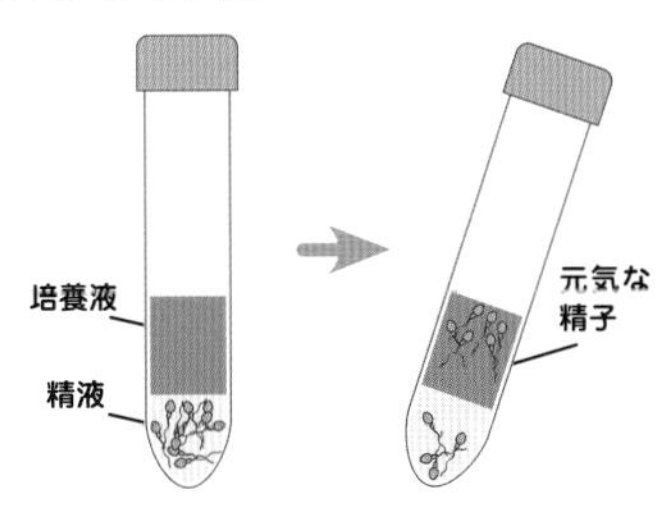

密度勾配遠心法によって回収した成熟精子の中には、運動していない精子や、運動性の低い精子もいます。スイムアップ法はその中から元気な運動精子だけを集める方法です。密度勾配遠心法によって回収した成熟精子を培養液に沈め、インキュベーター内で30分程度、斜めにして静置します。その後、元気に運動する精子が培養液の中へ泳ぎ出してくるので、これを回収します。

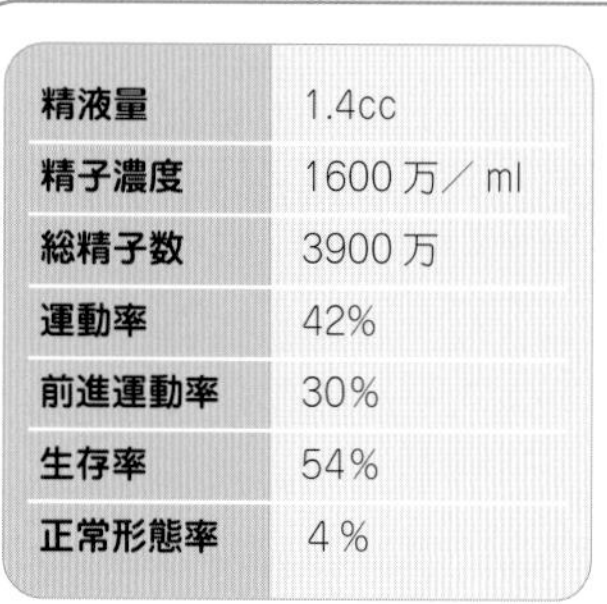

精液量	1.4cc
精子濃度	1600万／ml
総精子数	3900万
運動率	42%
前進運動率	30%
生存率	54%
正常形態率	4%

WHO　精液所見下限基準値　2021

CHECK!

精子にとって良くない生活習慣

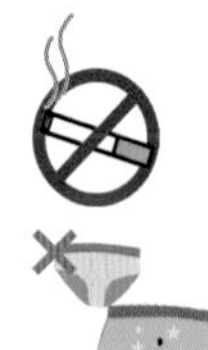
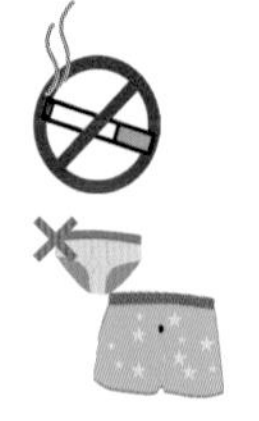

- **タバコやお酒**
- **エナジードリンクなどのカフェイン**
- **ぴったりした下着**
  トランクスやボクサーパンツのような風通しの良いものに
- **熱い湯船での長時間入浴やサウナ**

かりしていると思っています。その根拠は明確で、精子そのものが傷つくか傷がつかないかの比較だけなのです。どちらが良いかといえば傷つかない方がいいに決まっているという、とても明瞭なものです。それに、反証がないというのも良い面で根拠になっています。遠心分離機にかけないことで、精子へのダメージが少ない、特殊フィルターを通過することで、DNAの損傷が少ない精子が選別できるということをお話すると、顕微授精をするほとんどの方が選択されています。

使っていて、患者さまからのネガティブな意見や小言がないというのもクリーンで良いと感じています。

良い精子が選べる？

では、確実に受精できたり流産率を下げたりすることのできる精子が選びやすくなるかといえば、そこまで言えることではありません。

それは、もともとの精子の状態や患者さまの違い、最終的に顕微鏡下で選び出す胚培養士の違いもあるからです。ただ、自信をもって言えることは、よりダメージの少ない精子を選べるということまでは明確に言えるだろうということです。

ザイモートを使用してからの受精率や流産率などの比較は当院でもしていますが、今のところ明確な違いは出ていません。半年以上、1000症例ほど調べていますが、はっきりした優位差というものは出ていません。

ただ、データの取り方によって、例えば40歳以上の方の場合ですとか、精液所見の悪い方の場合ですとか、条件設定によっては、データに優位差が出てくる可能性はあると考えます。

培養士さんの技術の影響？

最終的には胚培養士が選ぶわけですから、その技術差での影響と思われるかもしれません。しかし、当院に限らず、胚培養士が優秀であればザイモートは必要ないのかといえば、そうではないと思います。

胚培養士の技術に関係なく、精子そのものに傷がつかないというところのエビデンス自体が明確なので、この技術の必要性が、精子選別においてなくなることはないと思っています。

この技術に関しては、精液所見で問題のない方の顕微授精に向けた精子選別において、世界のスタンダードの技術になっていく可能性は十分にあるものだと思っています。

世界のスタンダード!?

まずは、よりダメージの少ない精子を選別できるという意味で評価ができること。それともう一つ、操作がわかりやすく簡便なので、体外受精や顕微授精の需要が増えてきた時に、培養士の経験や技術力に頼らず、顕微授精に向けて精子調整ができる精子選別法で、特別な技術を必要としないユニバーサルな技術として普及していくものと思っています。

精子や卵子の質に関係することは？

質に関しては、卵子より精子のほうが改善しやすい面はあります。

これは卵子と精子の作られ方の違いによります。女性が生まれてくる時には既にできている卵子と、男性の成長過程から日々造られ続けていく精子という大きな違いです。そのため精子は生活習慣の影響を受けやすく、それを改めることで改善の余地があります。

女性の患者さんに、卵子のことを質問されたら普通に生活してくださいと申し上げますが、男性には、生活の様子とか、仕事は何をされているとか色々と聞いてしまいます。

メディカルパーク湘南の培養室の様子です。

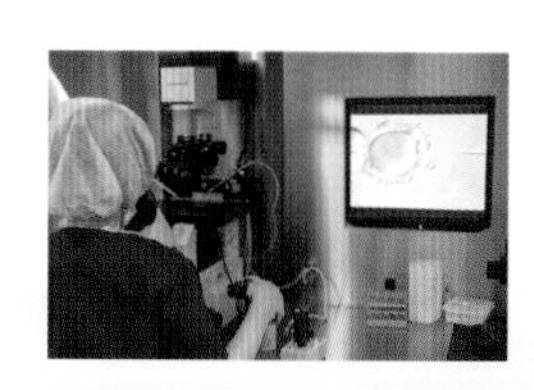
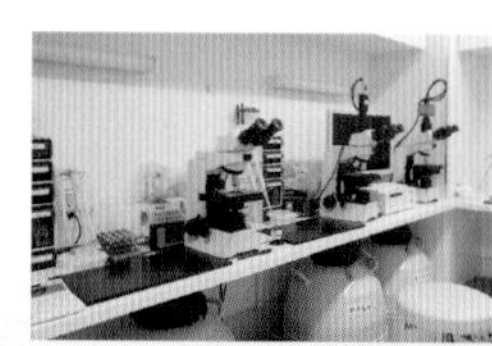
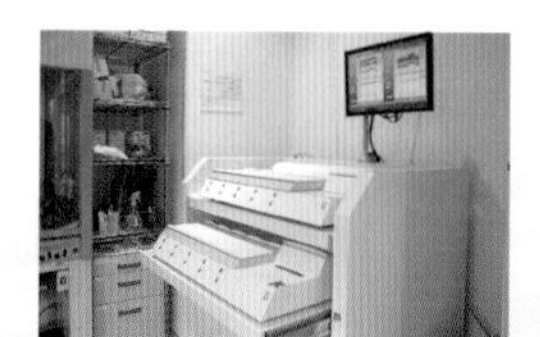
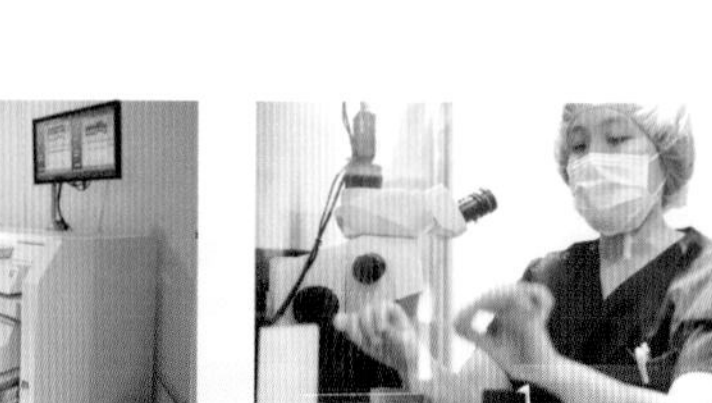

精子は生活習慣による影響を受けやすいため、運動やスポーツなどをひかえるとか、タバコをやめるとか、お酒は少しにしましょうとか、熱い湯船に長時間の入浴やサウナも避けましょうとか、過度なストレスも避けるようにとかを伝えているからです。

実際に守っていただくと、次回の検査結果が違ってくることがあります。

ザイモートを使うことで培養士さんに変化は?

仕事が楽になり、余裕と安心がでてきたとする培養士の意見はあります。

また、教育やトレーニング面でも、ザイモートは特別な技術を必要としないために、新しいスタッフにも教えればすぐにできることですから、今まで数カ月以上かかっていたトレーニング期間が一カ月以下に短縮されました。

院内でも皆が驚いています。

ザイモートを使うことで培養面での変化は?

精子の動きはいいです。膜を越えてくるものの中には、若干形が整っていないものが多いような気がしますが、これは受精に適さない大きな精子が膜を越えられなくなる一方、適正精子以外の細長い精子や小さい精子が膜を越えるからだと考えます。

むしろ精子選別の安全性が高まったという感じです。

今後の展望

当院においては、これがなくては治療が成立しないというところまできていると思います。

現在、顕微授精前の施行率は9割以上ですが、おそらく今後もそれが続いて、このままこのスタイルでいくのがベストチョイスを意味しているものと思っています。時代の流れで、不妊治療でも夫婦診療が進み、患者さんもどちらの原因ということなくパートナーと同じ意識で治療臨んでいます。医療者側も男性を診る泌尿器科の先生が外来を任されています。それも精子を大事に考える時代の流れなのでしょう。

今のところ、私はザイモートに関しては、次世代の不妊治療のスタンダードになるのではないかとの展望を持って、診療に取り入れています。

とはいえ、これが5年後10年後にまた変わってくるかもしれません。

体外受精とは、そういう時代の流れの上にあるものだと思っています。

CHECK!

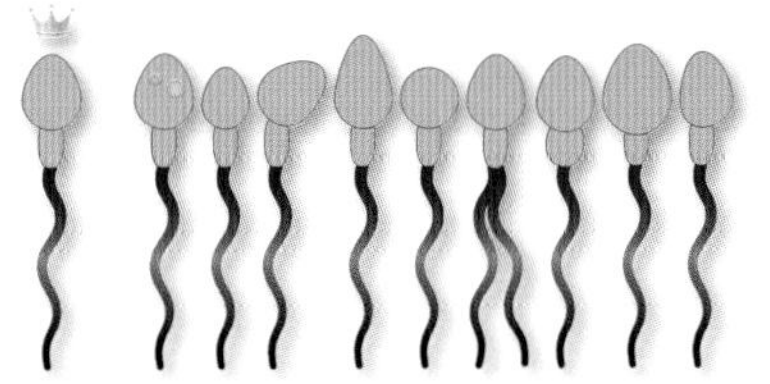

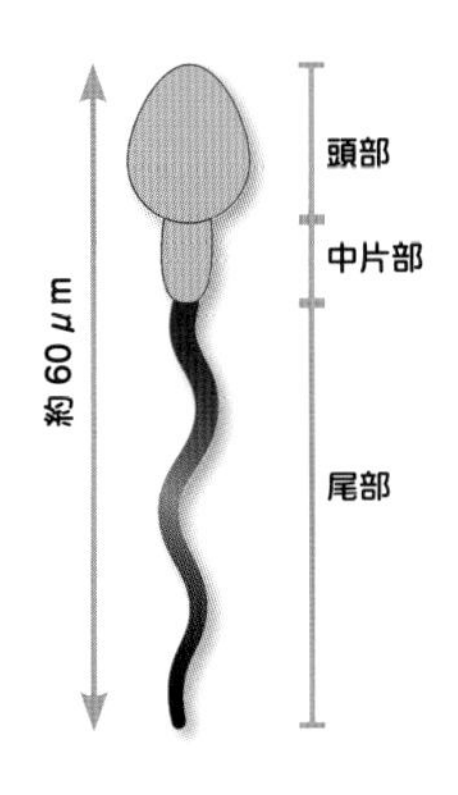

精子の全長は、約60μm（0.06mm）です。一番左が形の良い精子です。そのほか、頭部に空胞があったり、頭部が小さかったり、しっぽが2本あったりと、さまざまな形の精子があります。WHOの精液所見下限基準値では、正常な形の精子は4％程度とされています。つまり96％くらいは形が良くない精子ということになります。

精子数の減少が心配される時代だから精子への注目度も高いのです

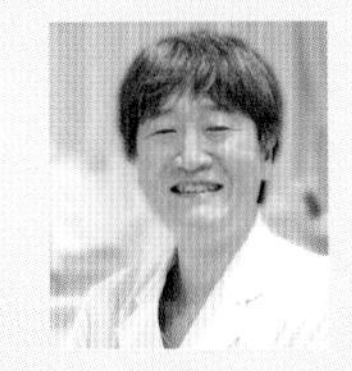

田中 雄大先生

Profile

経歴

慶應義塾大学医学部 卒業
在沖縄アメリカ海軍病院 インターン
慶應義塾大学医学部産婦人科学教室入局
川崎市立病院
大田原赤十字病院
慶應義塾大学医学部産婦人科教室助手
大和市立病院
慶應義塾大学医学部医学博士取得
矢崎病院
湘南IVFクリニック開業
聖マリアンナ医科大学非常勤講師就任
中国蘭州大学第2附属病院 名誉教授就任
メディカルパーク湘南へ移転・名称変更
現在に至る

所属・資格

医学博士
日本産科婦人科学会 産婦人科専門医
日本産科婦人科内視鏡学会 技術認定医
日本外科内視鏡学会 技術認定医
母体保護指定医
日本生殖医学会 生殖医療専門医

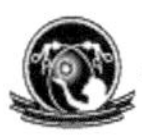

神奈川県藤沢市湘南台 1-14-3
https://medicalpark-shonan.com
電話番号．0466-41-0331

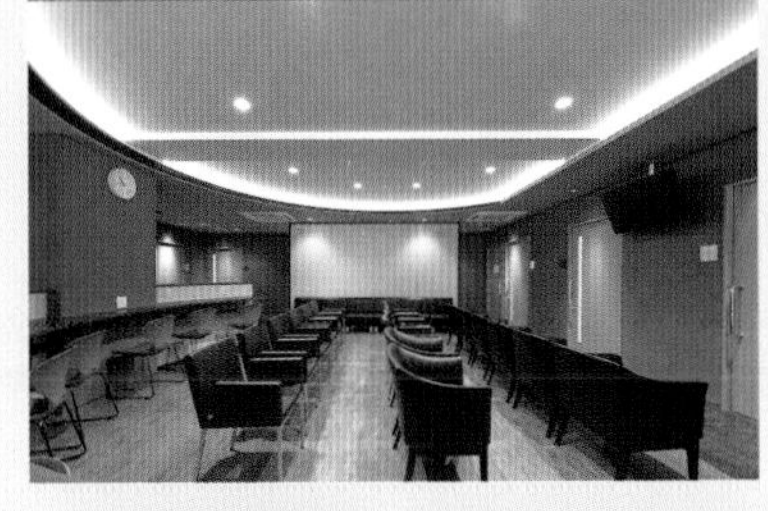

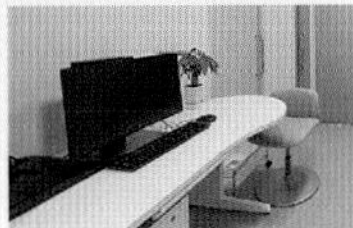

膜構造を用いた生理学的精子選択

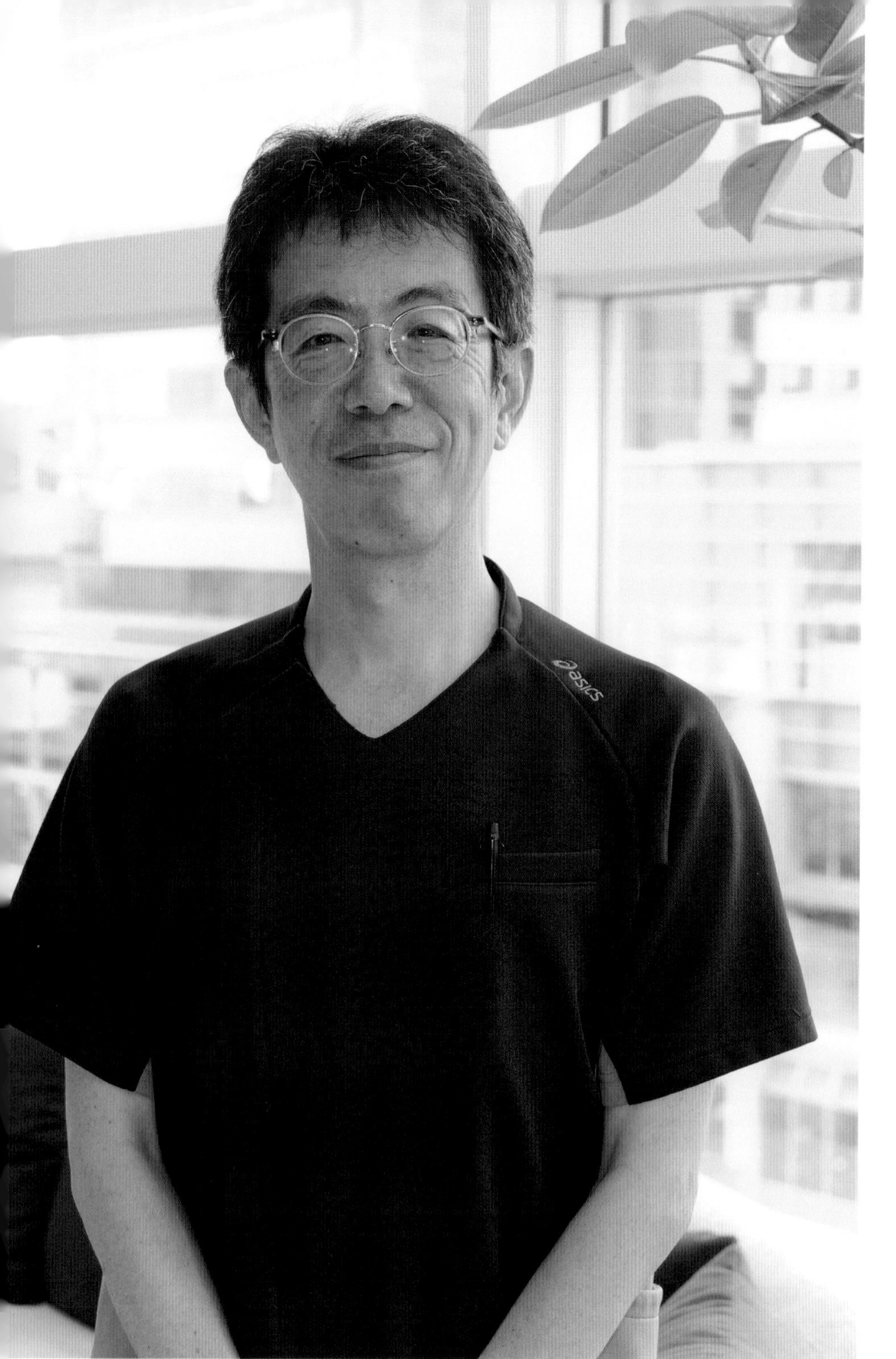

働きながら不妊治療を受けるご夫婦、カップルにとって、快適な通院環境をご提供しています。

にしたん ART クリニック
松原直樹 先生

にしたん ART クリニックグループは、時代のニーズにお応えするよう展開しています。患者さまの最大のニーズは、まずは働きながら治療を受けることのできる環境です。そのために我々の方針も、駅近の立地条件と22時まで診療を掲げ、実行しています。

本誌の今号特集テーマは、「不妊症5つのキーワード」です。これらのワードは、SNSなどで患者さまの関心がある、もしくは特定して話題に上ることの多いもので、「原因不明不妊」、「タイミングと性生活」「二人目不妊」「仕事との両立」「経済的負担」があります。

実際のところ、クリニックではこれらキーワードに関係する診療で、どのような対応をしているのでしょう?

本日は、患者さまが働きながら快適に通院できるよう、グループ全体でクリニックを全国展開している、にしたんARTクリニックを訪ね、松原先生とカウンセラーにお話を伺いました。

全院22時まで診療 患者さまにとって 通院しやすい診療体制

不妊治療に臨む患者さまにとって複数回

の「通院」は必須です。患者さまの立場に立ってみれば、「通いやすい環境」は重要なポイントです。

少子化にあると言われる昨今ですが、実は働きながら不妊治療を必要とするご夫婦、カップルは増加傾向にあります。

しかし、「早退できないから今は治療ができない」「ステップアップしたいけど予約時間に間に合わない」など、こういった理由で治療をあきらめたり、周期を見送ったりするのはとても残念なことです。不妊治療においては年齢も大きく関わってきますので、今を大切に「仕事も治療も犠牲にして欲しくない」というのは私たちの思いです。

そこにフィットするよう、私たちにしたんARTクリニックが打ち出した独自の取り組みは、全院統一して夜の22時までの診療時間と土日祝の診療体制、そして駅直結もしくは駅前という、大変利便性のよい場所での開院です。

2024年5月現在、にしたんARTクリニックは7院、全ての院においてこの画期的な診療体制を導入しております。

大変多くの患者さまに評価いただき、「これなら無理なく通える」「365日診療しているので周期を逃さないで診てもらえる」などの理由で転院されてくる患者さまも少なくありません。

また、駅直結により雨など天候に左右されることなく、ストレスなく通院が可能です。交通のアクセスも抜群で、職場が近かったり、帰宅時の乗り換え地であったり、奥様の通院に合わせ、ご主人がお迎えに来られることや、待ち合わせてお二人で診療を受けることができます。

お二人でご一緒に

最近になってよくお見受けするのが、婚約中のカップルがブライダルチェックを受けに来られ、検査や必要に応じて治療を受けながら入籍されていくケースです。また、不妊の原因は女性だけでなく、男性側にもあり、ご夫婦で治療に臨まれるのがよいとされていますが、この点においても男性側の意識が非常に高まってきていると感じています。

男性検査では、精液検査（精子数、精子の運動率、奇形率等）、血液検査（感染症）があり、「不妊治療のクリニックにはなかなか入りづらい」「仕事があって一緒に通院するのは難しい」という男性もいらっしゃいます。

そのような時でも通いやすい条件があれば、お二人そろって治療を進めていただくこともできるため、良い環境を整えたと実感しております。

一緒に受診することで男性側の治療への理解が深まりますし、それが治療にも良い影響をもたらすと考えています。

また、土日はとくに、ご夫婦（カップル）でのカウンセリングやご来院が多いです。

全国展開するにしたんARTクリニック、支持されている理由

人工授精や体外受精では精子が必要となり、ご主人との予定を調整していただきますが、2～3割ほどの方が仕事との両立上、何度か調整されているかと思います。

にしたんARTクリニックでは、出来るだけご負担がかからないよう、精液検査や人工授精において、最大限夜遅くまでの診療時間を設けています（対応時間については各院にお問い合わせください）。

短期間で妊娠を目指す上で、1周期も無駄にすることがないよう、この時間を多くの患者さまが有効に利用されています。

開院以来、仕事終わりの18時以降か

治療と仕事の両立を実現した22時までの診療体制
フリー Wi-Fi 完備、ワークスペースを利用して時間を有効に。

院内のようす

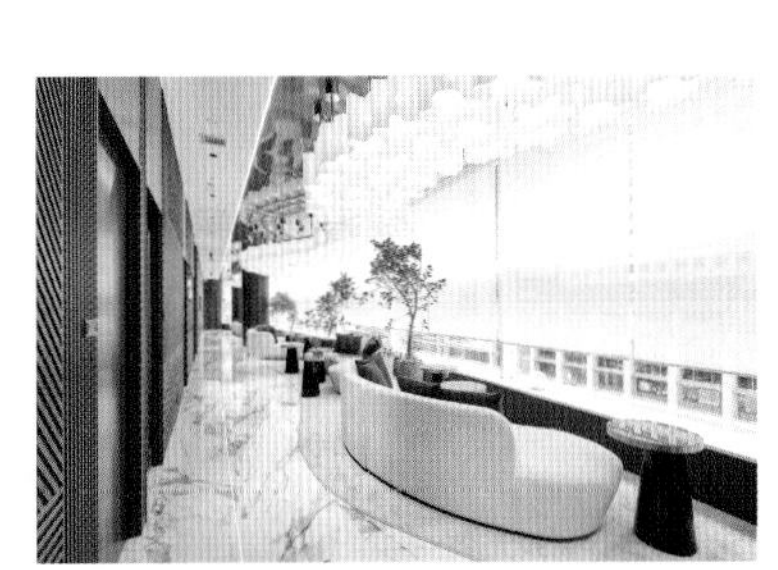

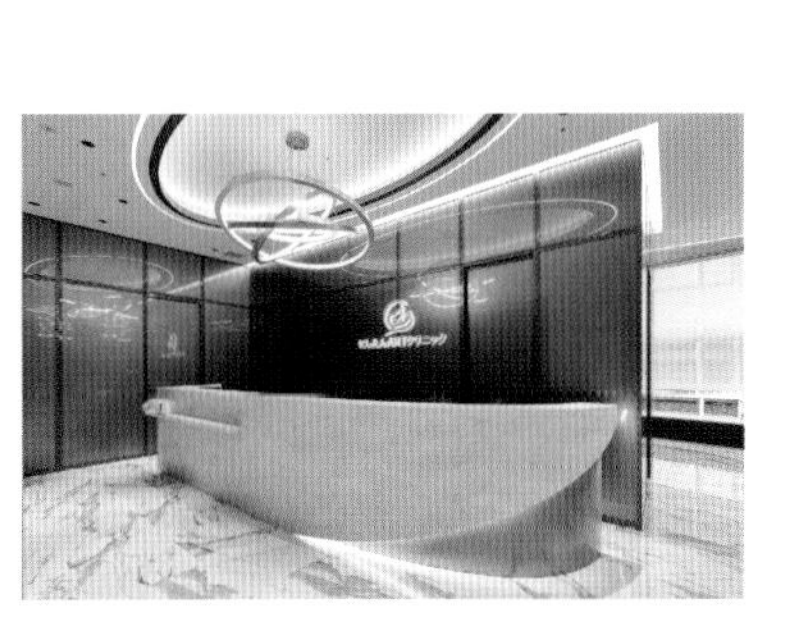

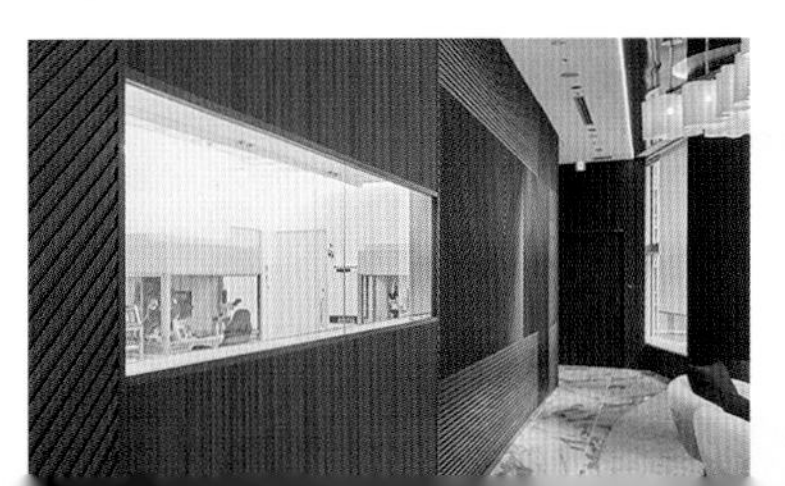

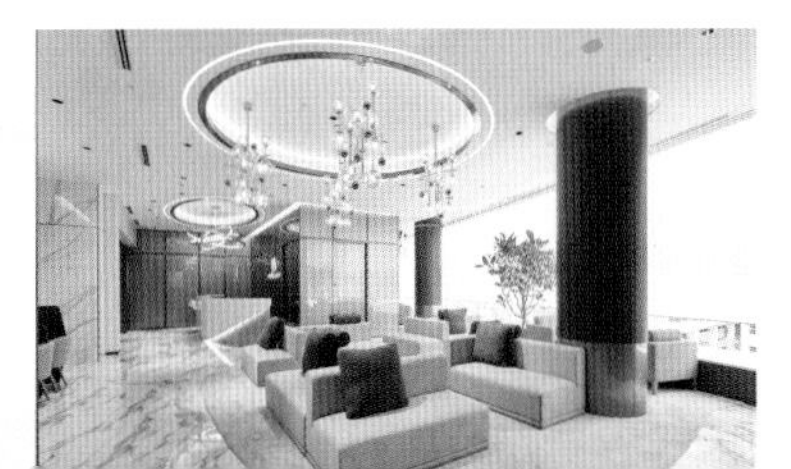

受付から待合スペースに至る雰囲気は、「患者さまのための空間」として、にしたん ART クリニック全院にて統一され、ゆったりと落ち着きのある設計が施されています。
通路からガラス越しに覗ける培養室も好評です。

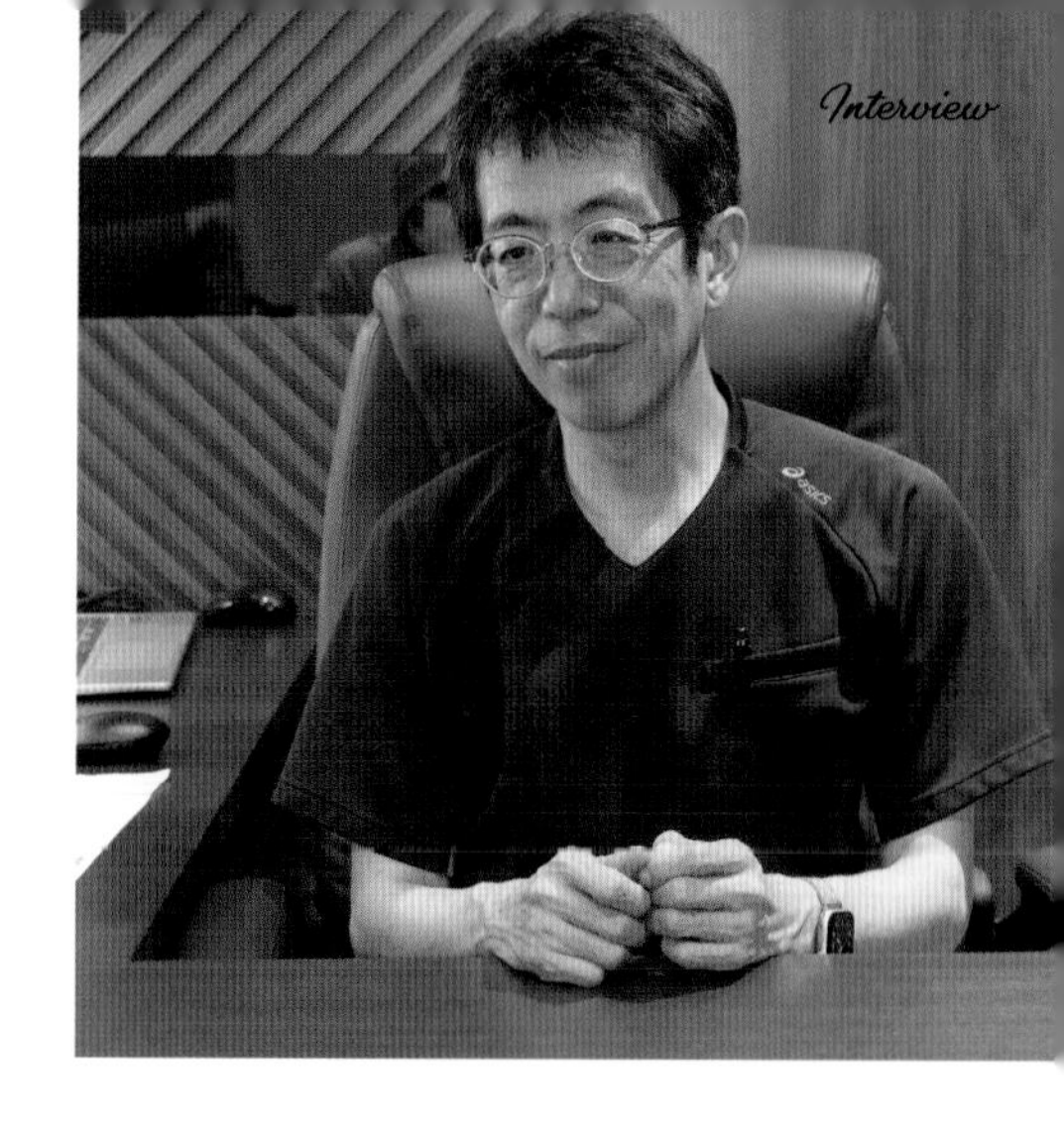

治療のポイント（ケース Advice）

CHECK!

●二人目不妊
まずはもう一度、一通りの検査見直しが必要です。子宮内膜症などの疾患が見つかったり、新たに抗精子抗体が出来ていたりすることもあります。なかなか手強い印象があり、難航する事が多いです。

●タイミングと性生活
一日くらいずれてもいいので、気楽な気持ちで臨んで下さいと伝え、今晩でないとダメだというプレッシャーは、なるべくかけないように話します。男性は、プレッシャーに弱い面があります。

●原因不明不妊
数回タイミングを取ったり、人工授精をしたりしても妊娠に至らない場合、精子・卵子の授精障害やエコーではわからない内膜の炎症がある可能性を話し、体外受精で妊娠を目指すようにします。


ら22時までの診療需要はかなり増えています。

22時を過ぎても診療が続く場合もあり、診療枠を拡大しできるだけ多くの患者さまのご希望に添えるよう体制を整えております。

患者さまからのご要望にもフレキシブルに対応

治療スケジュールや通院予定に関しては、やはり仕事の都合でどうしても来られないという方もいらっしゃいます。その場合、まずは調整し合いながら可能な限りのニーズにお応えするようにしています。

例えば人工授精を予定していたけれど、ご夫婦の都合が合わない場合には、周期を無駄にしないよう臨機応変に対応しております。ただ、採卵などのように、どうしてもずらせない予定もありますので、周期に入る前にはご夫婦のライフスタイルについて、しっかりとヒアリングし、最善の方法をご提案いたします。

品川院においてはキッズルームが完備されておりますので、二人目をご希望の患者さまがご夫婦で来院され有効にご利用いただいております。

最近、不妊治療連絡カード（厚生労働省が作成したカードで、不妊治療を受ける、または今後予定している従業員が、企業の人事労務担当者に、不妊治療中であることや治療・検査に必要な配慮事項について伝えるためのもの）の利用も増えています。とくに体外受精においては、ご提出される患者さまが増えてきました。

しかし、一方ではそれぞれの事情により、まだまだ職場には知られず治療を進めたいと希望される患者さまは一定数いらっしゃいますので、カップルの事情にあわせ、治療が過度な負担やストレスにならないよう心がけています。

にしたんARTクリニック7院の連携力

都内当院で治療中に関西や九州に引っ越された場合にも、転居先の院にて引き続き同様の治療がご案内できることも当クリニックの強みです。

患者さまからは、「安心して治療ができる」というお声をいただいています。双方の院の医師、看護師、培養士、受付カウンセラーが連携して、スムーズに転院できるように対応しています。

また、日本橋院や品川院で治療を受けている方が、「この日は新宿院で受診したい」ということも可能です（治療の内容によってはできない場合もあります）。

職場からのアクセスや採卵時間の体制によって、例えば、新宿院は朝採卵、日本橋院・品川院は夜採卵というように違いがありますので、治療前には、ご自身のライフスタイルにあった院での治療をお勧めすることもできます。

また保険体外受精においては、先進医療の治療を希望するかどうかも、院選びの大切な選択肢の一つです。

ストレスへの対応 悩みに寄り添うカウンセラーが常駐

ストレスは患者さまごとに様々な原因があります。不妊治療はお二人で受けるものですが、ご夫婦（パートナー）間で治療にむけての意識の差や協力度、治療への理解の度合いが原因となることもあります。

当院では初診時に、カウンセラーによるカウンセリングを行い、お悩みやご希望をお伺いいたします。

カウンセリングでは、治療に関することだけでなく、仕事のことやご家庭のことをお聞きし、今まで通り無理なく通院を続けられることを優先に、患者さまと一緒に考えていきます。

培養室のデータもまとまりつつあります

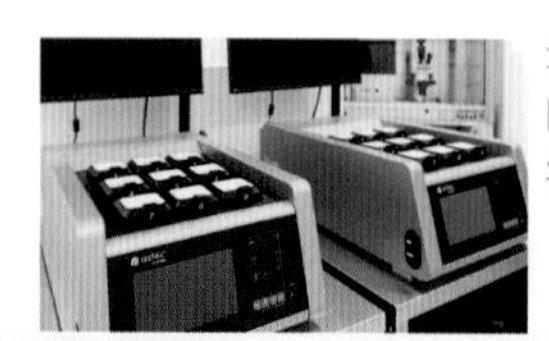

培養室では日々成績向上に努めています。
開院以来のデータを検証し、ケースバイケースでの培養状況の確認とともに更なる成績向上を目指しています。

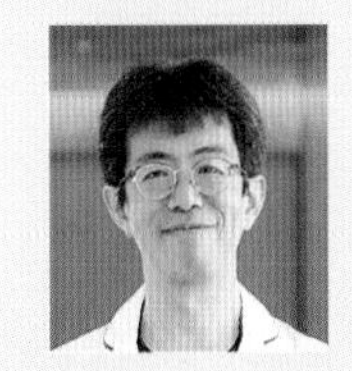

松原 直樹 先生

Profile

1997年3月　信州大学医学部卒業 信州大学医学部附属病院産婦人科
1997年4月　長野県内各地の病院で不妊治療に携わる
2022年6月　にしたんARTクリニック新宿院院長就任
2023年4月　にしたんARTクリニック 理事長就任

資格・専門医
日本専門医機構認定 産婦人科専門医

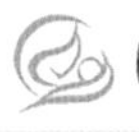

にしたんARTクリニック

電話番号．0120-542-202

品川院

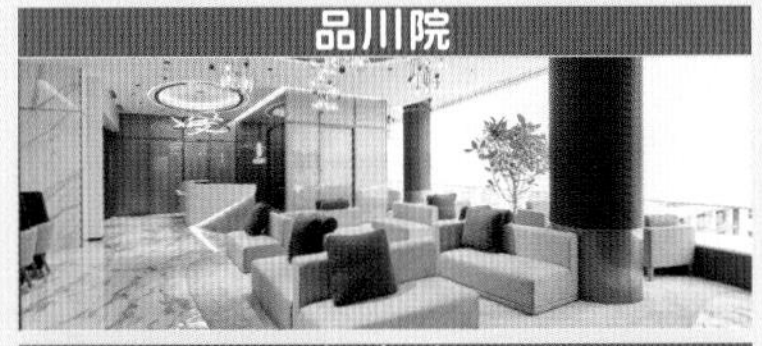

新宿院

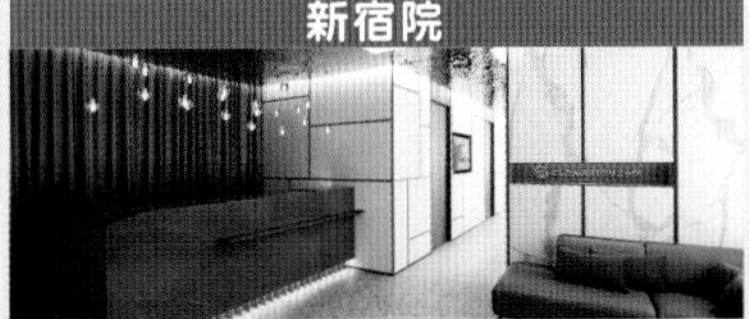

日本橋院

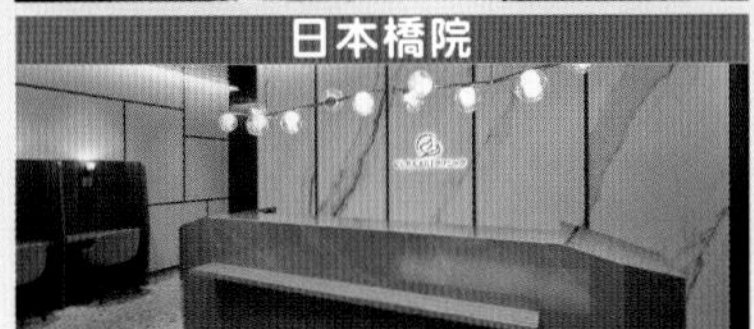

大阪院

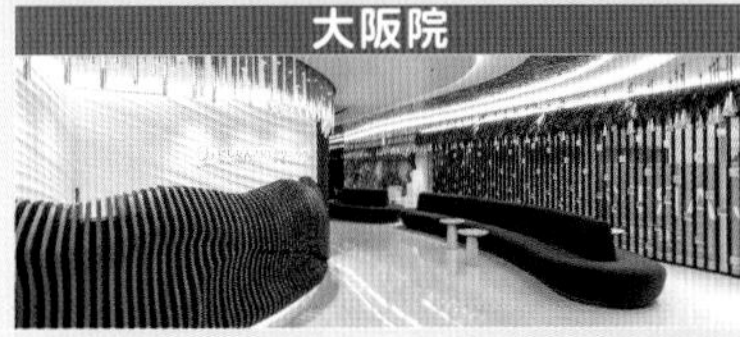

名古屋駅前院

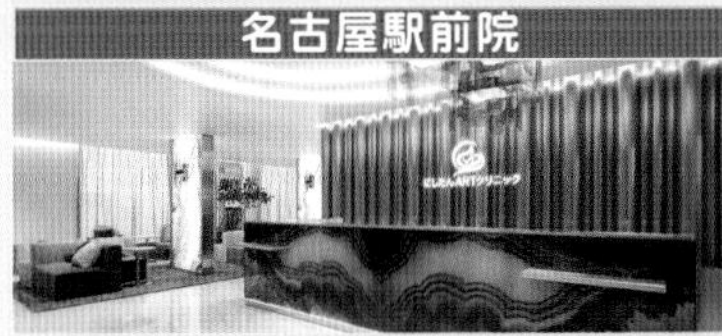

神戸三宮院

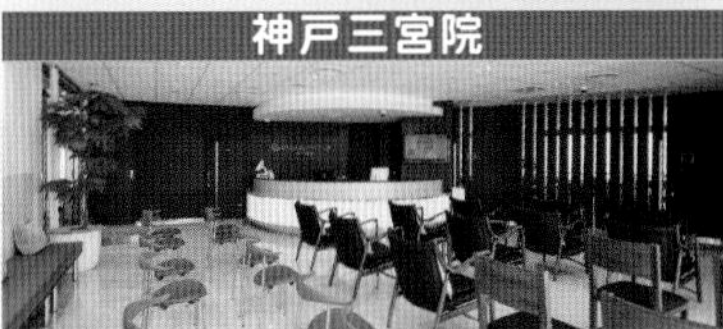

博多駅前院

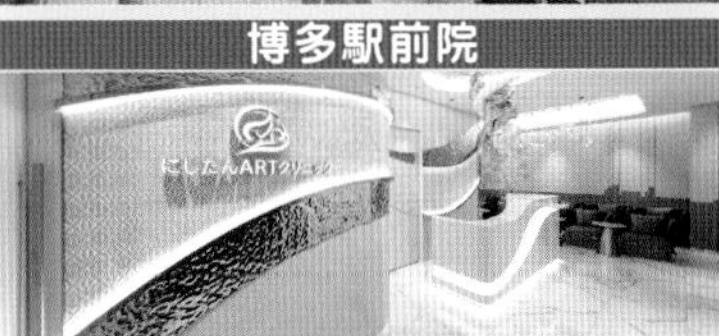

＜今後の開院予定＞
2024年 6月1日 横浜院
2024年 8月（仮）渋谷院
2025年 1月（仮）大阪うめきた院

患者さまがストレスを持たれている場合、ちょっとした様子や表情の違いなどからこちらが先に気づくこともあります。また、患者さまのほうからいつでもご相談いただけるよう、医師、看護師、培養士、受付、カウンセラーは、日頃から患者さまとのコミュニケーションを大切にしています。

治療のステップアップ時や費用についてなど、カウンセリングは初診時だけではありません。医師やスタッフと連携の上、常に患者さまの治療費の負担・身体の負担・通院の負担をできる限り減らすよう工夫し、常に最善の対応を心がけ、精神面で良い環境が整った状態で診療を行っています。

にしたんARTクリニックではカウンセラーが常駐し、患者さまの気持ちが少しでも和らぐよう体制を整えています。

カウンセリングの場で気持ちを話すだけでも、心が軽くなることがあります。また、話すことで思考が整理されることもあります。

内容によっては、各々パートナーには打ち明けたくないこともあります。その場合、男性同士、女性同士ということで、ご主人でしたら私のほうに、奥さまはカウンセラーのほうに打ち明けてこられるケースもあります。

また通院中の患者さまには、治療やクリニックに関すること、気になることやお悩みなど、いつでもご相談いただける専用のLINE相談窓口を設置しています。

ライフスタイルに合わせて時間を有効に活用！18時以降はお二人で

働いている方がほとんどと申しましたが、ここ最近では、テレワークとフレックスタイム制や短時間勤務制度との組み合わせにより、治療との両立を図る柔軟な働き方をされている方をお見受けします。

比較的空いている時間帯に来られ、ご自身のライフスタイルにあわせて治療が受けられることも当院の良いところかと思います。

院内設置のフリーWi-Fi、電源付きコンセント付きのワークスペースはとても好評です。

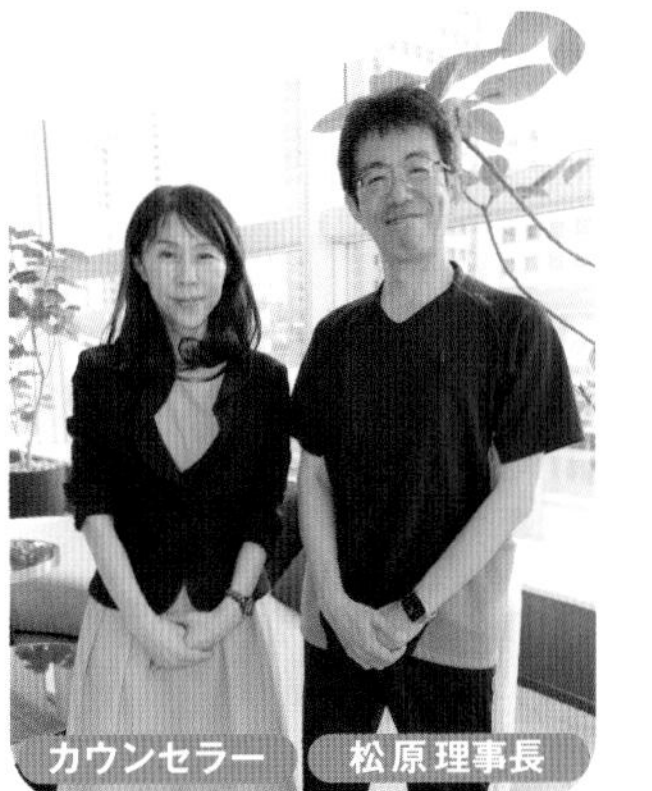

他、スタッフ一同がチームワークで診療に臨んでいます。

CHECK!

カウンセラーへの相談は何回でも受けることができます

不妊治療を行う上で様々な問題やストレス、疑問を感じる場面があると思います。治療に関するご相談はもちろんですが、プライベートに及ぶお悩みでも、お1人で抱え込まず、些細なことでもご相談ください。治療を希望する方、必要とする方がより納得して可能な限り治療に臨んでいただけるようサポート致します。

LINE 相談窓口

にしたんARTクリニックでは、一度ご来院いただいた患者さまへのサポートとして、気になることやお悩みごとをいつでも相談できるよう、各院にLINE相談窓口を開設しています。

受診されている院のカウンセラーが、診療時間内に患者さまのお悩みに返信します。想いを文章にすることで、頭や心が整理されることもあると思います。お気軽にご連絡ください。

365日、年中無休の診療に夜間19時までの受付。オンラインでの診療も加えて、時間を有効に使い少ない通院、最短での妊娠を目指す！

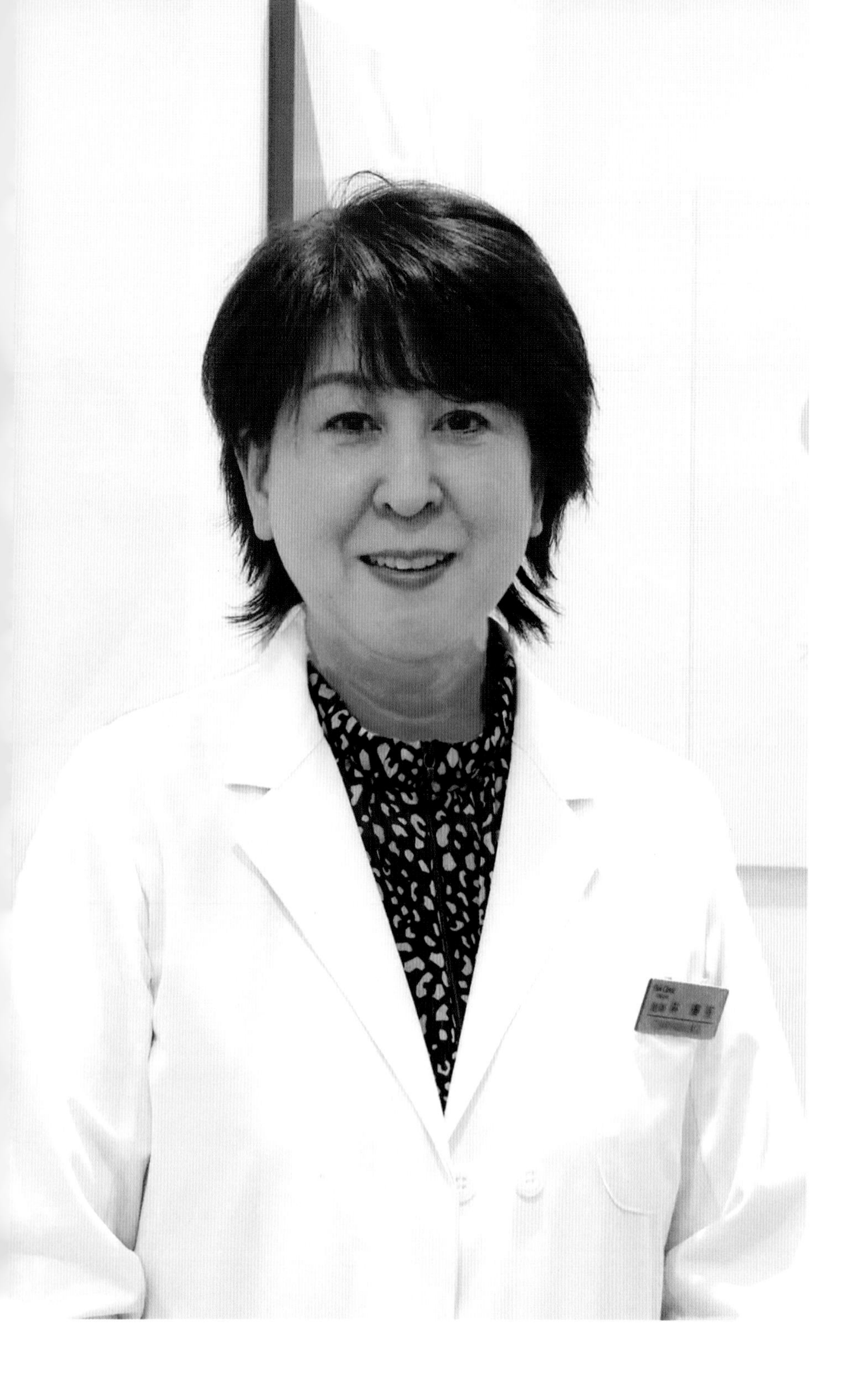

オーク梅田レディースクリニック
林 輝美 先生

2005年よりオーク住吉産婦人科に勤務。現在は、梅田院や銀座院でも、多くの患者さまの診療・オンライン診療をおこなっています。患者様に寄り添った丁寧な対応を心がけています。

夜間診療に加えて日曜祝日も開院し、年中無休で診療に当たっているオーク梅田レディースクリニック。

働きながら治療を受ける方にとっては、とても都合よく、通いやすいクリニックと言えるでしょう。これも時代の流れによって生み出された必要性なのかもしれません。実際のところ「患者さまの大半が働いている方です」と林先生もお話します。

今の時代、仕事と治療の両立は決して特別なことではなく、クリニックが患者さんの需要に応え、診療スタイルを変える時が今なのかもしれません。それはすでに不可欠な要素と言えるのかもしれません。

最近、特にニーズの高まっているオンライン診療も含め、仕事と治療を両立するためのクリニック側の試みについてお話をうかがいました。

仕事や子育てをしながら不妊治療との両立を可能にするために、個々に合わせた治療スケジュールを

現在、通院されている患者さまはほとんどが働きながら不妊治療を受けています。ひとりお子さまがいらっしゃって二人目、という方もいます。仕事をしていて、お子さまもいてとなると、時間のやりくりは相当厳しいことと思います。ですから治療方針や来院スケジュールは仕事と両立できるよう、個々の患者さまに合わせたオーダーメイドのように組み立てています。

当院は、年中無休で治療に当たっています。そのため、平日はどうしても通うのが難しいという方は、休みの日にお越しになるとか、ご自身の都合に合わせて通院日を選ぶことができます。中には、「休日しか来られません」とおっしゃる方も珍しくありません。平日だと、夜間の終了間際に滑り込んでくる患者さまも結構いらっしゃいます。皆さん、お仕事が終わってから必死の思いで駆けつけているのだと思います。

相談したいこと、聞きたいことはまとめて〝オンライン〟で確認する

休日や夜間の診療の他に、患者さまにぜひ活用してほしいツールとして、オンライン診療があります。というのも当院ではオンライン診療にも力を入れており、治療方針の説明や相談などは、基本オンラインで行っています。

現在、このオンライン診療で相談しながら治療方針を決め、治療の流れを確認し、細やかな説明も行っています。

日時は患者さまのご都合に合わせて選んでいただけます。ご夫婦ふたりの場合は30分枠、おひとりの場合は15分枠です。その時間内で患者さまの質問に答えたり、こちらから説明をしたり、外来ではじっくり時間をかけてできないことを丁寧にできるのが、オンライン診療の利点です。

もちろん、私たちの手元には患者さまのカルテがありますから、これまでの治療経過をたどりながら、質問なり相談を受けられますし、患者さまにとっては「前回飲んだ薬は合わなかった」とか、「この治療は少し痛かった」など、その場では伝えられなかったことを伝えられる場でもあります。

お話を聞いているとわかるのですが、患者さまが相談したいことは一般論ではなく、ご自身の場合はどうなのか、ですよね。例えば「私にはどの方法が合っているのか」とか「次回はどうしたらいいのか」とか。ですが外来では一人ひとりに十分に時間を取って相談に乗る時間を取るのは難しいのが現状です。患者さま自身も次に待っている方がいるのはわかっていますから、外来で相談をしたり、丁寧な説明を求めるということはありません。お子さまを預けてきたから早く帰りたいという方もいらっしゃいます。

ですから、これも時代の必要性なのか、言いたいこと、聞きたいことはまとめてオンラインで言う、というスタイルが確立されてきたようです。こうした点でオンライン診療は、患者さまにとても喜んでいただけていると感じています。

ドクター以外にも、卵のことを培養士が説明したり、看護師が対応して説明したりすることもあります。

二人目不妊、遠方からの来院、男性の診療など、通いにくさを打開するオンラインの強み

二人目不妊など、お子さまがいる場合もオンラインなら気兼ねなく診療を受けていただけます。オンライン中に隣で遊んでいても構わないので、わざわざお子さまを預ける必要はありません。

また、オンラインならご主人も格段に診療を受けやすいことが利点に挙げられます。特に保険診療の場合、「ご主人も必ず一緒に診療を受けること」という条件があります。そして、治療の各段階で内容を理解し、同意を得る必要があるのです。とはいえ、その度に通院するとなったら大変です。それが、オンラインなら職場からでも、外出先からでもネットをつないでも

CHECK!

オンライン診療を利用した治療の流れ
（体外受精で採卵をする場合）

オンラインで治療方針の決定
▼
自宅へ注射や飲み薬を郵送
▼
月経３日目　自己注射スタート
▼
月経６～８日目 外来にて卵胞チェック
▼
月経 12 日目以降　採卵

先生に聞きそびれたことなども
オンラインでしっかり確認

CHECK!

診療で力を入れていること

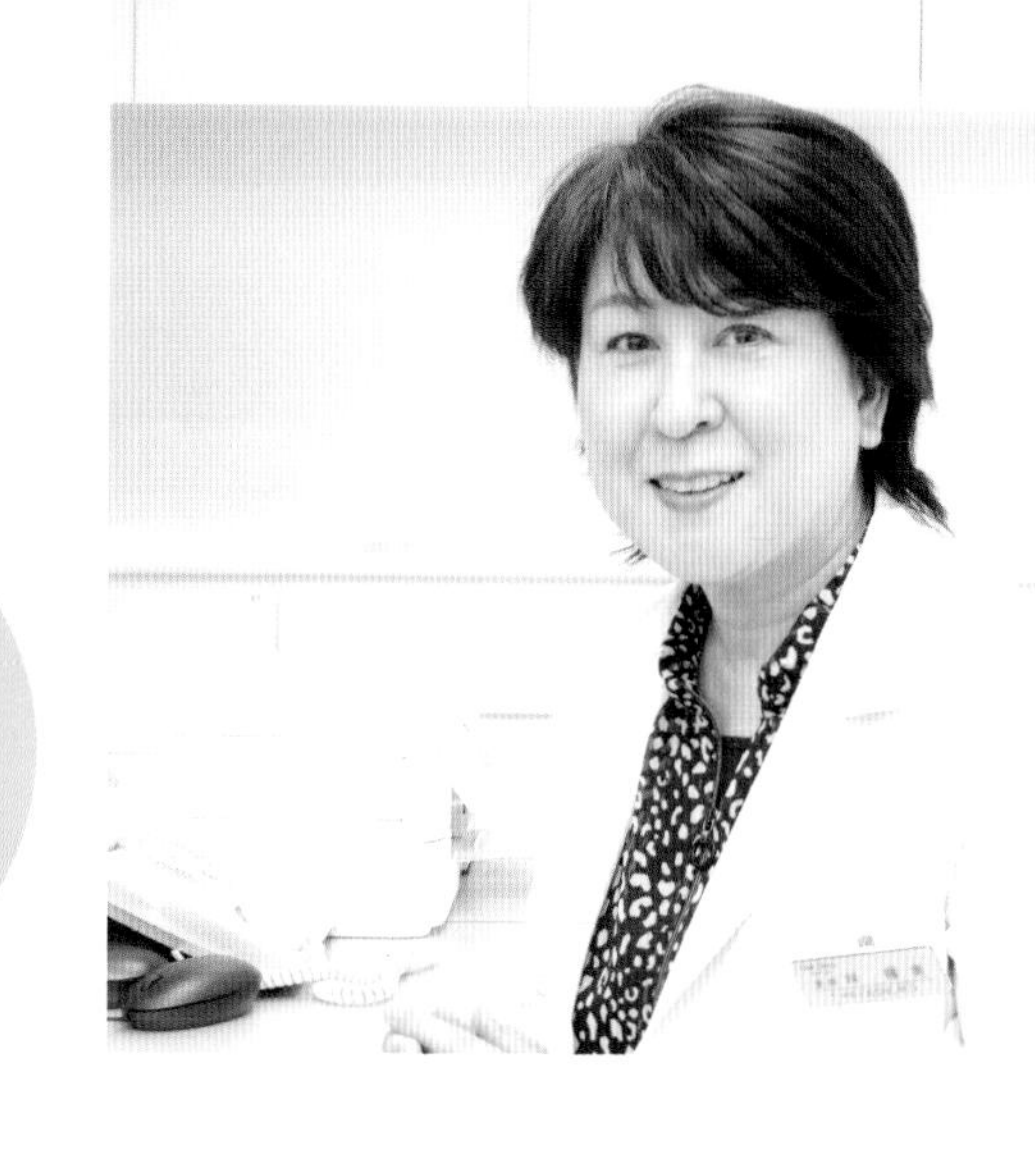

オーダーメイド診療

患者様の年齢やからだの状態、不妊の原因や治療経緯などは個々に異なります。お一人おひとりに合わせたオーダーメイドな生殖医療を提供しています。

オンライン診療

治療についての相談や説明は原則オンラインで対応しています。1枠15分、ご夫婦おふたりで診療を受ける場合は30分になります。夜間枠もあり、完全予約制です。

土日診療

大阪（梅田、住吉）東京（銀座）のクリニックいずれも365日年中無休で診療にあたっています。保険診療の場合も平日だけでなく土日祝日も診療可能です（別途、休日診療料金がかかります）。

らって、身分証と照らし合わせて本人確認をしたうえで、治療を受けることに同意してもらう。時間は最短2〜3分程度で終わります。

採卵前や移植前にも同じようにオンラインで「奥さんが今、こういう治療を受けていますがご存知ですか?」というように説明をして、ご主人の了解を得ます。後日、承諾書を郵送するのでサインしていただければ結構です。

奥様が外来に来るたびに一緒に来院するとなったら、さすがに難しいと思いますが、オンラインであれば、海外からでも診療を受けることができます。もちろん奥様と同じ時間帯でなくても構いません。夜間枠もありますから、ご主人の都合のいいときに予約してもらえれば大丈夫です。

夫婦診療の推進

以前は一度もご主人の顔を見ることなく治療が終わることも珍しくなかったのですが、この点は保険診療によって大きく変化しました。不妊治療はご主人の協力なしにはできませんが、実際、注射をしたり、採卵をしたり、大変な思いをするのはほぼ女性です。そういう奥様の大変さをご主人が理解できるという点も、オンライン診療の利点だと感じています。

夫婦一体となって治療をしていくという連帯感にもつながります。オンラインで説明を聞いていたご主人から「何か自分にできることはありませんか?」と尋ねられることもあり、そんな時は「禁煙しましょうね」とか「長風呂は避けてね」などとお伝えしています。

ご主人が多忙でオンライン診療も難しい、そもそも不妊治療に否定的といった場合には、保険診療は難しく自費診療になりますので、ご夫婦でよく話し合ってみてください。

オンライン診療を活用することで通院回数を必要最低限に抑えられる

オンライン診療を併行することで周期あたりの通院回数も減りました。

まず、最初に必要な治療の相談や説明はオンラインで行います。タイミングで様子を見るのか、人工授精か、あるいは体外受精か。患者さまのご希望や治療経過などを確認しながら、丁寧に決めていきます。仮に体外受精を選択されたら、飲み薬や注射などは患者さまのご自宅に郵送します。配達時間は夜間にするなど時間指定も可能です。以前のように薬をもらうためだけに、わざわざ病院に来る必要はありません。薬を受け取り、月経が来たら連絡をいただきます。ここから自己注射をするなど治療がスタートします。

一度聞いた説明を忘れてしまうのはよくある話なので、不明点や疑問点があったら、その都度遠慮なく電話で問合わせてもらって構いません。

クリニックには月経6日目頃、卵の大きさをチェックするために来院してもらいます。この時点で即採卵となるほど卵は育っていないのが大半なので、卵の大きさから次のチェック日を決め、2回目のチェック日に採卵となることが多いです。

移植についても、内膜の状態などをチェックする日があって、2回目の来院日に移植をします。このようにオンライン診療によって通院回数を減らせるので、働いている方だけでなく、遠方から通っている患者さまの利便性も高まったと思います。

当院は、兵庫県や和歌山県など遠方から通っている患者さまも多いのですが、何時間もかけて通院する労力だけで相当な負担になるでしょう。当然交通費もかかります。ですから「前回はこんな感じだったから今回は来院日を少しあけましょう」というように、そ

CHECK!

男性不妊も視野に入れて夫婦で受診を

不妊の原因の半数は男性側に何らかの要因のある男性不妊と言われています。不妊治療をする場合はなるべく早い段階でご主人も受診されることをお勧めします。当院は男性不妊外来も設けており、精巣から直接精子を採取するTESEにも対応しています。なお、保険診療をご希望の場合は男性の受診は必須です。最初の相談などオンライン診療でも可能ですので、ご都合に合わせてご予約ください。

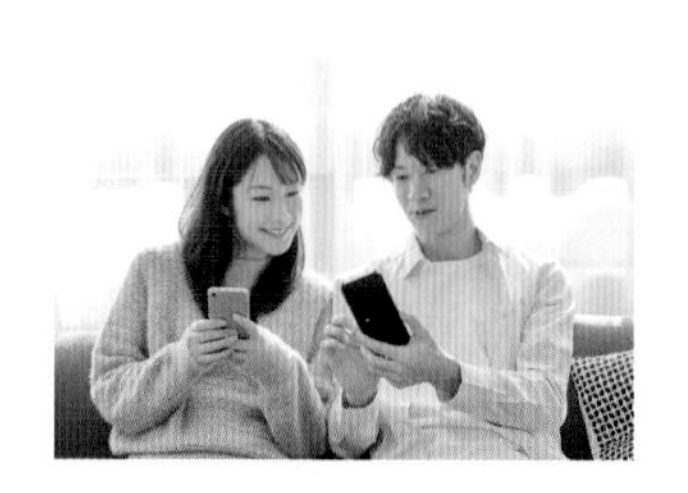

の方の治療経過を踏まえながら、通院回数を減らす工夫をしています。

出産報告で得られる喜びとやりがい。また頑張ろう！と力が湧いてくる

当院は不妊治療クリニックで、お産は扱っていません。そのため、妊娠されて卒院していった患者さまと会うことはまずありません。ですが、お産を担当したクリニックから出産報告を受けるシステムがあり、巣立っていった患者さまの経過を知ることができます。「無事にご出産されたのだな」とか「男の子を希望されていたから男の子で良かったな」とか、お一人ずつ報告を確認しながら、こちらも嬉しい気持ちになり、前に進む原動力になります。不妊治療のやりがいを感じる瞬間でもあります。また、二人目のお子さまを希望されて来院してくださる患者さまも多いので、励みになりますね。

「時間がないから治療は無理」とあきらめないで！治療ができる方法を一緒に考えましょう

「仕事が忙しくて時間のやりくりが難しい」「小さい子どもがいるので病院に行ける時間が限られている」など、時間のことでお困りの方には、当院の診療時間がお応えします。また、「そんな治療は無理です」とか「○日に来られないなら難しいです」といったようにお断りすることはありません。

時間的に治療を受けるのが難しいのであれば、どうしたら通えるかを一緒に考えて提案しています。ですから、「とても通えないわ」とあきらめずに一度ご相談ください。ご病気のお子さまがいる、ご主人が協力してくれないなど、抱えているご事情はお一人おひとり異なります。話しにくいこともあるかと思いますが、ご相談いただければ患者さまの状況に合わせた提案をいたします。

また、当院は大阪と東京にあるので、転勤などで引っ越すことになっても受精卵などをそのまま引き継ぐことができます。どこでどのドクターが担当しても同じように診療します。

私も週に1度は東京で診療に当たっていますから、大阪から移られた患者さまを東京で担当することもありえます。もちろん全ての医師に情報は共有されていますので、安心して足をお運びください。

CHECK!

無料

オンラインセミナー&カウンセリングを開催

オンラインで一般不妊と体外受精の無料セミナーを開催しています。
治療の説明（一般不妊 15 分、体外受精 15 分）に続いて約 30 分間、質疑応答の時間を設けていますので、不妊治療について知りたいこと、気になることがあったら、ぜひご参加ください。

また、体外受精について詳しく知りたい方向けに、看護師や胚培養士による無料カウンセリング（オンラインもしくは電話）を実施しています。

- 体外受精にはどんな治療があるの？
- 体外受精の保険適用、私たちの場合は？
- 治療にかかる費用はどれくらい？
- 採卵や胚移植のスケジュールは？
- 何回ぐらい通院するの？
- 採卵、胚移植後の過ごし方は？

等々、気になる疑問にお答えします。

オンラインセミナー、カウンセリング共にお申込みはホームページから

林 輝美 先生

Profile

経歴

兵庫医科大学病院産婦人科学教室より宝塚市民病院へ。腹腔鏡手術の第一人者である伊熊健一郎医師のもとで非常に多数の腹腔鏡手術を行う。当時革新的だった「先天性腟欠損症に対するS状結腸を用いた腹腔鏡下造腟術」を発表。国立篠山病院、神戸アドベンチスト病院でその腕を振るう。

所属・資格

日本生殖医学会生殖医療専門医
日本産科婦人科学会専門医
母体保護法指定医

Oak Clinic
Umeda

電話番号．0120-009-345

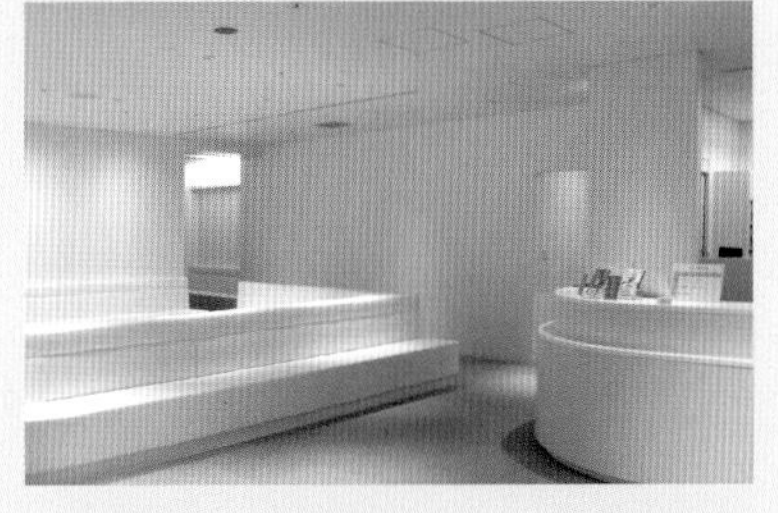

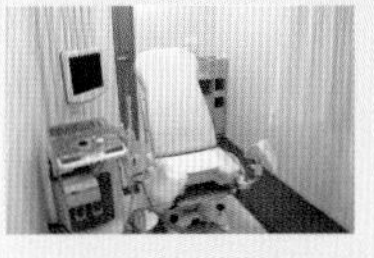

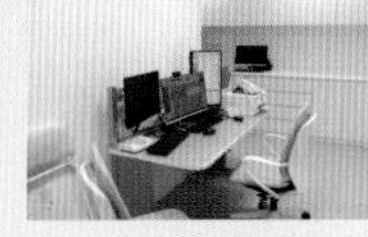

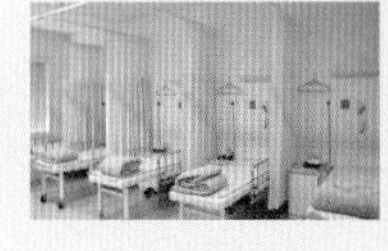

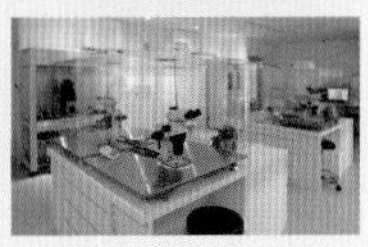

大阪府大阪市北区梅田２丁目５－２５
ハービス PLAZA ３階
https://www.oakclinic-group.com

クリニックグループ

Oak Clinic
Sumiyoshi

● オーク住吉産婦人科
大阪市西成区

Oak Clinic
Ginza

● オーク銀座レディースクリニック
東京都中央区

原因不明不妊、二人目不妊に深く関わっている年齢。治療が長引くほど妊娠の可能性は低下します。

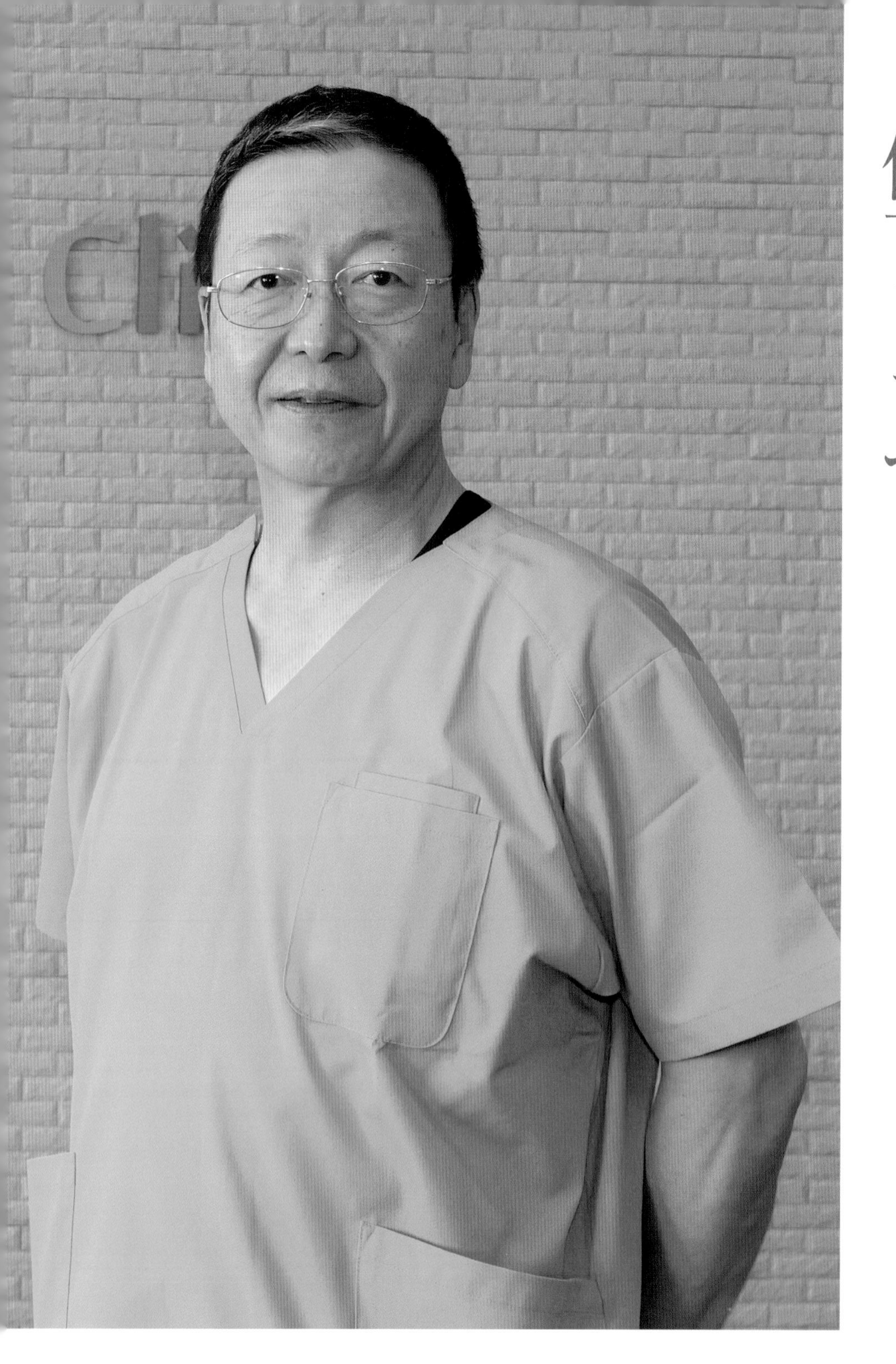

とくおかレディースクリニック
徳岡 晋 先生

2005年、東京目黒区の都立大学駅近くにとくおかレディースクリニックを開業。患者さまとのコミュニケーションを大切にしながら、不妊治療専門のクリニックとして、できるだけストレスや不安が少ない診療を心がけています。

タイミング療法から体外受精、顕微授精まで、不妊治療を一貫して行っているとくおかレディースクリニック。これまでの診療から原因不明といわれる不妊にはいくつかの要素が関連しているけれど、大きな要因といえるのは『年齢』だと、徳岡先生は語ります。

昨今、よく耳にする二人目不妊にも深く関わっているのが年齢です。

今回は原因不明不妊や二人目不妊に深く関係している年齢因子や、年齢を踏まえ、短期間で結果を得るための治療の進め方などについてお話をうかがいました。

全体の半分にも及ぶ、原因不明不妊の割合

以前から原因不明不妊の割合は多いと言われていますが、おおよそ40％程度、年齢因子を含めると50％程度になるでしょう

か。原因不明をどこまでと捉えるかで割合は変わってくると思います。

逆に原因がはっきり分かりやすいものとして、男性側に原因のある男性不妊、排卵に問題のある排卵障害、卵管が両方ともふさがっている卵管閉塞、精子の動きを止めてしまう抗精子抗体などが挙げられます。当院の患者さまでいうと、男性不妊の割合は15～20%程度、女性不妊の割合は20～25%程度ですから、原因のわかる不妊は半分に満たないということになります。言い換えれば、半分以上が原因不明不妊になるわけです。

CHECK!

原因不明 11%
男性の不妊原因 48%
男性のみ 24%
女性のみ 41%
夫婦両方 24%
女性の不妊原因 65%

不妊原因の比率

不妊原因の男女比率では、男性と女性がほぼ半々と解釈できる結果が出ています。この結果からも夫婦診療の大切さがわかります。

早めのステップアップで短期間での妊娠を目指す

原因不明の患者さまの治療期間は個々で異なり幅がありますが、なるべく短期間での妊娠を目指しています。

というのも、当院は体外受精や顕微授精といった高度生殖医療を実施しているクリニックですから、一般不妊治療といわれるタイミング療法や人工授精を長期にわたって繰り返すことはまずありません。

最近は治療を受ける女性の年齢が高くなっていますから、できる限り早い段階での妊娠を目指しており、タイミング療法や人工授精での治療期間は初診から5ヶ月を目安にしています。ただし、5～6周期をかけてタイミング療法や人工授精をしても、妊娠にいたるのは1～2割程度と決して多くはありません。

患者さまとしても、「仕事と治療の両立が難しい」「年齢が高くなってきた」といった理由から、なるべく短期間で治療を終えたいという方が大半です。そのため、半年弱タイミングや人工授精をしたら、体外受精に移行する方が多く見られます。もちろん、年齢や治療歴を理由に、最初から体外受精を選択される患者さまもいらっしゃいます。

来院のタイミングはご夫婦それぞれで、「妊娠を希望して1年ほど自分たちで頑張ってみたけれど妊娠しない」であるとか「39歳で結婚したので急いで子どもがほしい」とか、「結婚数ヶ月だけれど治療を受けにきた」とか、さまざまです。

46歳で妊娠反応も鍵を握るのはAMHの値

当院にみえる患者さまは、初めて不妊治療を受けるという方が多いのですが、他院から転院してくる方もいらっしゃいます。以前治療していた病院では「採卵できなかった」とか「採卵はできたけれど胚が得られず移植できなかった」といった方たちなのですが、転院されて妊娠される方も結構いらっしゃいます。最近も40代の患者さまに続けて妊娠反応が出ました。他院では移植できなかったという、46歳の方が1回目の移植で陽性反応が出たケースもあります。

こういう患者さまを見るにつれ、原因不明とはいえ、長々と治療に時間をかけるのは得策でないと感じます。あえて原因をあげるとしたら、年齢によ

CHECK!

早めに検査をして治療することが大切 年齢と治療法が妊娠率に関係しています

患者数あたりの妊娠率 凍結融解胚移植と人工授精の比較 (2022年1月～2023年12月)

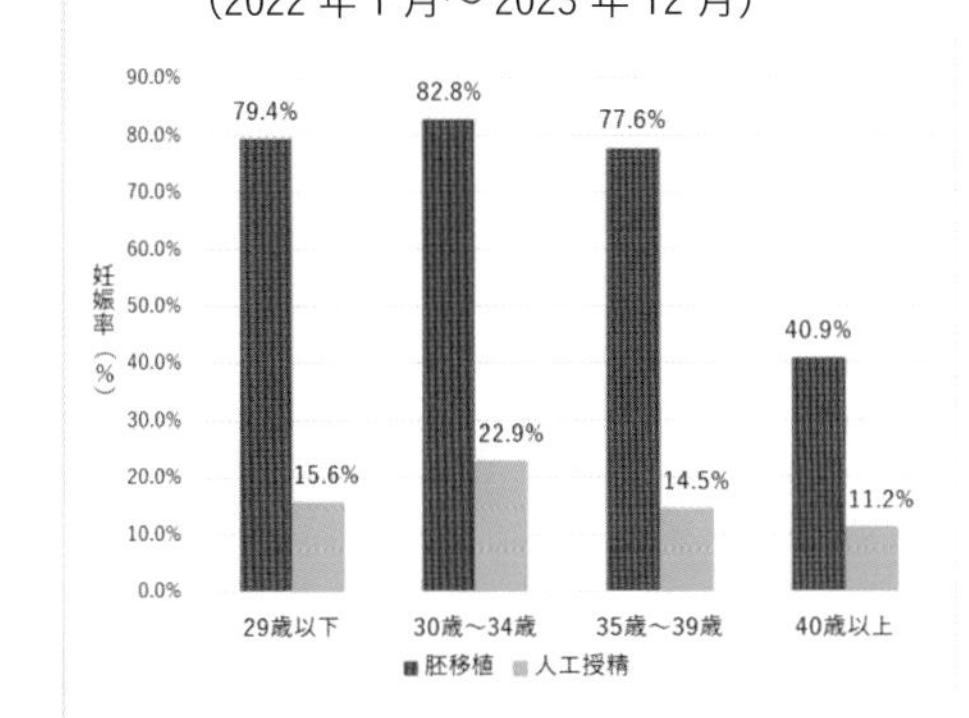

患者数あたりの人工授精における妊娠率（2022年1月～2023年12月）

患者年齢	人工授精実施患者数	妊娠確認患者数	妊娠率
29歳以下	77	12	15.6%
30歳～34歳	280	64	22.9%
35歳～39歳	275	40	14.5%
40歳以上	107	12	11.2%
全年齢	739	128	17.3%

※胎嚢が確認出来た場合(臨床妊娠)を妊娠確認としています。

患者数あたりの凍結融解胚移植における妊娠率（2022年1月～2023年12月）

患者年齢	胚移植実施患者数	妊娠確認患者数	妊娠率
29歳以下	34	27	79.4%
30歳～34歳	203	168	82.8%
35歳～39歳	322	250	77.6%
40歳以上	203	83	40.9%
全年齢	762	528	69.3%

※胎嚢が確認出来た場合(臨床妊娠)を妊娠確認としています。
※凍結融解胚移植を実施した患者様のみのデータです。

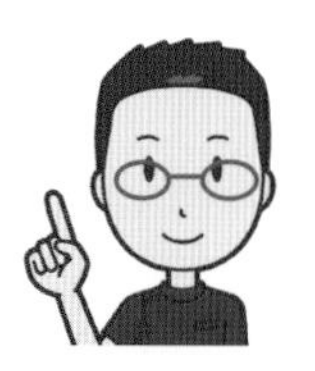

5つの特徴

CHECK!

❶ 80%の患者さまが1年以内に妊娠
開院から2023年12月までに5951人の方が妊娠されています
（胎嚢が確認できた方の数）

❷働く方たちでも通いやすいよう平日19時まで診療

❸子宝鍼、子宝リフレクソロジー、子宝ヨガエクササイズを定期開催

❹院長や培養士による無料勉強会を月1回開催

❺より良い医療提供を診療理念に掲げ、誠意を持って高度生殖医療を実施

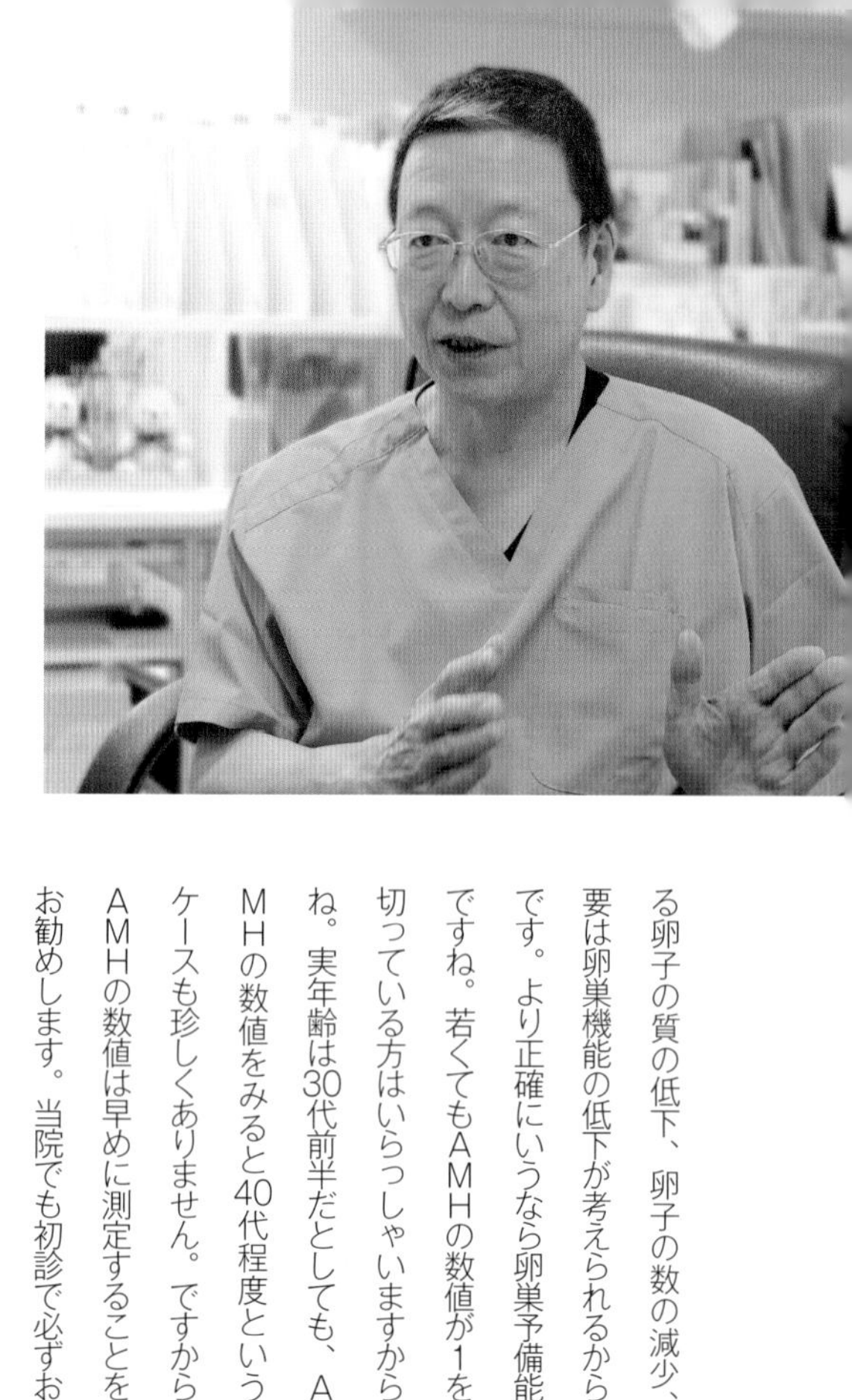

る卵子の質の低下、卵子の数の減少、要は卵巣機能の低下が考えられるからです。より正確にいうなら卵巣予備能ですね。若くてもAMHの数値が1を切っている方はいらっしゃいますからね。実年齢は30代前半だとしても、AMHの数値をみると40代程度というケースも珍しくありません。ですからAMHの数値は早めに測定することをお勧めします。当院でも初診で必ずお伝えしていますし、ほぼ全員の方がAMH値を測定されます。

30代後半が主流、1年以内での妊娠を目指す

体外受精の保険適用がスタートして以降、保険診療の方が8～9割と自費診療に比べて圧倒的に高いです。年齢層でいうと、30代前半の若い方たちの来院も増えましたが、大半を占めるのは以前と変わらず30代後半～40代の方たちです。年齢を考えると、治療に時間をかければかけるだけ妊娠は難しくなってしまいます。

当院では初診から1年以内での卒院（妊娠）を目指していますが、原因不明不妊も同様で、タイミングや人工授精で結果が出なかったら、早い段階で体外受精や顕微授精に切り替えることをお勧めします。もちろん、患者さまの希望は尊重しますが、AMHの数値や治療歴などを踏まえると、時間の猶予はあまりないと考えられるケースが大半です。中には、少しゆっくり治療をしたいとおっしゃる方たちもいるのですが、治療をするうちに、ゆっくりしていて結果が出るものではないと理解されるようです。同じ治療を繰返しても妊娠率が高まることはありませんからね。それどころか年齢が高くなればなるほど妊娠は難しくなりますから、最終的には体外受精を希望される方が多いです。

卵と精子が出合えていないキャッチアップ障害も一因

原因不明不妊に関係していると考えられるのは卵の数の減少と質の低下ですが、他にキャッチアップ障害も一因と考えられます。排卵は確かにしているし、卵管に癒着も見られない、排卵後の黄体ホルモン値も正常なのに、人工授精をしても妊娠にいたらない。こういうケースが意外に多いのですが、この場合、着床障害や受精障害よりもキャッチアップ障害が原因なのでは、と考えられます。その証拠というか、体外受精や顕微授精にステップアップすると妊娠されますからね。着床や受精以前に卵子と精子が出合っていない可能性が高いです。

二人目不妊も年齢が関係している、治療のスピードが重要

二人目不妊の場合、一人目は自然に授かったけれど二人目がなかなか授からないというケースと、一人目も不妊治療をして授かったというケースに分かれますが、当院に来られる患者さまは、一人目も不妊治療で授かったという方が多いです。この場合、お一人目の出産から1年半程で来院されるケースが多いように感じます。ご自分の年齢を考慮して産後1年ほどで来院される方もいらっしゃいます。

この場合、早く治療を進めて早く授かりたいという方が大半なので、最初から体外受精を選択される方が多いです。中には1～2周期はタイミング療法で試したいという方もいらっしゃいます。排卵誘発をしてタイミング指導をして、という形ですね。ただし、この方法で妊娠されるかというと、確率はかなり低いのであまりお勧めはしません。その後、体外受精にステップアップして胚移植をすると、1～2回で妊

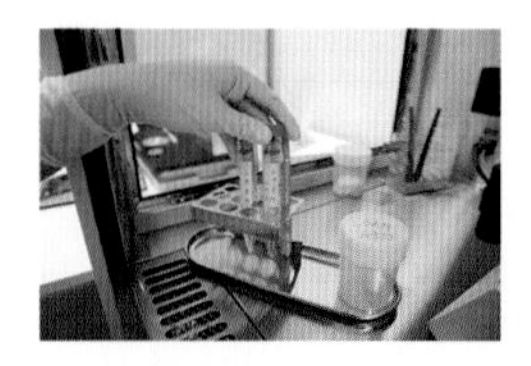
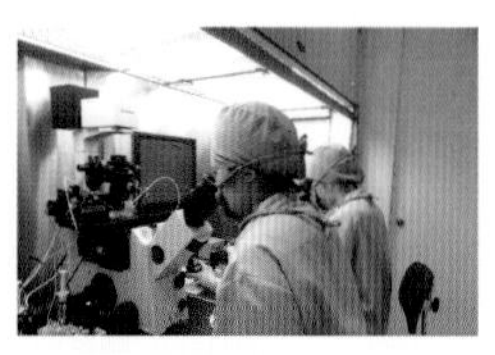
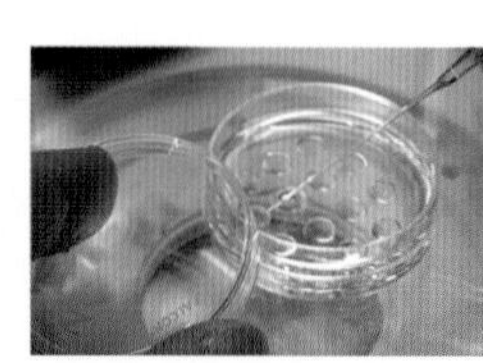

不妊治療の要となる培養室。
医師と採卵スケジュールを共有、
採卵直後から検卵、受精、培養作業を経て
胚移植まで胚管理をします。

娠されますので、タイミング療法は患者さまのご希望があったときに対応しています。

一方、一人目は自然に妊娠したけれど二人目がなかなかできないと来院される方は、「一人目は普通にできたのにどうしてできないの？」と疑問に思われるようです。ですが答えは明白で、深く関係しているのが年齢です。一人目のお子さまを出産した時よりも年齢を重ねたことで、卵の染色体異常が増えるなど卵の質が低下、数も減っているわけです。となれば、大切なのは治療に時間をかけすぎないこと。中には「三人目もほしい」とおっしゃる方もいますからね。何よりも早めに治療をスタートして、なるべく時間をかけずに妊娠を目指すことが大切です。

二人目不妊の治療をするときは、一から検査をするのではなく、治療に必要な検査のみをします。仮に体外受精なら卵管検査などは必要ありませんから、感染症の検査などをして治療に入ります。いずれにせよ時間重視で治療するように努めています。

夫婦で勉強会に参加すると治療がスムーズに進みやすい

治療をスピーディに進めるうえでポイントになるのが、不妊治療への理解です。当院では月に1回、第1土曜日もしくは第2土曜日の14時から勉強会を開催しているのですが、あらかじめ勉強会に参加した方は治療の進みが早い傾向が見られます。それもご夫婦そろって参加されると、治療がスムーズに進みやすいです。というのも、不妊治療を受ける際にご主人の理解が得られずに治療を進められないケースが少なくないからです。「わざわざ人工授精をしなくてもタイミングで様子を見ればいいじゃない」というように治療にストップをかけることも珍しくありません。保険制度がスタートしたり、卵子凍結への助成が実施されたり、妊娠と年齢は深く関係していると言われている中でも、やはり不妊治療に抵抗を示す男性はいます。

ですが、妊娠には夫婦双方の協力が必要不可欠ですから、まずは不妊治療について理解を深められるよう、勉強会には、ご夫婦で参加していただきたいです。

患者さまの期待にそえるよう、1回の治療に全力を注いで

日々、診療に当たっていて、患者さまの「早く子どもを授かりたい」という気持ちを強く感じます。お一人でいいという方もいれば、二人、三人ほしいという方もいらっしゃいます。私たちとしては、いかに患者さまの期待に応えるか。それも、なるべく少ない移植回数、採卵回数で結果を出すか、いかに短期間で妊娠にこぎつけるかに力を注いでいます。一球入魂というと伝わりやすいでしょうか。とにかく1回1回、真剣に治療に当たっていますので、患者さまも早めに治療をスタートさせていただけたらと思います。

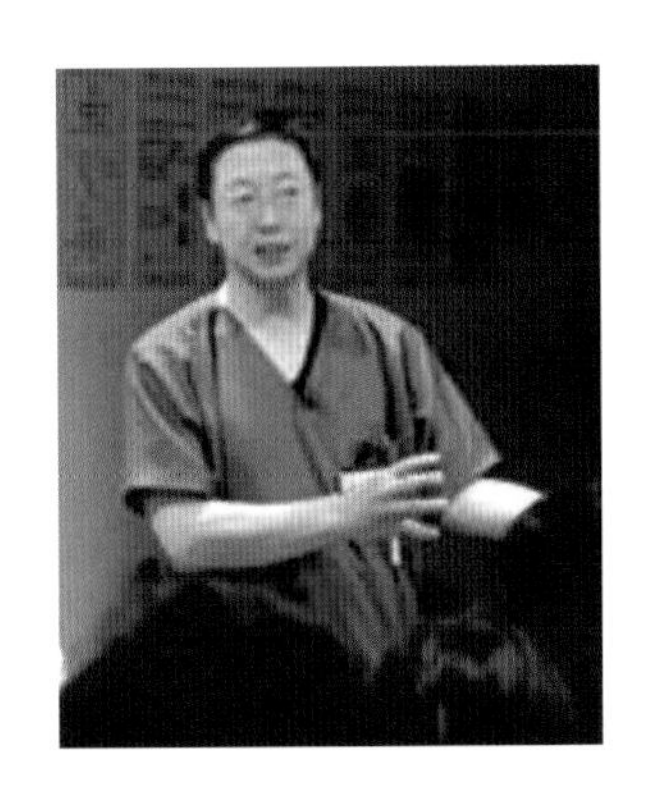

CHECK!

ラボ（培養室）の様子

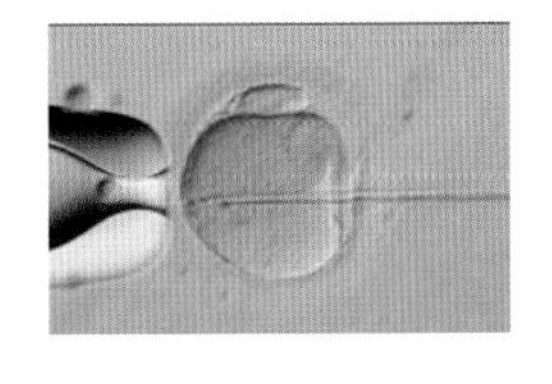

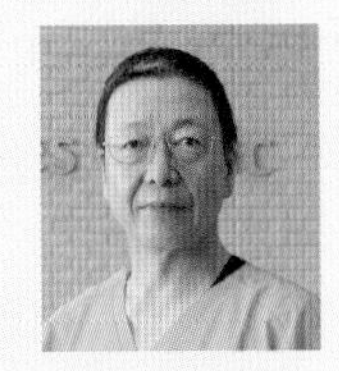

徳岡 晋 先生

Profile

経歴

防衛医科大学卒業後、同校産婦人科学講座へ入局し臨床研修。
『子宮内膜症における腹腔内免疫環境の検討』にて学位（医学博士）取得。自衛隊中央病院、防衛医科大学校附属病院ほか勤務。2005年とくおかレディースクリニック開設、院長となる。2010年より駅近くに移転、現在に至る。

所属・資格

日本産科婦人科学会（専門医）
日本生殖医学会（生殖医療専門医）

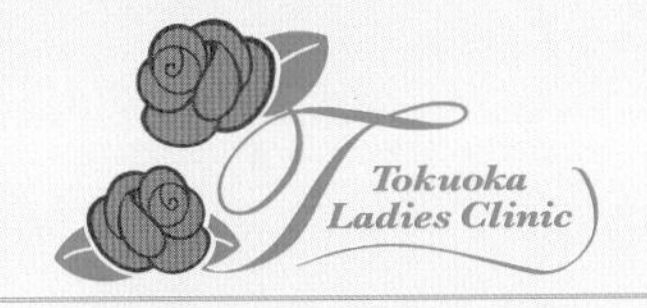

電話番号．03-5701-1722

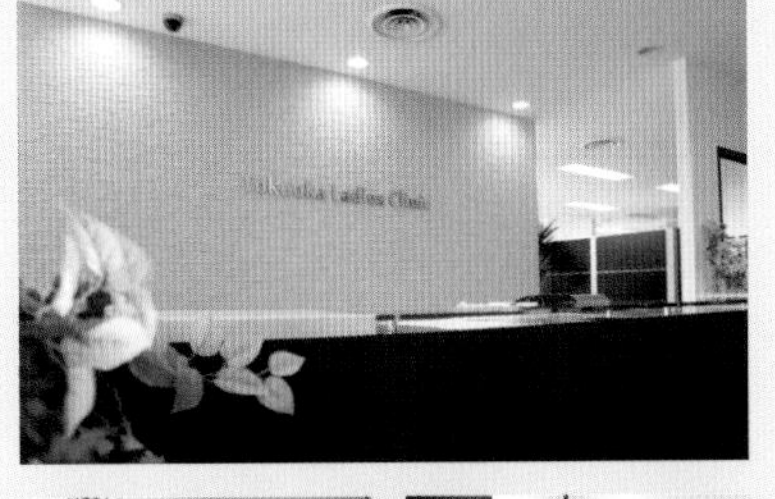

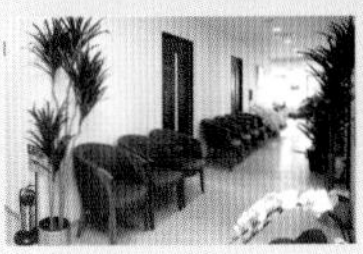

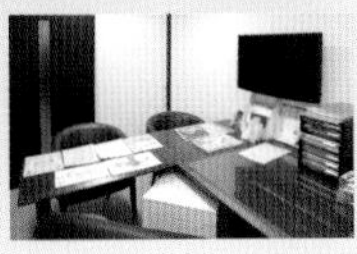

東京都目黒区中根 1-3-1
三井住友銀行都立大学駅前ビル 6F
https://www.tokuoka-ladies.com

勉強会のご紹介

毎月、第1または第2土曜日の午後2時から無料開催しております。院長と主任胚培養士が当院の不妊治療について詳しくお話しさせていただきます。

妊娠のメカニズムや不妊の原因から体外受精等の高度生殖医療についてまで、動画やスライドを用いてご説明します。

これから妊活を考えられている方はもちろん、男性や不妊治療のステップアップを考えられている方にもわかりやすい内容となっております。

早い段階で参加されて妊娠や治療についての知識をつけていただけるよう、お勧めしております。お電話または予約システムにてご予約をお願い致します。

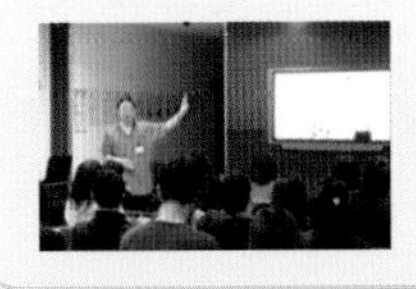

人工授精の限界

回数	妊娠例数	件数	妊娠率
1	116	1418	8.2%
2	82	1068	7.7%
3	59	780	7.6%
4	30	436	6.9%
5	8	184	4.3%
6	1	75	1.3%
合計	296	3961	7.5%

不妊症 5つのキーワード アンケートのまとめ

不妊治療情報センターにミニHP紹介のある約70施設の生殖医療院（クリニック）を対象に、今号の特集テーマである5つのキーワードに関するアンケートを実施しました。

タイトなスケジュールの中、期日内に返信いただいた皆さまの回答をまとめたグラフを特集ページの各テーマ末尾に掲載しました。ここでは、全体をまとめて掲載しますので、参考にご覧ください。

①原因不明不妊について

ここでは、次の5問をお聞きしました。

1．原因不明不妊の定義は曖昧だと感じている
2．検査次第で原因がわかることがあると思っている
3．原因不明不妊の患者さん夫婦の割合
4．原因不明不妊の患者さんの治療
5．原因不明不妊の診断で難しいところは

1、2は、「はい」「いいえ」での回答をお聞きしました。結果は、それぞれ「はい」が6～7割を占め、原因不明不妊の定義が曖昧に思われる現状があり、その中でも検査次第で原因がわかることがある、と先生方は判断していることがわかりました。

3の回答は、患者さん全体における原因不明患者さんの割合を、「1割以下」「1割ほど」「2割ほど」「2割以上」でお聞きしました。結果は、全回答が2割以上とのことでした。

日本産婦人科医会のホームページには、「原因不明不妊は全不妊症の1～2.5割を占めるとされているが、施設間によって報告に大きな差がある」と記されているように、同じ状況が見てとれますが、若干今回の回答の方が比率は大きいように思います。

4は、9割以上が保険診療で可能との回答でした。

5は、原因不明不妊の診断で難しいところを筆記形式でお聞きしました。結果は、「不妊症の自覚を促すのが難しい」「妊娠に必要な卵子、精子、卵管、子宮を確実に評価できる検査がない」「原因がはっきりと示すことができないところ」「患者さんの納得感が少ない点」「患者さんがスクリーニングですべて原因がわかると考えている」「一般不妊治療の場合は、卵子の状態など直接確認できない、ホルモン値で予想するしかできない」「一般不妊治療だと受精状況など確認しづらい」「ピックアップ障害を診断できない」とのコメントが寄せられました。

＜その他のご意見＞ 不妊の原因は多岐にわたり、原因も1つではない可能性もあるため、なかなか結果が出ないとstep up をすすめるが原因→ step up とならないので、理解を得に妊娠に至る過程、不妊原因について不明なこともあるという点について、初診ガイダンスでの説明が必要。原因不明とは体外受精を開始する前であれば卵管のピックアップ障害。体外受精開始後であれば卵子が原因。

②タイミングと性生活の問題について

ここでは、次の6問をお聞きしました。

1．自己または病院でのタイミング時にSEXができない夫婦は
2．タイミング時に性生活が不成功に終わるケースは
3．人工授精で治療に臨んでも良いことを知らない患者さんは
4．性生活（の改善）よりも人工授精・体外受精を望む患者さんは
5．タイミングでの妊活時に夫婦のテンションは
6．5で相違が目立つ場合、高いのは夫婦のどちら

1は、「多い」「少ない」「どちらともいえない」でお聞きし、その結果は、それぞれ3割ほどで3つに分かれました。患者さんも3通りに分かれるものと思われます。

2は、「増えている」「減っている」「以前と変わらない」でお聞きし、結果は、増えていると変わらないがほぼ5割と半々で、減っているは0でした。

3の回答は、「非常に多い」「多い」「少ない」でお聞きし、結果は、多いが約6割、少ないが4割で2分しました。したがって人工授精に進んでもよいことの案内強化が必要に思われました。

が、続く4で人工授精や体外受精に進む患者さんの増減を同様にお聞きした結果は、増えたが6割強で、以前と変わらないが4割弱、減ったが0でした。

5は、モチベーションを「揃っている」「相違が目立つ」でお聞きし、結果は、6.5割が相違あるとのことでした。

続く6では、相違が目立つ場合、どちらが高い場合が多いかを聞いたところ、回答中の7割強の治療施設で女性としていました。

2 タイミング療法と性生活の問題について

① 多い 35%／どちらともいえない 30%／少ない 35%
② 増えた 53%／変わらない 47%／減った 0%
③ 多い 62%／少ない 38%
④ 増えた 63%／変わらない 35%／減った 0%
⑤ 揃っている 35%／相違がある 65%
⑥ 女性 47%／回答なし 35%／同じ 12%／男性 6%

1 原因不明不妊について

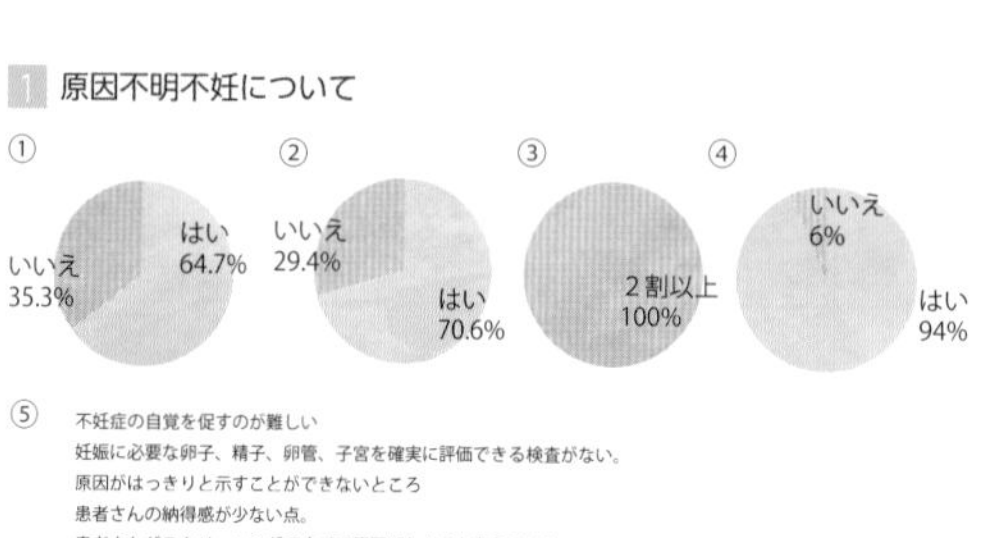

⑤
不妊症の自覚を促すのが難しい
妊娠に必要な卵子、精子、卵管、子宮を確実に評価できる検査がない。
原因がはっきりと示すことができないところ
患者さんの納得感が少ない点。
患者さんがスクリーニングですべて原因がわかると考えている。
一般不妊治療の場合は、卵子の状態など直接確認できない、ホルモン値で予想するしかできない。
一般不妊治療だと受精状況など確認しづらい。
ピックアップ障害を診断できない。

③二人目不妊について

ここでは、次の6問をお聞きしました。

1．二人目不妊の患者さんの増減
2．二人目不妊の患者さん割合
3．二人目不妊の原因は
4．二人目不妊の治療は
5．二人目不妊の患者さん対応
6．二人目・三人目不妊の治療

1の増減に関しては、「増えている」が6割で、「どちらともいえない」が4割。「減っている」の返事は0でした。

2は、「1割未満」「1～2割ほど」「3割ほど」「それ以上」でお聞きし、結果は、3割ほどが約5割で1～2割ほどが約4割、この両者で9割を占め、どのクリニックにも2割前後の患者さんがいることがわかります。

3の原因に関しては、「不明な場合が多い」が約半数を占め、「明確な場合が多い」が1割、残り4割はどちらでもないでした。

4の治療での様子は、「すぐに妊娠する」が2割ほどで、「長引く」が1割の半分、残りの8割弱が「どちらでもない」でした。治療(効果)としては、(年齢因子を別として)一人目と変わらないと判断できそうです。

5の対応については、回答数全体で「子連れ禁止」「キッズルームがある」「特にない」がほぼ同率で4割弱と多く、「保育士がいる」「専用待合室がある」のは少ないことから、全国的にも保育士がいたり、専用に分かれていたりする不妊治療施設は、少ないものと思われます。

6の治療に関しては、「難しい」が約3割で、「一人目と変わらない」が約7割でした。

これは4とリンクする結果で、難しい部分には年齢因子などが増してくることなどが予想されるものと思われます。

3 二人目不妊について

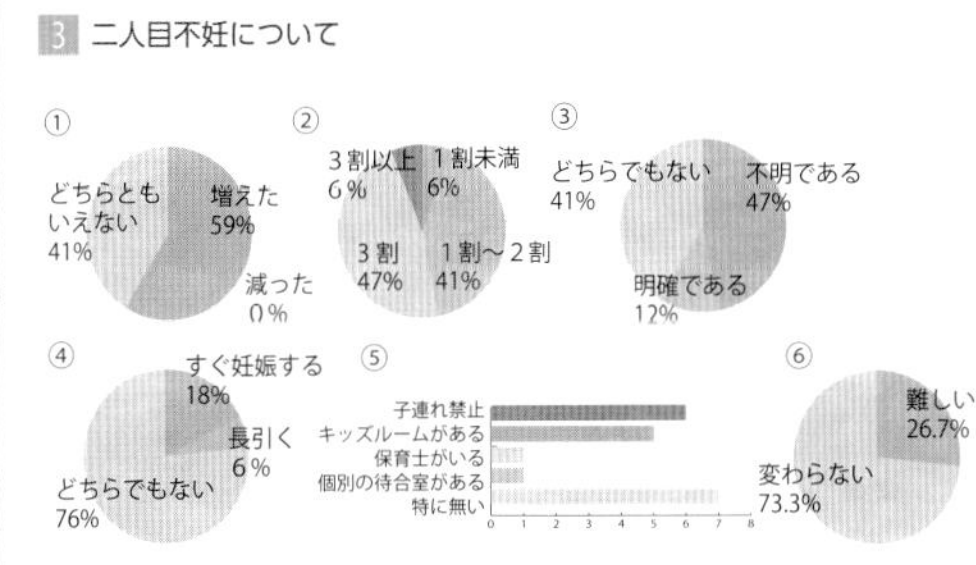

④仕事との両立について

ここでの質問は次の6問です。

1．患者さんに対しては
2．仕事と上手く調整できている患者さんの割合は
3．足りていないのは
4．仕事をしている患者さん割合
5．両立に必要なのは
6．治療のために仕事を辞めるケースは

1は、「治療を優先して欲しい」「もっと配慮・協力したい」「社会の理解や支援が必要」でお聞きし、治療を優先して欲しいとの回答は0で、社会の理解や支援が必要とする回答が7割ほどで、配慮・協力したいが残りの3割ほどでした。日本の社会状況を考えても、社会の理解や支援を必要とする流れは時代とともに、大きくなっていくことでしょう。

2に関しては、多いと少ないがほぼ全体を占め、(同率で)2分していました。

3の足りていないのはでは、「社会の理解」「会社の取組」「医療現場の取組」「国や自治体の支援」「本人努力」をあげたところ、社会の理解、取り組み、行政支援が同率で8割ほどあり、医療取り組みと本人努力は少数でした。やはり両立には行政支援があって、さらに会社や周囲の社会的理解、取り組みが必要との現状がわかります。

4の仕事をしている患者さんについては、「半数未満」「約半数」「半数超」「ほとんど」でお聞きしたところ、半数超とほとんどで全体の9割強を占め、残りも約半数ですから、いかに働きながらの治療通院が多いかがわかります。

5の両立に必要なのは、通院回数の短縮、診療待ち時間の短縮、通院休暇の3つを7割弱の治療施設が選んでいました。

6の治療のために仕事を辞めるケースは、たまにあるが6割を超えていました。

4 仕事との両立について

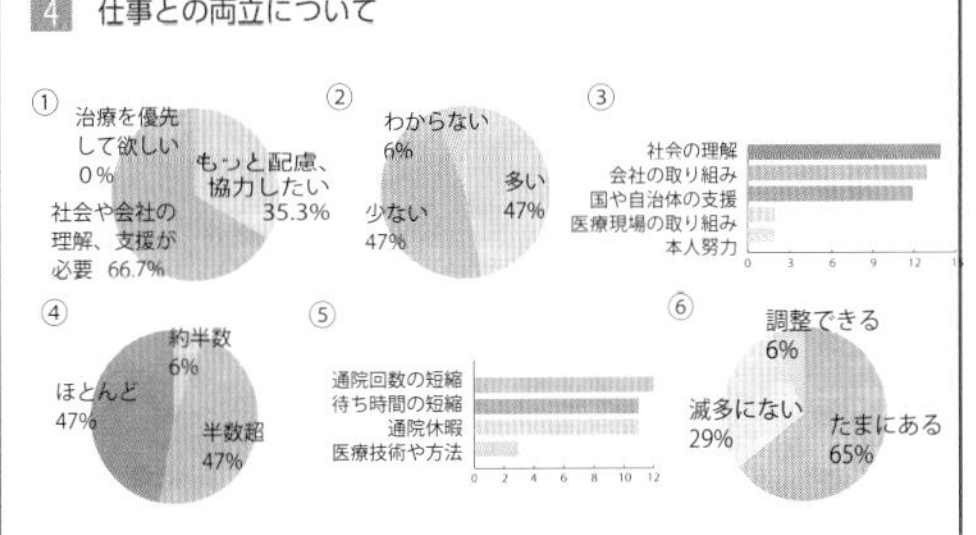

⑤経済的負担について

ここでは、次の5問をお聞きしました。

1．カード決済について
2．保険診療でトータル的な患者さんの金銭的負担は
3．民間の医療保険は
4．高額医療費制度などの説明は
5．支払いに関するアドバイザー

1のカード決済については「対応している」「対応していない」「予定がある」でお聞きし、ほぼ9割が対応していることがわかりました。予定がある、を合わせるとほぼほぼ対応しています。

2の保険診療でトータルでの患者さんの金銭的負担はどうなったかの回答では、増えたが0で、ほぼ全施設で減ったとしています。そのための保険適用化ですから当然のことです。その確認での質問です。

3の民間医療保険については「扱いがある」が、半数を占め、また半数が「確認を勧めている」ことがわかりました。

4の高額医療費制度などの説明については、していると詳しくしている、の両者で7割を占め、資料の配布が残りの2割強で、残る1割の半分が説明をしていないとのことでした。

一歩踏み込み、5で支払いに関するアドバイザーがいるかの質問では、いる治療施設が1割強で、いない施設が9割近くを占めていました。これに関しては、社会の理解や支援が求められる中で、今後の課題となってくることでしょう。

<納得のご意見>
人工授精、体外受精、胚移植、先進医療について民間の医療保険によっては申請対象が含まれていることがあるので、確認をすすめています。

5 経済的なやりくりについて

①
対応していない 6%
対応の予定がある 6%
対応している 88%
②
変わらない 6%
増えた 0%
減った 94%
③
確認を勧めている 46.7%
扱いがある 53.3%
④
していない 6%
資料配布のみ 23.5%
詳しくしている 6%
している 64.5%
⑤
常設している 13.3%
設置していない 86.7%

培養室から
こんにちは!
胚培養士が語りますっ!
連載 第9回

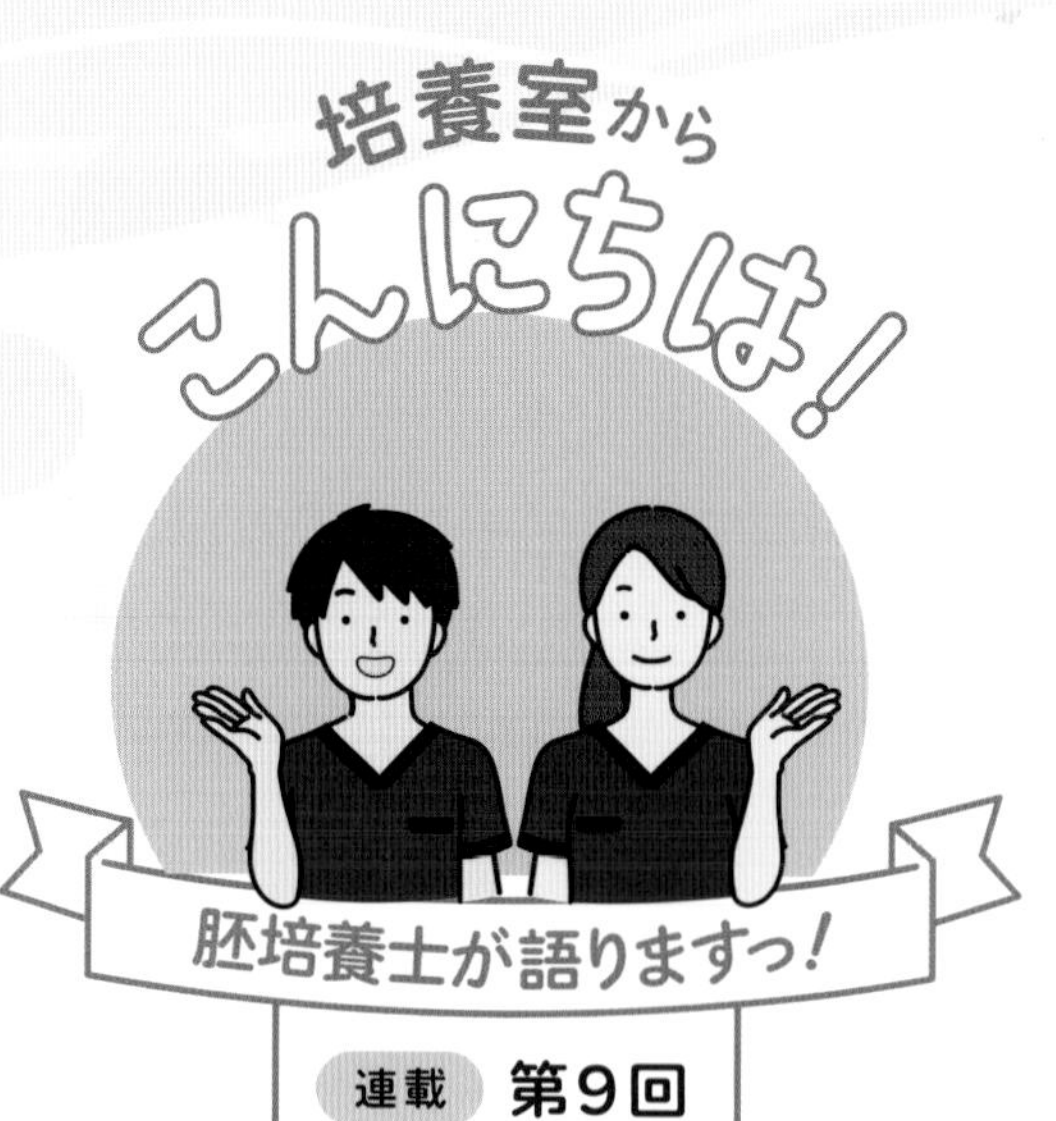

精子のDNAダメージは体外受精成績に影響する??

不妊治療実施施設の心臓部、培養室からのメッセージ

胚培養士ぶらす室長／https://ebr-reference.com/

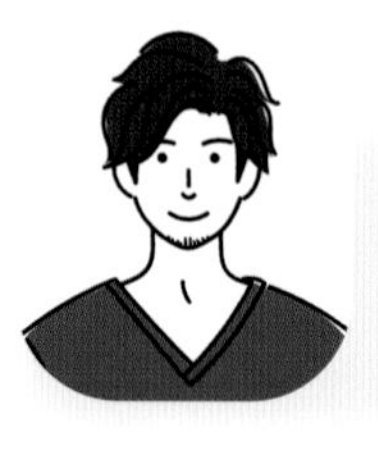

こんにちは！ぶらす室長です。

受精卵は、卵子と精子の両方の力で発育をしていきます。今回は、精子の質の評価のひとつである精子のＤＮＡダメージの影響について解説していきたいと思います。

精子のDNAはダメージを受ける

言うまでもなく、精子の1番の目的は「卵子に父親のDNAを運ぶ事」です。そのため、精子の構造というのは運動性とDNAの保護に特化しています。しかし、さまざまな環境要因によって精子のDNAはダメージを受けてしまいます。代表的なのは、酸化ストレス、熱ストレス、浸透圧やpHの変化などです。精子DNAのダメージ度合いの測定方法は多数ありますが、精子DNA断片化率（Sperm DNA fragmentation rate）という形で測定する事が多いです。DNAダメージレベルの高い精子が卵子の中に入ってしまうと、受精や受精卵の発育、妊娠、出産に良くない影響を与えてしまう事が報告されています。

どのくらい影響があるのか、論文を見ていきましょう。

精子DNAダメージと体外受精成績

精子DNAダメージと体外受精による様々な成績を調査した論文を見ていきます。この論文では、精子のDNAダメージレベルにより、ダメージ低（0-30%）、ダメージ中（31-70%）、ダメージ高（71-100%）の3群のカップルに分類し、比較しています。※1

さらに、不妊原因別に3日目、5日目における胚の形態評価（Good、Fair、Poor）の割合を比較しています（今回fairは割愛します）。

原因不明不妊における精子DNAダメージと3日目胚と5日目胚の形態評価

3日目のグレードが良好な胚（good）の割合は、ダメージ低（52.7%）、ダメージ中（48.9%）、ダメージ高（37.6%）であり、精子ダメージが低いカップルでは、良好胚の割合が高いことがわかります。

一方で、グレードの低い胚（poor）の割合は、ダメージ低（32.1%）、ダメージ中（25.3%）、ダメージ高（46.6%）であり、精子ダメージが高いカップルでは、不良胚の割合が高いことがわかります。

5日目を見ると、グレードが良好な胚（good）の割合は、ダメージ低（11.6%）、ダメージ中（13.2%）、ダメージ高（9.2%）であり、あまり変わりはないようですが、5日目のグレードが不良な胚（poor）の割合は、ダメージ低（59.8%）、ダメージ中（63.9%）、ダメージ高（63.9%）であり、精子ダメージが低いカップルでは、グレードが不良な胚の割合が低いことがわかります。

女性因子不妊における精子DNAダメージと3日目胚と5日目胚の形態評価

3日目のグレードが良好な胚の割合（good）は、ダメージ低（48.3%）、ダメージ中（40.9%）、ダメージ高（35.6%）であり、精子ダメージが低いカップルでは、良好胚となる割合が多いようです。

一方で、3日目でグレードの低い胚（poor）の割合は、ダメージ低（36.2%）、ダメージ中（45.0%）、ダメージ高（49.4%）であり、精子ダメージが低いカップルでは、グレードの低い胚となる割合が少ないようです。

5日目を見ると、3日目の結果と同じような結果となっています。

グレード良好な胚（good）の割合は、ダメージ低（16.6%）、ダメージ中（11.4%）、ダメージ高（7.7%）であり、精子ダメージが低いカップルでは、良好胚となる割合が多いようです。5日目のグレードが不良な胚（poor）の割合は、ダメージ低（42.5%）、ダメージ中（60.3%）、ダメージ高（68.0%）であり、精子ダメージが低いカップルでは、グレードが不良な胚の割合が低いことがわかります。

胚移植後の着床率

精子DNAダメージ別に、胚盤胞移植による着床率を比較しました。着床率は、ダメージ低（65.0%）、ダメージ中（55.3%）、ダメージ高（33.3%）であり、精子DNAダメージが低いカップルで高い傾向にあります。

さらに、女性年齢を36歳以上の症例のみで比較しても、着床率はダメージ低（83.3%）、ダメージ中（51.6%）、ダメージ高（5.6%）であり、精子DNAダメージの低いカップルの着床率が高いことがわかります（表1）。

出産率および流産率

精子DNAダメージレベルと出産率の関係を調べた報告では、精子DNAのダメージが少ないカップルは、ダメージの多いカップルと比較して出産率が高くなっています。※2

さらに、流産率を比べてみると、精子のDNAダメージが高いと流産率が有意に増加していました。※3

まとめ

精子のDNAダメージは、受精卵の胚発育、着床、出産そして流産に影響を与える事がわかりました。

興味深いお話として、卵子は受精時に精子を修復できると考えられています。

今回の報告でも、特に女性因子不妊症例において精子DNAダメージの胚発育への影響が大きいことがわかります。

また、着床率の比較においても「女性年齢が36歳以上の症例」では、精子DNAダメージの影響は大きく、DNAダメージが大きいと着床率が低くなっています。

これは、卵子が精子のDNAダメージを修復できておらず、精子DNAダメージの影響が大きくなってしまっている可能性が考えられます。

つまり、女性側の要因が医師から指摘されているカップルや、高齢での不妊治療を行っているカップルでは、精子の質（DNA）に注目することはとても重要であるということになります。

受精卵にとって、卵子と精子のDNAはどちらも重要です。男性も日頃から生活習慣に気をつける必要があると言えるのではないでしょうか。また、精液所見があまり良くなかったり、治療がなかなか結果に結びつかなかったりする場合は、泌尿器科で診察を受けることで体外受精の成績が改善する可能性もあると考えられています。

以上です。また次回！

精子の質に影響がある生活習慣

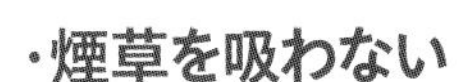

- ・煙草を吸わない
- ・過度な飲酒は避ける
- ・適度な睡眠をとる
- ・バランスの良い食事
- ・適度な運動をする
- ・トランクスタイプのパンツをはく
- ・禁欲しない
- ・サウナには行かない
- ・育毛剤を使用しない

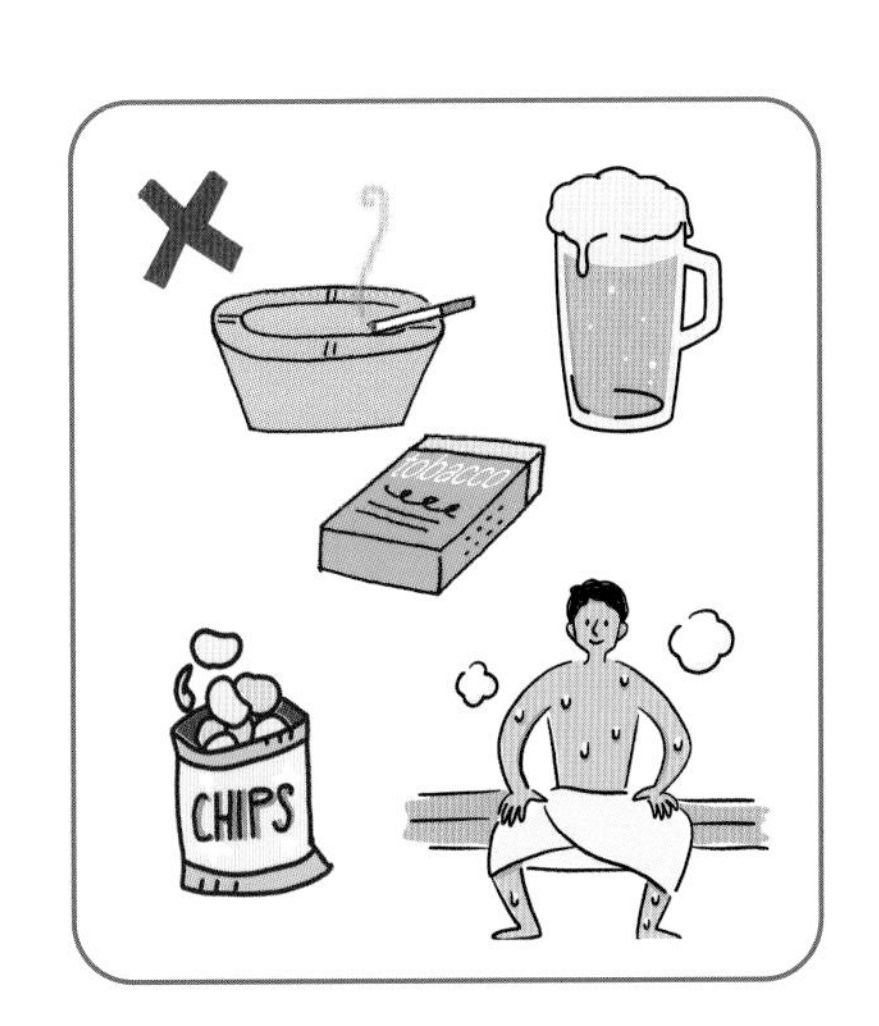

表1　精子DNAダメージと胚の着床率

Table IV Comparison between sperm DNA damage and implantation rate.

	Low	Intermediate	High	*P*-value
Implantation rate % (*n*)	65.0 (60)	55.3 (114)	33.3 (123)	<0.001
Female age ≤35 years % (*n*)	60.4 (48)	56.6 (83)	44.8 (87)	<0.001
Female age >35 years % (*n*)	83.3 (12)	51.6 (31)	5.6 (36)	<0.001

EBR REFERENCE
PRESENTED BY EMBRYOLOGIST
現役胚培養士による不妊治療情報発信ブログ

農学部出身。学位取得後、クリニックにて胚培養士として10年以上勤務。2020年から「胚培養士ぶらす室長」アカウントを開設し、活動開始。
2023年現在フォロワー数8000人以上。
noteのメンバーシップ登録者数50人以上。

引用

※1　Simon L, Murphy K, Shamsi MB, Liu L, Emery B, Aston KI, Hotaling J, Carrell DT. Paternal influence of sperm DNA integrity on early embryonic development. Hum Reprod. 2014 Nov;29(11):2402-12. doi: 10.1093/humrep/deu228. Epub 2014 Sep 8. PMID: 25205757.

※2　Osman A, Alsomait H, Seshadri S, El-Toukhy T, Khalaf Y. The effect of sperm DNA fragmentation on live birth rate after IVF or ICSI: a systematic review and meta-analysis. Reprod Biomed Online. 2015 Feb;30(2):120-7. doi: 10.1016/j.rbmo.2014.10.018. Epub 2014 Nov 13. PMID: 25530036.

※3　Robinson L, Gallos ID, Conner SJ, Rajkhowa M, Miller D, Lewis S, Kirkman-Brown J, Coomarasamy A. The effect of sperm DNA fragmentation on miscarriage rates: a systematic review and meta-analysis. Hum Reprod. 2012 Oct;27(10):2908-17. doi: 10.1093/humrep/des261. Epub 2012 Jul 12. PMID: 22791753.

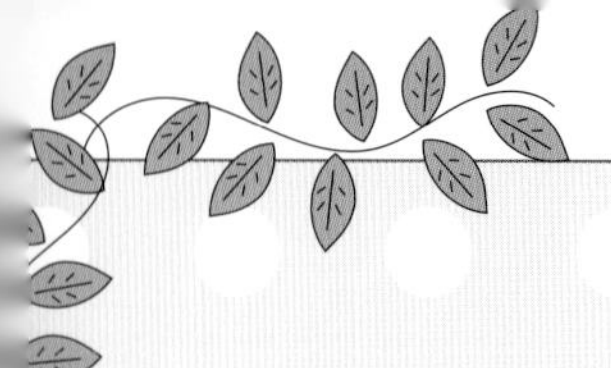

このコーナーでは、全国の不妊治療・体外受精専門クリニックで行われている勉強会や説明会の情報を紹介しています。

あなたの今後の治療にお役立ち！

SEMINAR INFORMATION

病院やクリニックで行われている勉強会・説明会では、医師が日頃から患者さんに伝えたい治療方針や内容など、とても丁寧に、正確で最新、最適な情報を提供しています。病院選びをするときには、いくつかの勉強会に参加してみるのがおススメです。自分たち夫婦に合った医師選び、病院選びがきっとできるでしょう。

ぜひ、ふたり一緒に参加してみてくださいね！(P. ９５の全国の不妊治療病院＆クリニックも、ぜひご活用ください)

夫婦で参加すれば理解はさらに深まります
勉強会、説明会、セミナーで
得られることは いっぱいある！
妊娠の基礎知識
不妊症と治療のこと
検査や適応治療のこと
治療スケジュール
生殖補助医療・体外受精や顕微授精の説明
費用のこと
※ 新型コロナウイルスの影響により、治療施設における勉強会などのスケジュールや開催方法に変更が生じることがあります。詳細は、各施設のホームページなどで、あらかじめご確認ください。

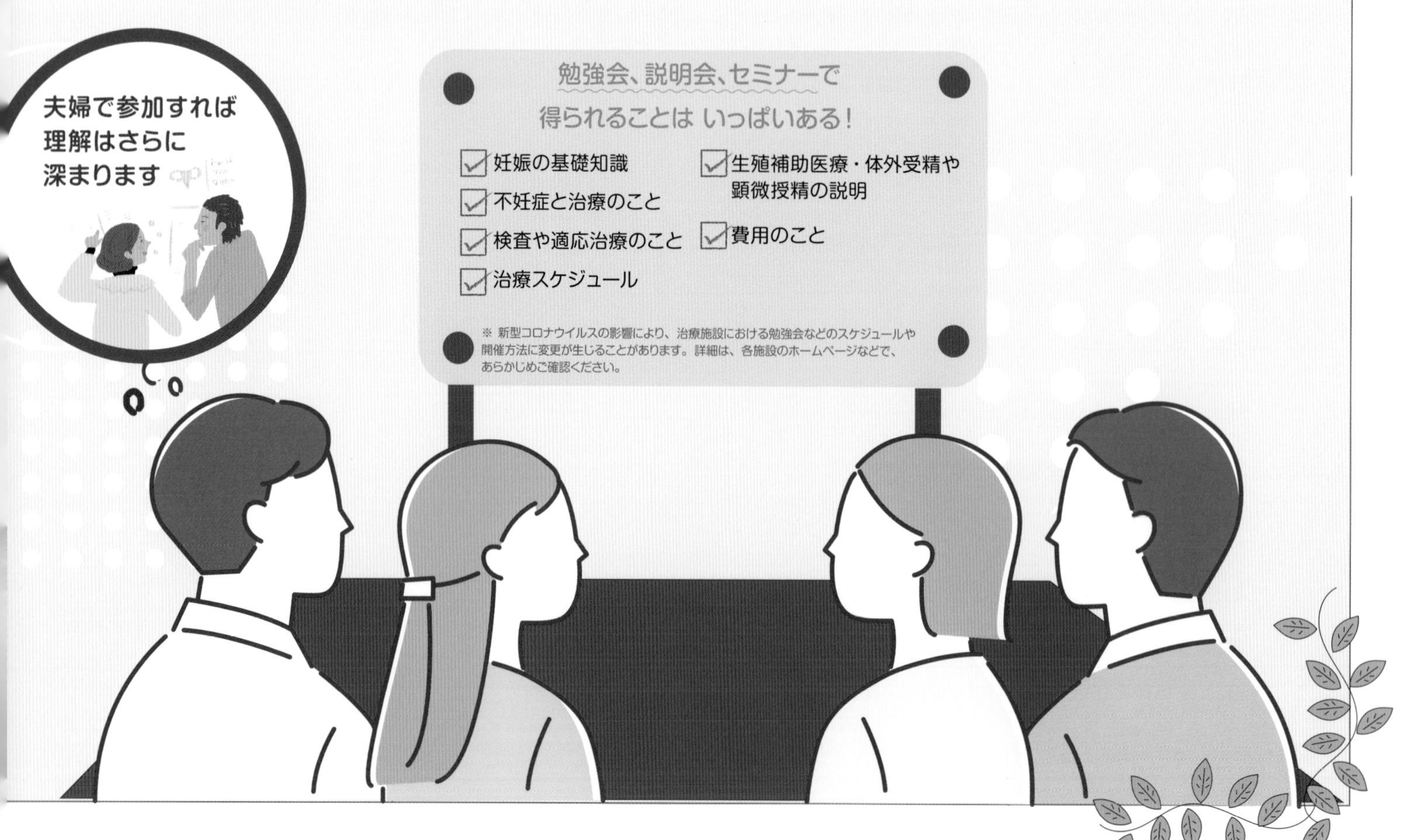

Tokyo　Access　JR 品川駅高輪口 徒歩5分

京野アートクリニック高輪

東京都港区高輪 3-13-1 高輪コート 5F
TEL : 03-6408-4124

https://ivf-kyono.com

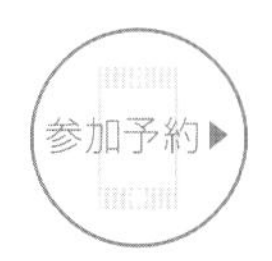

ホームページの
申込みフォームより

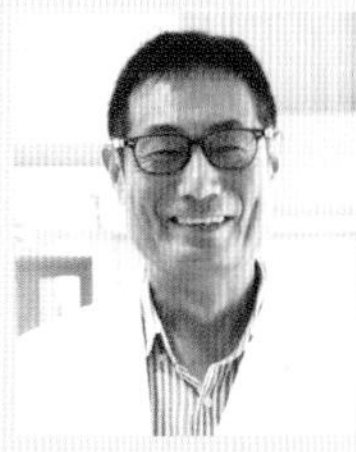
京野 廣一 医師

■名称…………ARTセミナー
■日程…………月1回(土曜)
■開催場所……オンライン
■予約…………必要
■参加費用……無料
■参加…………他院の患者様OK
■個別相談……無し

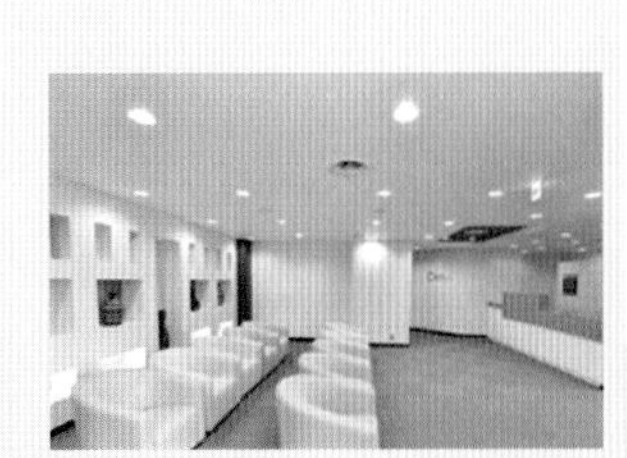

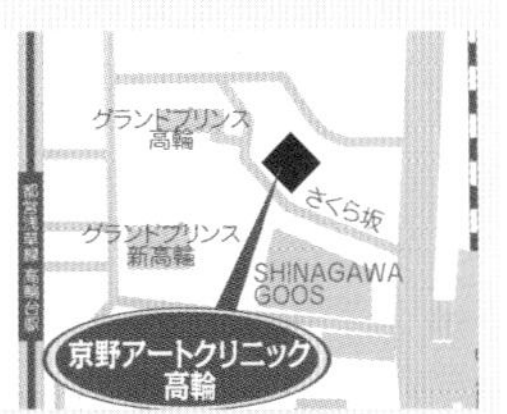

● 当院の妊活セミナーは、不妊治療の全般（一般不妊治療から高度生殖医療まで）について、また、無精子症も含めた男性不妊、卵管鏡下卵管形成術、未熟卵体外成熟培養など、当院の治療方法・方針をご説明いたします。新型コロナウィルスの感染状況を鑑みて、オンラインにて開催しています。

Tokyo　Access　JR、京王、東急、東京メトロ　各線、渋谷駅 徒歩 3 分

田中レディスクリニック渋谷

渋谷区宇田川町 20-11　渋谷三葉ビル 4F
TEL : 03-5458-2117

https://tanakaladies.com/

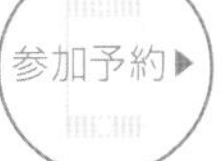

TEL : 03-5458-2117

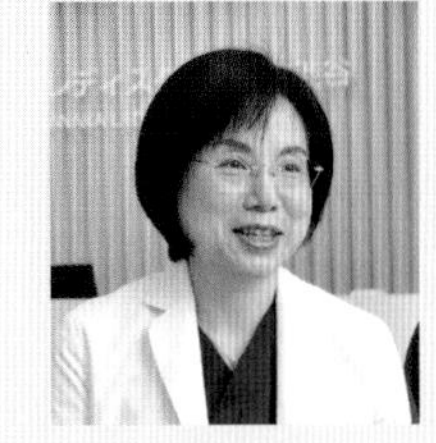
田中 慧 医師

■名称…………不妊治療セミナー（これから治療を始める方へ）
■日程…………毎月1回
■開催場所……クリニック内
■予約…………必要
■参加費用……無料
■参加…………他院の患者様OK
■個別相談……有り

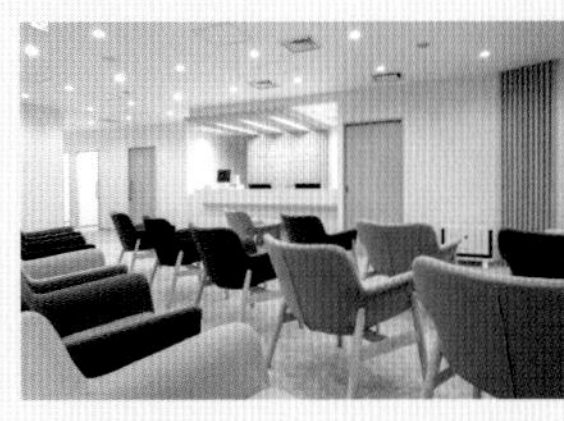

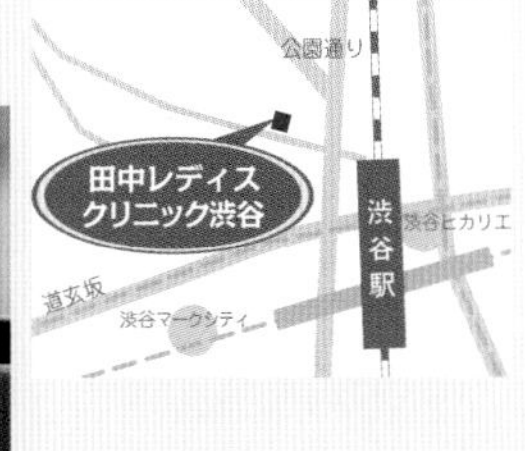

● 当院ではこれから妊活を始める方や、不妊治療をお考えの方に向けたセミナーを毎月開催しております。そもそも不妊症とは？ 不妊治療とは？ 正しい知識を知り、不安やお悩みを解消していただく機会になります。ぜひご夫婦でご参加ください。

Tokyo　Access　JR、都営大江戸線 代々木駅 徒歩5分、JR 千駄ヶ谷駅 徒歩5分、副都心線 北参道駅 徒歩5分

はらメディカルクリニック

東京都渋谷区千駄ヶ谷 5-8-10
TEL : 03-3356-4211

https://www.haramedical.or.jp/support/briefing

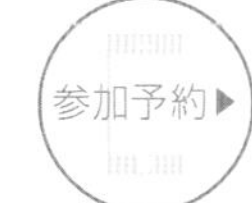

ホームページの
申込みフォームより

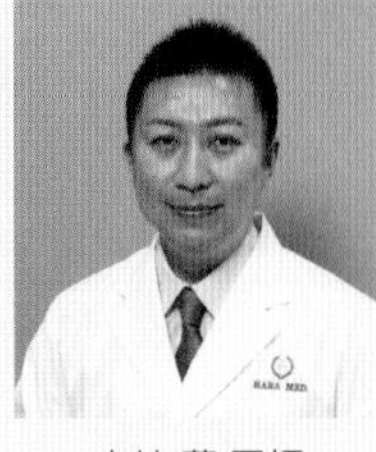
宮﨑 薫 医師

■名称…………体外受精説明会
■日程…………1ヶ月に1回
■開催場所……SYD ホール又は動画配信
■予約…………必要
■参加費用……無料
■参加…………他院の患者様OK
■個別相談……有り

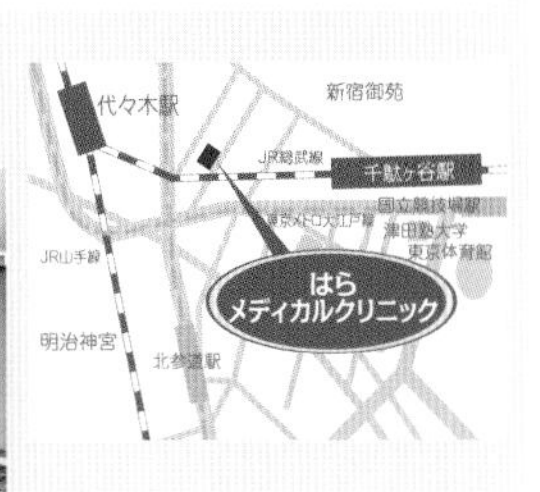

● 説明会・勉強会：はらメディカルクリニックでは、①体外受精説明会／月 1 回　②不妊治療の終活を一緒に考える会／年 1 回
③卵子凍結説明会／月 1 回を開催しています。
それぞれの開催日程やお申込は HP をご覧ください。

Tokyo　Access　東急東横線・大井町線 自由が丘駅 徒歩30秒

峯レディースクリニック

https://www.mine-lc.jp/

東京都目黒区自由が丘 2-10-4 ミルシェ自由が丘 4F
TEL : 03-5731-8161

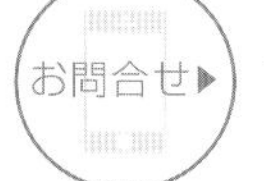

TEL : 03-5731-8161

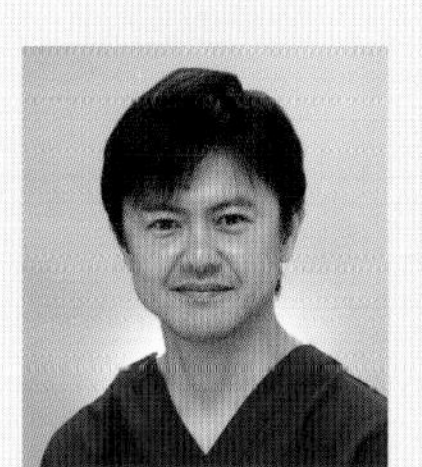
峯 克也 医師

■名称…………体外受精動画説明 (web)
■日程…………web 閲覧のため随時
■予約…………不要
■参加費用……無料
■参加…………当院通院中の方
■個別相談……オンラインによる体外受精の個別相談説明も行っております。(有料)

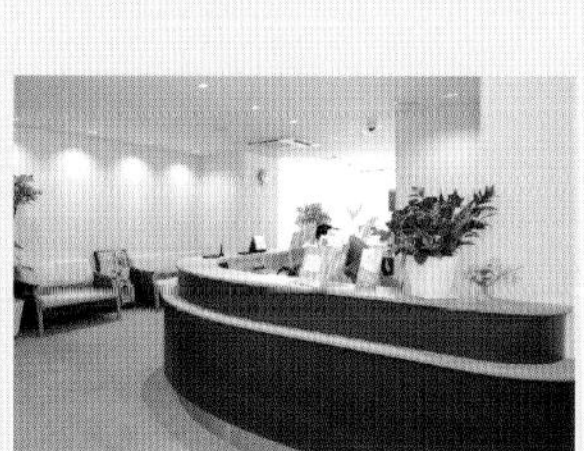

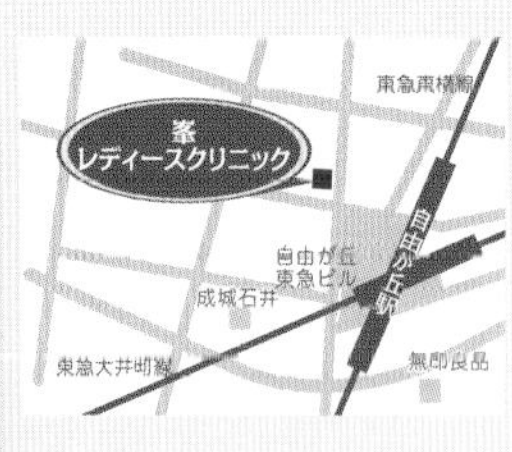

● 当院での体外受精の治療方法やスケジュールを分かりやすく動画で説明します。
体外受精をお考えのご夫婦。体外受精について知りたいご夫婦。ぜひ、ご夫婦でご覧ください。
※プライバシーの保護と新型コロナウイルス感染対策のため、動画での説明会を実施しています。ご希望の方は診察時に医師にお申し出ください。資料をお渡しします。

Tokyo　Access　東急田園都市線 三軒茶屋駅 徒歩3分、東急世田谷線 三軒茶屋駅 徒歩4分

三軒茶屋ウィメンズクリニック

https://www.sangenjaya-wcl.com

東京都世田谷区太子堂1-12-34- 2F
TEL: 03-5779-7155

参加予約▶　TEL : 03-5779-7155

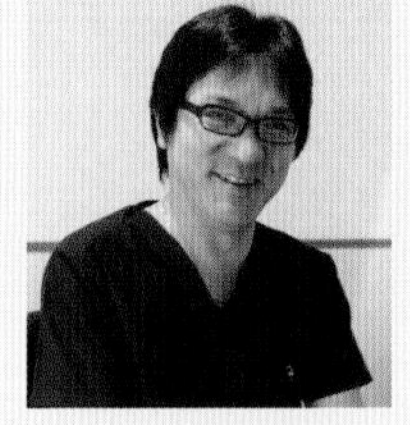
保坂 猛 医師

■名称…………体外受精勉強会
■日程…………毎月開催
■開催場所……クリニック内
■予約…………必要
■参加費用……無料
■参加…………他院の患者様OK
■個別相談……有り

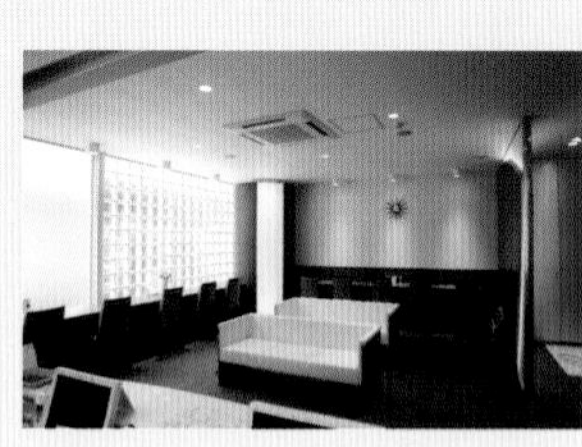

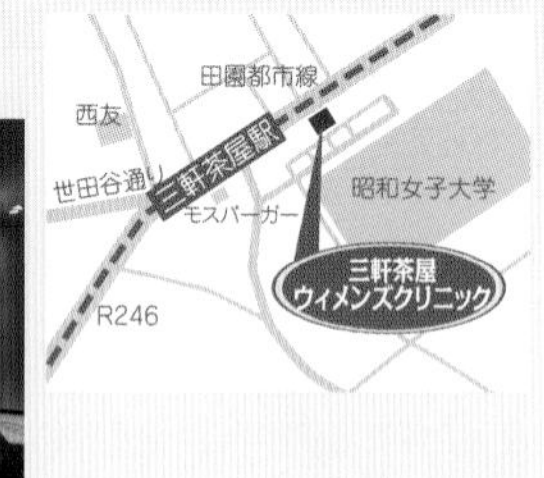

● 体外受精説明会をはじめ、胚培養士や不妊症認定看護師による相談会なども実施しております。
また、妊活セミナーも随時実施しておりますので、詳しくはホームページをご覧ください。

Tokyo　Access　JR・京王線・小田急線 新宿駅東口 徒歩 1 分、都営地下鉄・丸ノ内線 新宿、新宿 3 丁目駅直結

にしたん ART クリニック 新宿院

https://nishitan-art.jp/branch/shinjuku/

東京都新宿区新宿 3-25-1 ヒューリック新宿ビル 10F
TEL: 0120-542-202

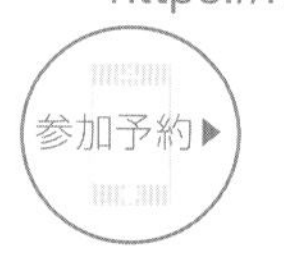

ホームページの
WEB 予約より

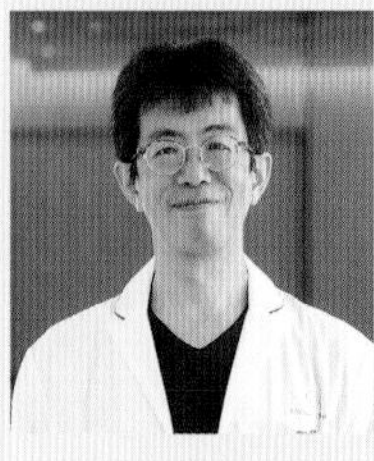
松原 直樹 医師

■名称…………見学会
■日程…………随時
■開催場所……クリニック内
■予約…………必要
■参加費用……無料
■参加…………他院の患者さま OK
■個別相談……有り

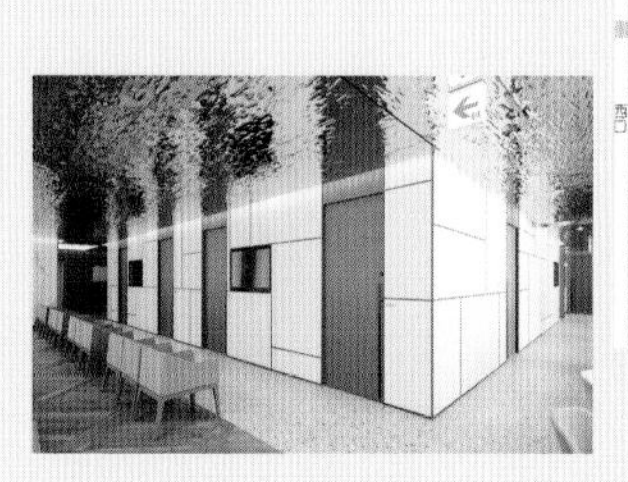

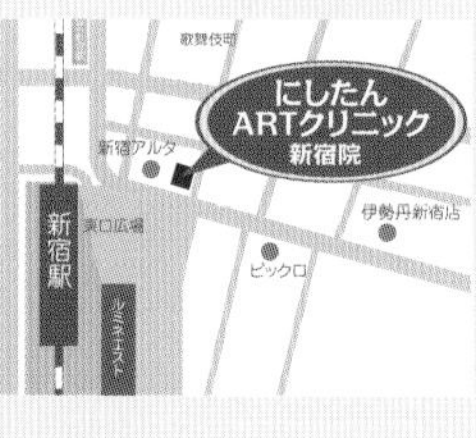

●当院では、クリニックの特長を知っていただけるよう、ラグジュアリーな内装、見える化された培養室、駅直結というアクセスの良さを皆さまに実感していただける見学会を、最短15分で行っております。治療をご検討されている方はもちろん、雰囲気が知りたいという方の参加も大歓迎。お気軽にご参加ください。

Tokyo　Access　東京メトロ丸ノ内線　西新宿駅2番出口 徒歩3分、都営大江戸線　都庁前駅 C 8番出口より徒歩3分、JR 新宿駅西口 徒歩 10 分

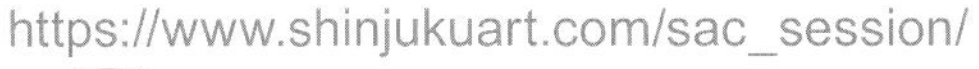

Shinjuku ART Clinic

東京都新宿区西新宿 6-8-1　住友不動産新宿オークタワー 3F
TEL : 03-5324-5577

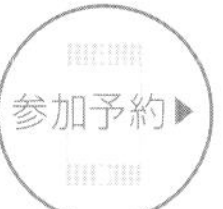

ホームページの
申込みページより

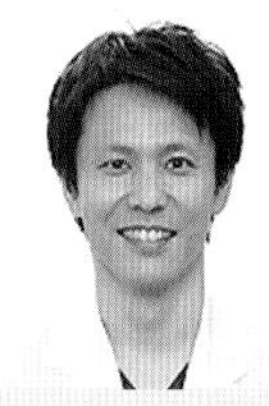

阿部 崇 医師

■名称…………個別相談会・WEB 治療説明会
■日程…………土曜日・クリニック内
■予約…………必要
■参加費用……無料
■参加…………他院の患者様OK
■個別相談……有り
■オンラインカウンセリング…有り

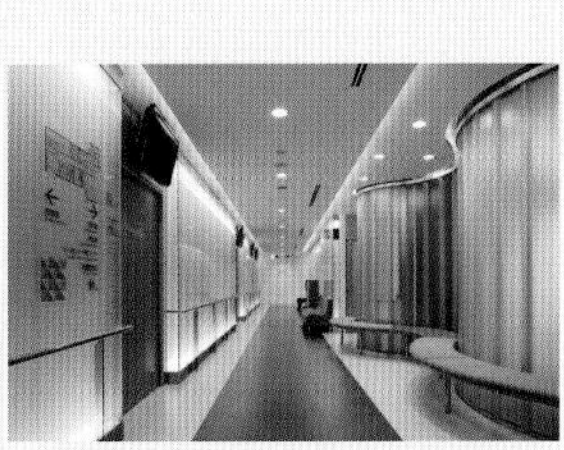

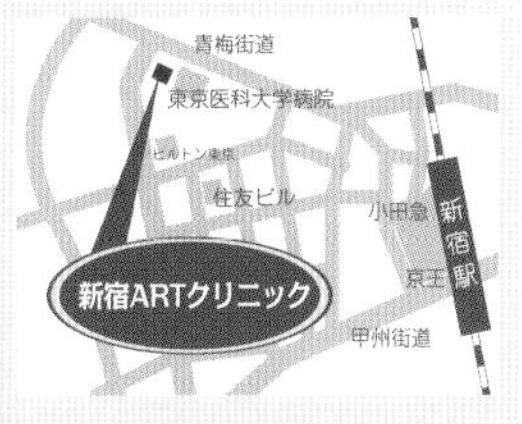

● 個別相談会では、一般不妊治療から体外受精・顕微授精や卵子凍結、当院の自然低刺激周期治療や検査に関する質問や不安な点などをご相談していただけます。サイトから登録後、説明会受付を行ってください。また、当院の体外受精を中心とした治療方法・方針をわかりやすくご説明した、WEB 動画説明会もあります。ご視聴には、ID・パスワードが必要となります。まずはご希望の旨をメールでお送りください。

Tokyo　Access　JR・丸ノ内線・有楽町線・副都心線・東武東上線・西武池袋線 池袋駅 東口北 徒歩3分

https://www.matsumoto-ladies.com

松本レディース IVF クリニック

東京都豊島区東池袋 1-13-6 ロクマルゲートビル IKEBUKURO 5F･6F
TEL : 03-5958-5633

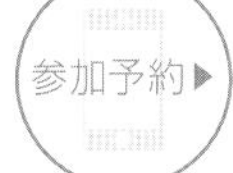

TEL : 03-5958-5633

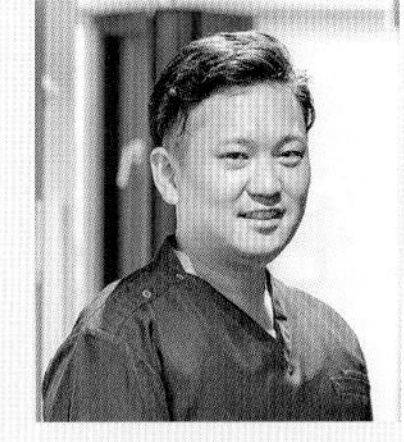

松本 玲央奈 医師

■名称…………オンライン教室
■日程…………不定期
■開催場所……オンライン教室
■予約…………必要
■参加費用……無料
■参加…………他院の患者様OK
■個別相談……有り

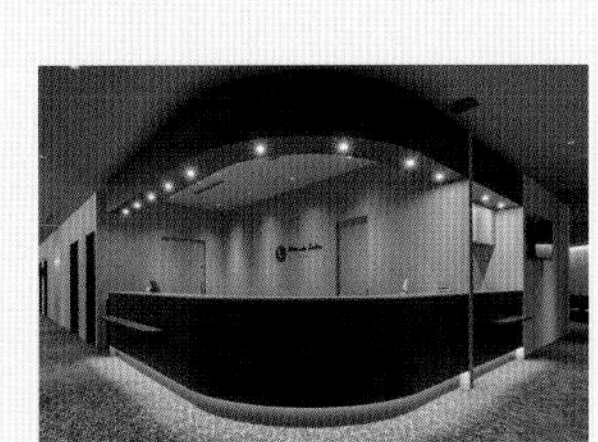

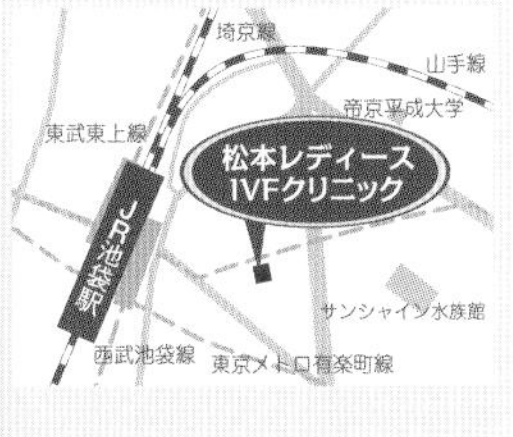

● 妊活には興味があるけど、不妊クリニックに受診するべきなのかどうか不安な方、まずは知識を得たい方など、気軽にご連絡ください。
最新鋭の機器、日本トップレベルのドクターがそろっています。
日程・場所に関すること、また、オンライン教室など、当院のホームページをご確認ください。

Kanagawa　Access　みなとみらい線 みなとみらい駅 4番出口すぐ

https://mm-yumeclinic.com/session/

みなとみらい夢クリニック

神奈川県横浜市西区みなとみらい3-6-3 MMパークビル2F･3F(受付)
TEL : 045-228-3131

参加予約▶

ホームページの
申込みフォームより

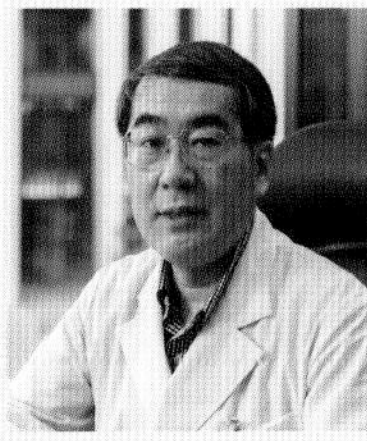

貝嶋 弘恒 医師

■名称…………不妊治療セミナー
■日程…………各月定期開催※
■開催場所……MMパークビル 2F
■予約…………必要
■参加費用……無料
■参加…………他院の患者様OK
■個別相談……有り

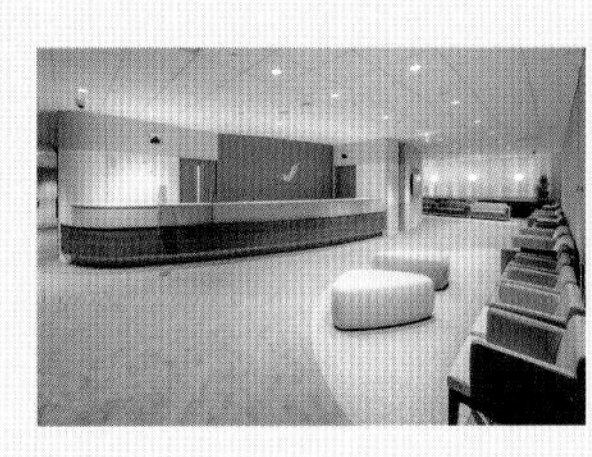

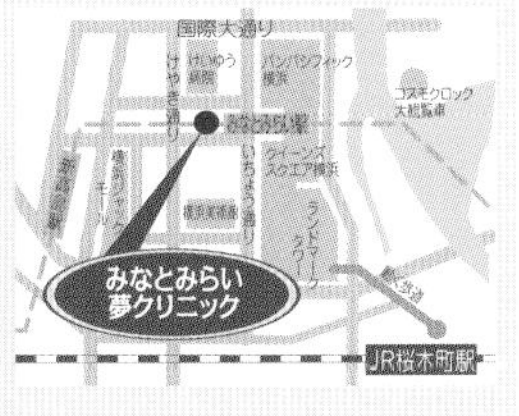

● 一般の方（現在不妊症でお悩みの方、不妊治療中の方）向けセミナーを開催しております。当院の体外受精を中心とした治療方法･方針（保険･自費での治療含む）をスライドやアニメーションを使ってわかりやすく説明し、終了後は個別に質問にもお答えしております。※セミナー（録画）はウェブよりいつでもご覧いただけます。詳細はホームページよりご確認下さい。

Kanagawa　Access　JR 関内駅北口 徒歩５分、横浜市営地下鉄 関内駅９番出口 徒歩２分、みなとみらい線 馬車道駅 徒歩２分

馬車道レディスクリニック

https://www.bashamichi-lc.com

神奈川県横浜市中区相生町 4-65-3 馬車道メディカルスクエア 5F
TEL: 045-228-1680

参加予約▶　TEL : 045-228-1680

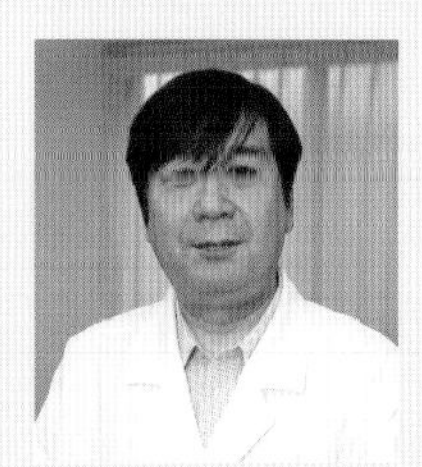

池永 秀幸 医師

■名称…………不妊学級
■日程…………WEB でいつでも
■開催場所……オンライン
■予約…………不要
■参加費用……無料
■参加…………他院の患者様OK
■個別相談……有り

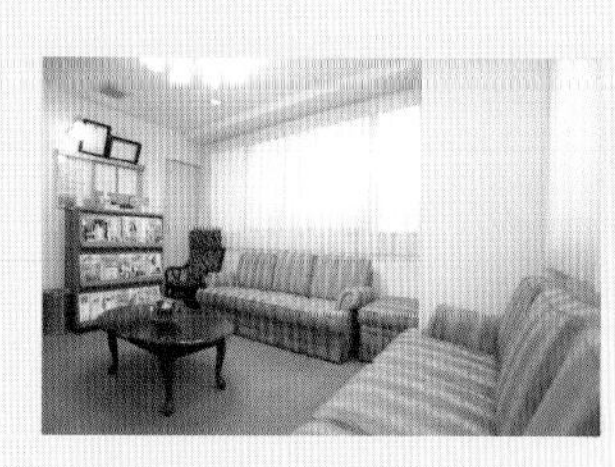

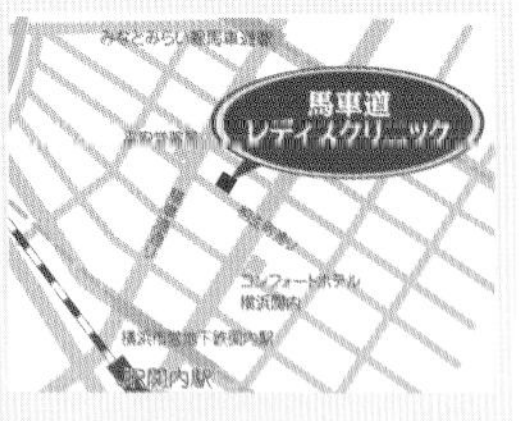

● 当院では初診時に面談をし、個々の意向をお伺いした上で治療を進めています。ART 希望の方にはご夫婦で「不妊学級」をご覧いただき、院長から直接、実際当院で行っている ART の流れや方法・院長の考えなどを聞いていただいています。
詳しい話やご相談希望がある方は、院長の「個別相談」または看護師・培養士による「面談」の時間を設けています。

Nagano　Access　佐久北 IC・佐久 IC より車で約５分　JR 佐久平駅 徒歩約 10 分

佐久平エンゼルクリニック

https://www.sakudaira-angel-clinic.jp

長野県佐久市長土呂 1210-1
TEL: 0267-67-5816

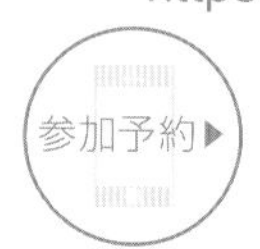

お電話にて
お申し込みください

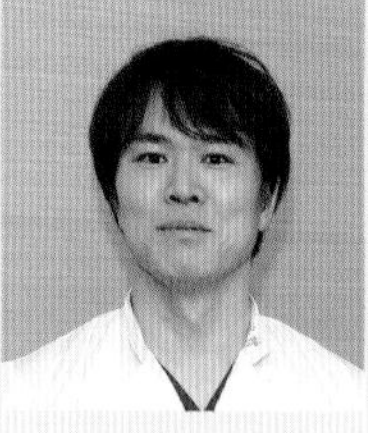

政井 哲兵 医師

■名称…………体外受精説明会
■日程…………毎月１回（木曜日）
■開催場所……オンライン形式にて
■予約…………要連絡
■参加費用……無料
■参加…………他院の患者様OK
■個別相談……不妊相談

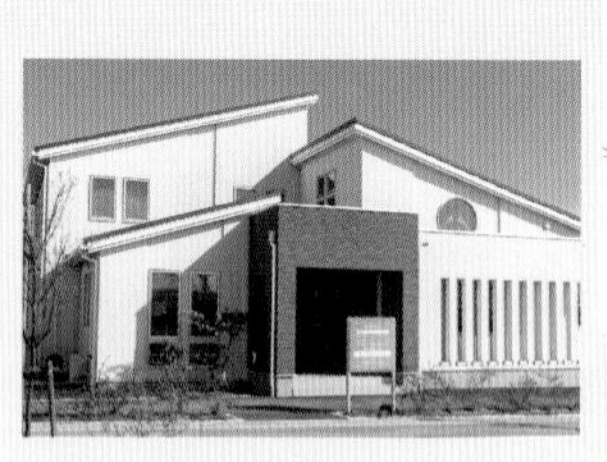

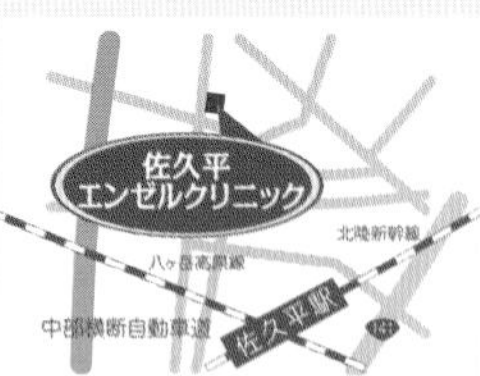

● 保険診療と自由診療で内容が異なります。詳細は当院までお問合せください。

Osaka　Access　堺筋線・京阪本線 北浜駅 タワー直結 / 南改札口４番出口

レディースクリニック北浜

https://www.lc-kitahama.jp

大阪府大阪市中央区高麗橋1-7-３ ザ・北浜プラザ３F
TEL : 06-6202-8739

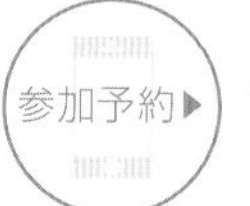

TEL : 06-6202-8739

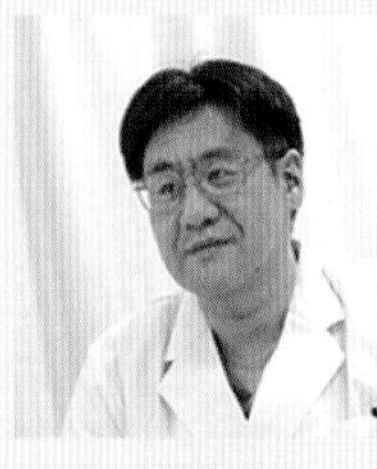

奥 裕嗣 医師

■名称…………体外受精（IVF）無料セミナー
■日程…………毎月第２土曜 15 :00 ～17 :00
■開催場所……クリニック内
■予約…………必要
■参加費用……無料
■参加…………他院の患者様OK
■個別相談……有り

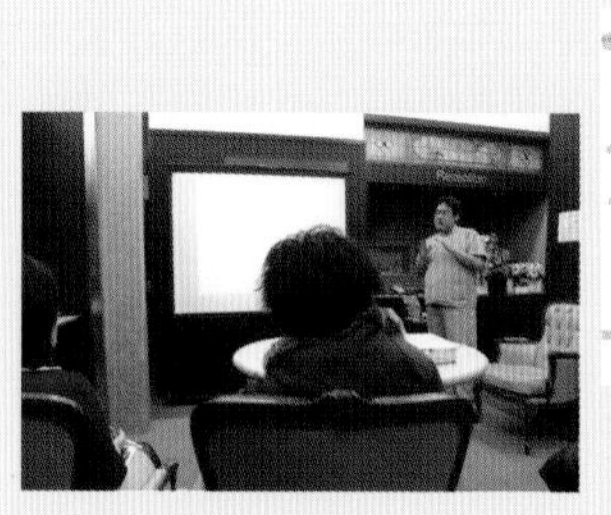

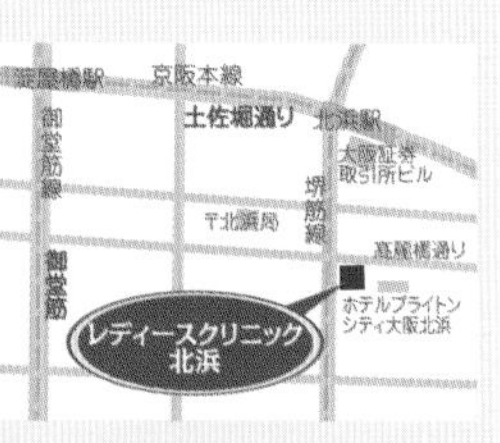

● 毎月第２土曜日に体外受精教室を開き、医師はじめ胚培養士、看護師による当院の治療説明を行っています。会場は院内で、参加は予約制です。他院に通院中の方で体外受精へのステップアップを考えられている患者さんの参加も歓迎しています。ぜひ、テーラーメイドでフレンドリーな体外受精の説明をお聞きになって、基本的なことを知っていってください。

Osaka　Access　四つ橋線 玉出駅 徒歩０分、南海本線 岸里玉出駅 徒歩 10 分

オーク住吉産婦人科

大阪府大阪市西成区玉出西2-7-9
TEL : 0120-009-345

https://www.oakclinic-group.com

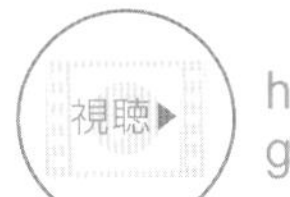

https://www.oakclinic-group.com/on-doga/

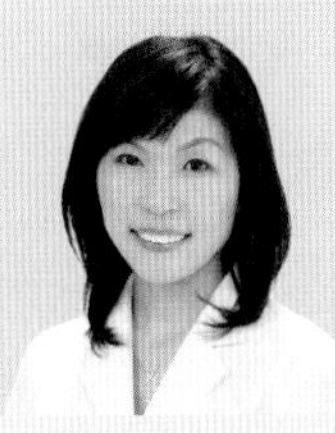

田口 早桐 医師

- ■名称…………オーク会セミナー動画 / オンラインセミナー
- ■日程…………毎月最終日曜日
- ■開催場所……HP 内オンライン動画 /Zoom
- ■予約…………なし /web
- ■参加費用……無料
- ■参加…………他院の患者様OK
- ■個別相談……メールにて

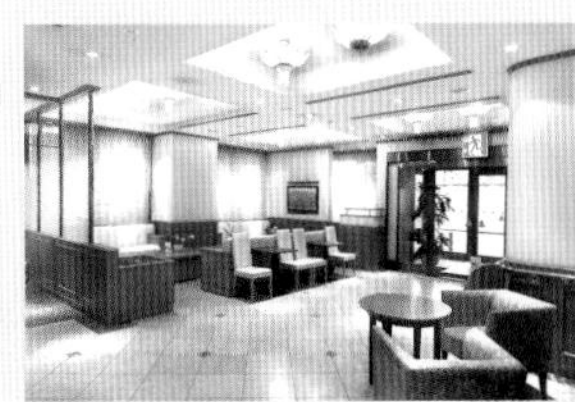

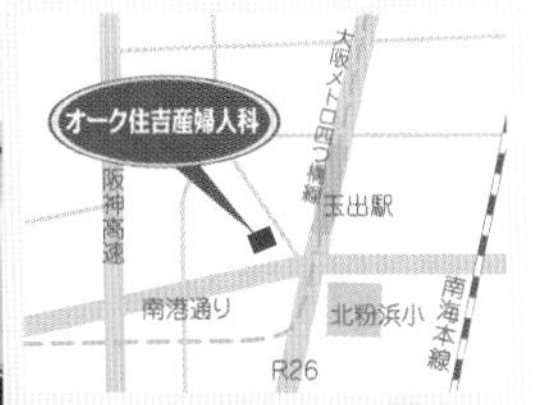

● オンライン上でセミナー動画を配信しています。医師が妊娠成立の仕組みと妊娠が成立しない原因について考えられること、さらに、体外受精による治療がどういうものなのかを詳しくお伝えしています（右上の QR コードからもご覧いただけます）。オンライン診療にも力を入れており、来院回数をできるだけ減らした治療を選択することが可能です。

Hyogo　Access　海岸線 旧居留地・大丸前駅 徒歩1分、JR・阪神本線 元町駅 徒歩3分、JR 三宮駅 徒歩8分

神戸元町夢クリニック

兵庫県神戸市中央区明石町44 神戸御幸ビル3F
TEL : 078-325-2121

https://www.yumeclinic.or.jp

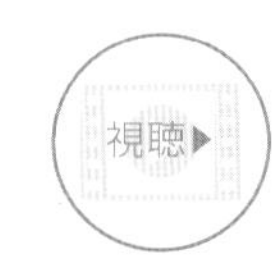

当院 YouTube
チャンネルより

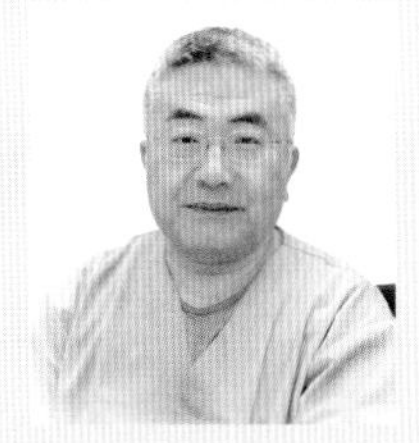

河内谷 敏 医師

- ■名称…………体外受精説明会（動画）
- ■日程…………随時
- ■開催場所……当院 YouTubeチャンネルより
- ■予約…………不要
- ■参加費用……無料
- ■参加…………他院の患者様OK
- ■個別相談……動画閲覧の場合はなし

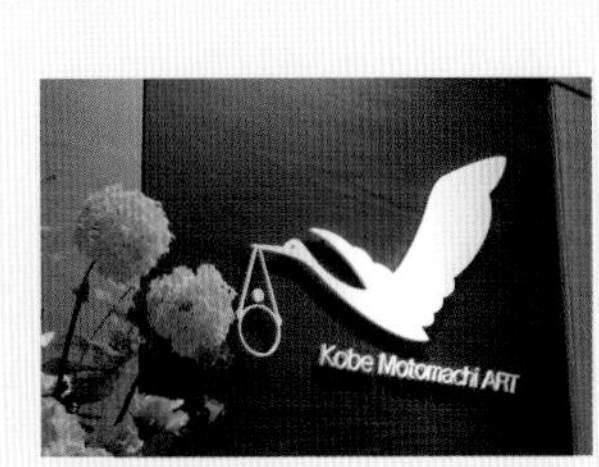

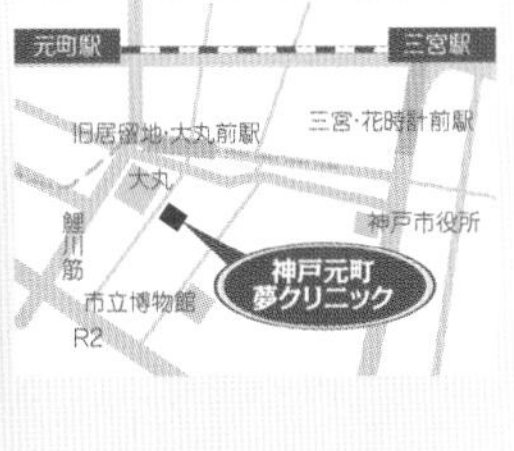

● 新型コロナウイルス感染症（COVID-19）の影響を考慮し、当面の間説明会は中止しております。代わりに、当院の説明会でお話しする内容を動画形式にし、当院 YouTube チャンネルでご覧いただけます。当院ホームページ説明会のページにリンクがございますので、そちらからご覧ください。（右上の QR コードからもご覧いただけます）

Hyogo　Access　JR・山陽電車 姫路駅 徒歩6分

Koba レディースクリニック

兵庫県姫路市北条口2-18 宮本ビル1F
TEL: 079-223-4924

https://www.koba-ladies.jp

参加予約▶　TEL : 079-223-4924

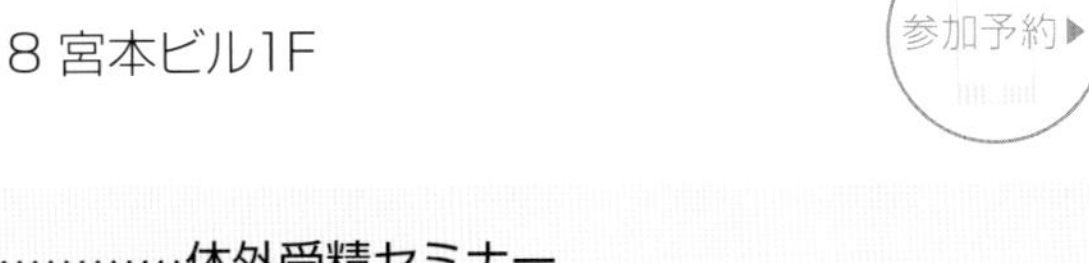

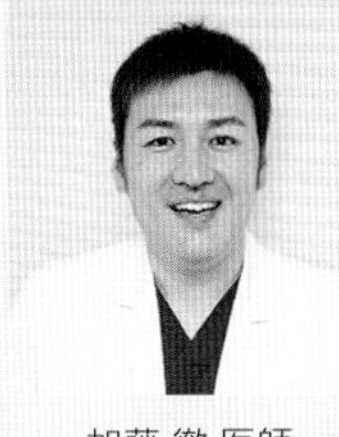

加藤 徹 医師

- ■名称…………体外受精セミナー
- ■日程…………原則第３土曜 14:00～16:00
- ■開催場所……宮本ビル８F
- ■予約…………必要
- ■参加費用……無料
- ■参加…………他院の患者様OK
- ■個別相談……有り

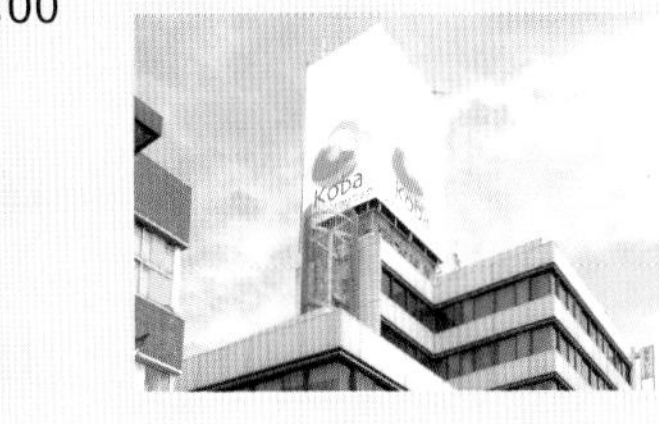

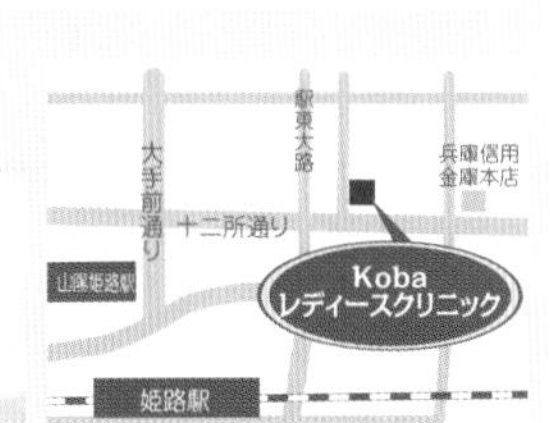

● 体外受精の詳しい内容、保険のルールや料金体系、先進医療、着床前診断などについて分かりやすく説明させていただきます。当院以外の患者様も受講可能です。

赤ちゃんがほしい！ ママ&パパになりたい！

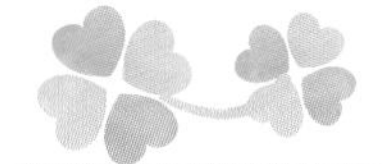
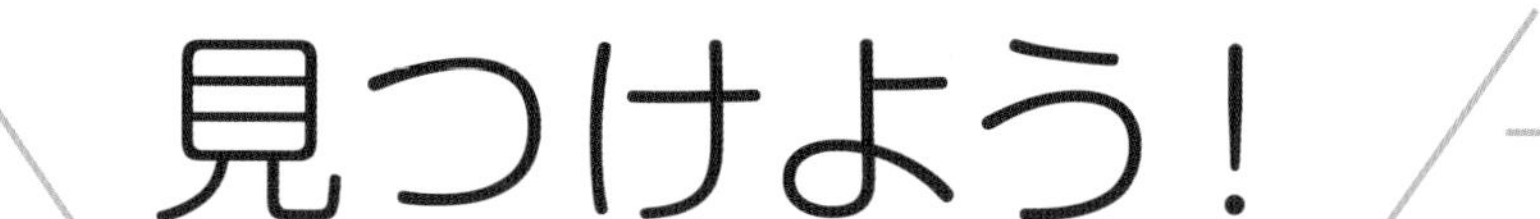

見つけよう！
私たちにあった クリニック

なかなか妊娠しないなぁ。どうしてだろう？

心配になってクリニックへ相談へ行こうと思っても、「たくさんあるクリニックから、どう選べばいいの？」と悩むこともあるかもしれませんね。

ここでは、クリニックからのメッセージと合わせて基本的な情報を紹介しています。

お住いの近く、職場の近く、ちょっと遠いけど気になるクリニックが見つかったら、ぜひ、問い合わせてみてください。 （P.95 の全国の不妊治療病院&クリニックも、ぜひご活用ください）

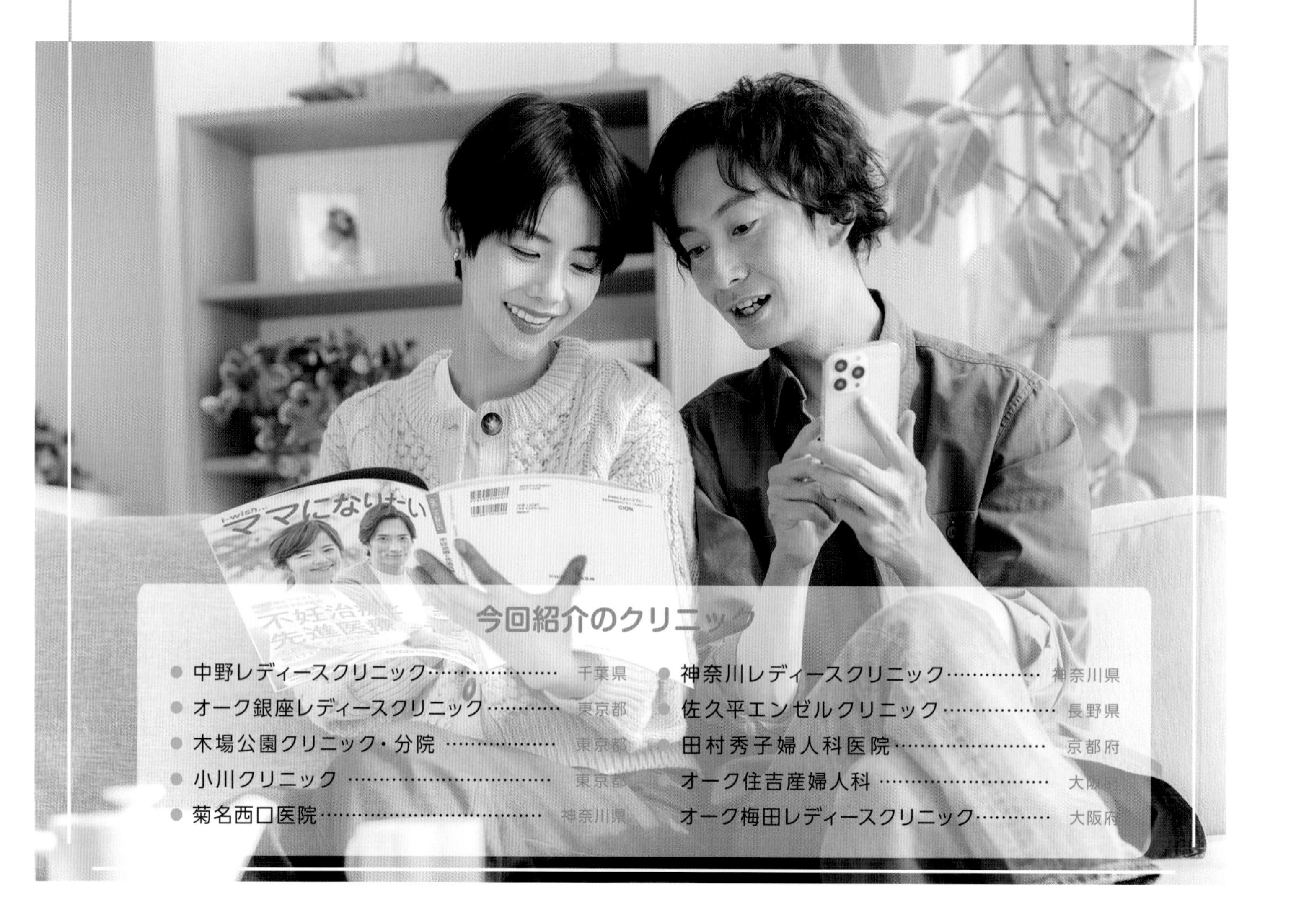

今回紹介のクリニック

- 中野レディースクリニック……………… 千葉県
- オーク銀座レディースクリニック………… 東京都
- 木場公園クリニック・分院 ………………… 東京都
- 小川クリニック ………………………………… 東京都
- 菊名西口医院……………………………… 神奈川県
- 神奈川レディースクリニック…………… 神奈川県
- 佐久平エンゼルクリニック ……………… 長野県
- 田村秀子婦人科医院 ……………………… 京都府
- オーク住吉産婦人科 ……………………… 大阪府
- オーク梅田レディースクリニック………… 大阪府

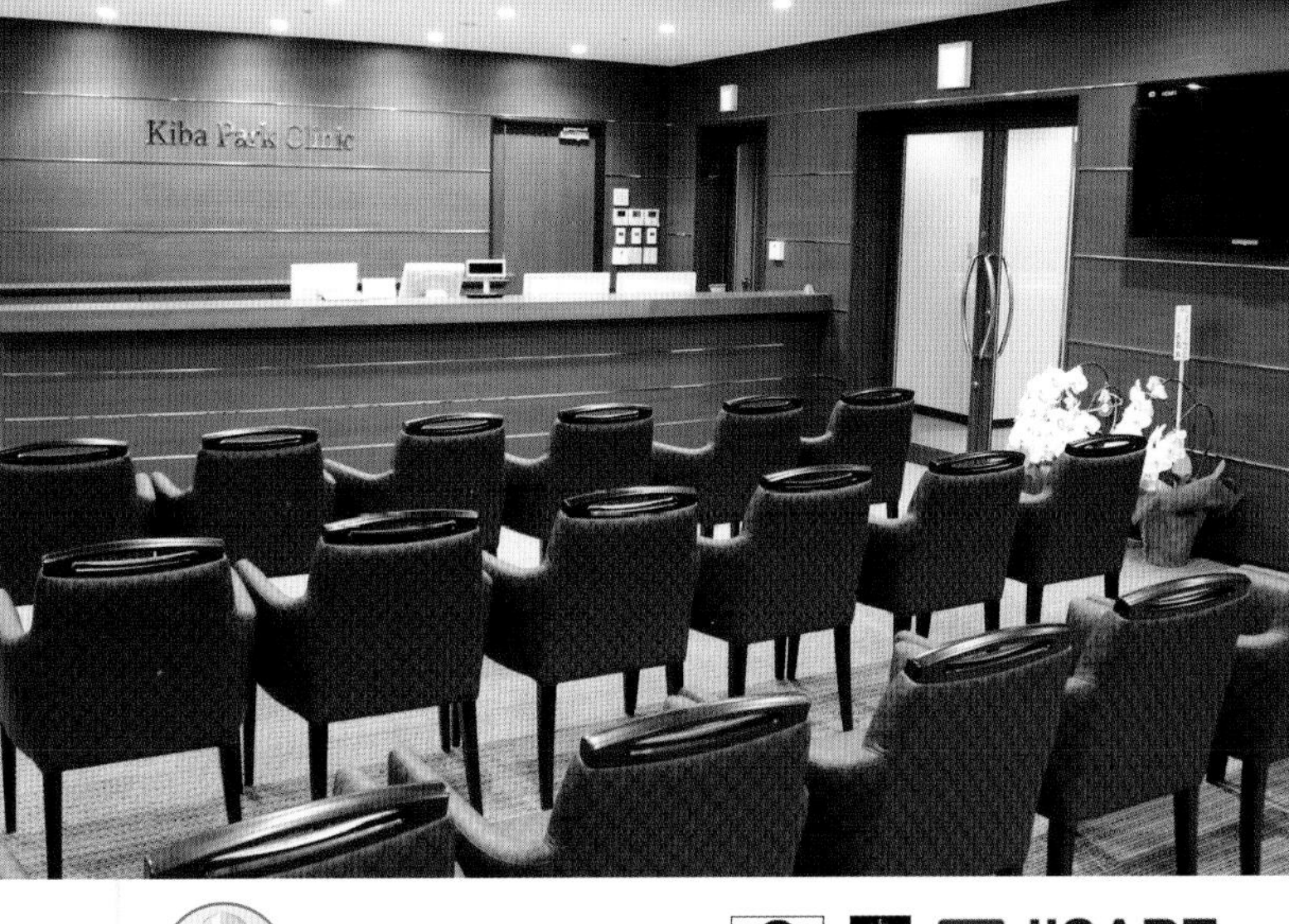

一般不妊症・体外受精・顕微授精・不育症 東京都・江東区

木場公園クリニック・分院

TEL. 03-5245-4122 URL. https://www.kiba-park.jp

世界トップレベルの医療を提供しています。

不妊症の治療は時間を要することもあり、治療方針や将来に不安を抱く方も少なくありません。

そこで私たちクリニックでは、心のケアを大事に考え、心理カウンセラーや臨床遺伝専門医が患者さまの心の悩みをバックアップしています。

医療面では、一般不妊治療から生殖補助医療（体外受精、顕微授精）まで、生殖医療専門医による大学レベルの高品位な技術を提供し、世界トップレベルの医療と欧米スタイルでご夫婦の立場に立った、心の通った女性・男性不妊症の診察・検査・治療を行っておりますので、どうぞご夫婦でご相談にいらしてください。

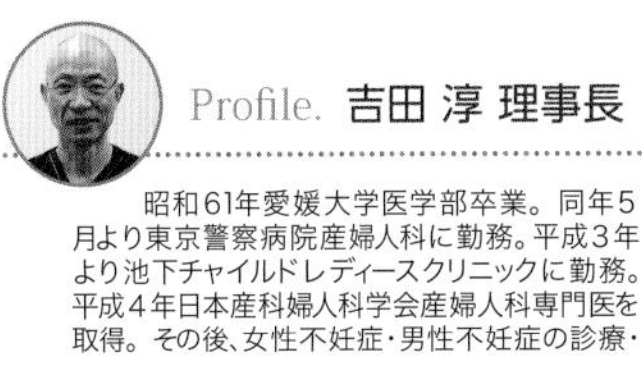

Profile. 吉田 淳 理事長

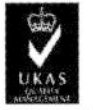

UKAS

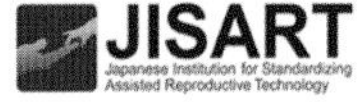

昭和61年愛媛大学医学部卒業。同年5月より東京警察病院産婦人科に勤務。平成3年より池下チャイルドレディースクリニックに勤務。平成4年日本産科婦人科学会産婦人科専門医を取得。その後、女性不妊症・男性不妊症の診療・治療・研究を行う。平成9年日本不妊学会賞受賞。平成11年1月木場公園クリニックを開業。「不妊症はカップルの問題」と提唱し、日本で数少ない女性不妊症・男性不妊症の両方を診察・治療できるリプロダクション専門医である。

○ 診療時間 (8:30～12:00、13:30～16:30)

	月	火	水	木	金	土	日
午前	○	○	○	○	○	○※	ー
午後	○	●	○	●	○	○※	ー

● 6Fのみ火曜日と木曜日の午後13:30～18:30
※土曜日 午前9:00～14:00、午後14:30～16:00
祝日の午前は8:30～13:00

東京都江東区木場 2-17-13 亀井ビル

○東京メトロ東西線木場駅 3番出口より徒歩2分

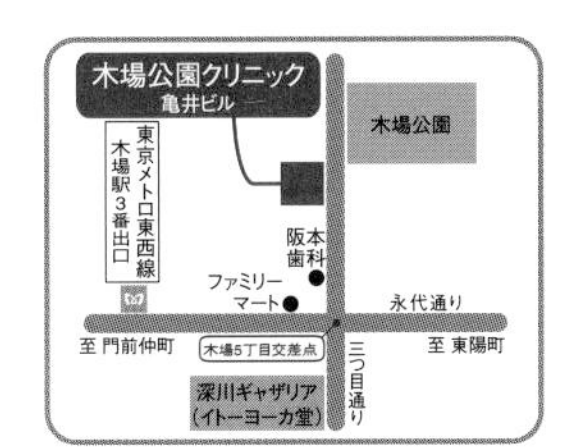

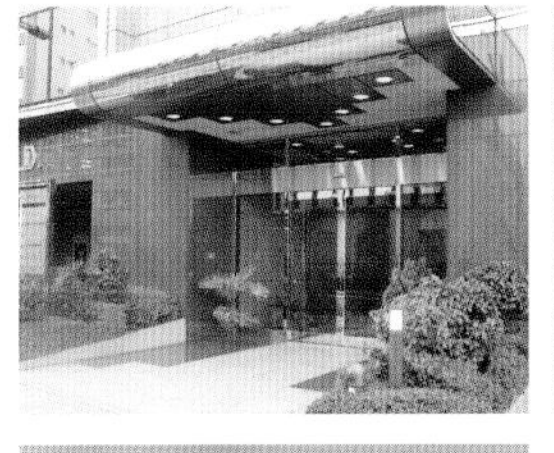

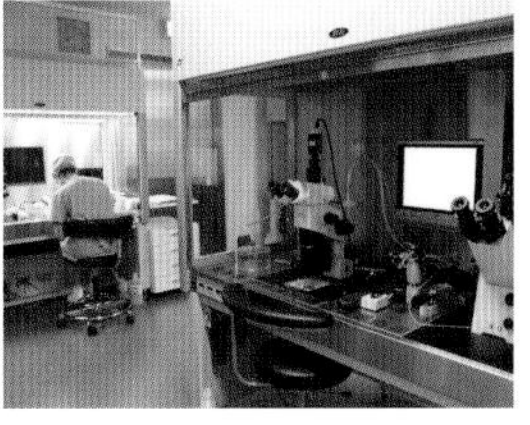

「不妊症はカップルの病気」

木場公園クリニック・分院は、カップルで受診しやすいクリニックを目指して、設計・運営しています。カップルで診察を待つ人が多いので、待合室に男性がいてもなんの違和感もありません。7階には子連れ専用フロアを開設させていただきました。月に2回 Web セミナーを行っています。

●人工授精 ●体外受精 ●顕微授精 ●凍結保存 ●男性不妊 ●カウンセリング ●女性医師

体外受精・顕微授精・不妊症 東京都・中央区

オーク銀座レディースクリニック

TEL. 0120-009-345 URL. https://www.oakclinic-group.com/

お子様を迎えるという目標に向かって、高度生殖補助医療による治療を提供しています。

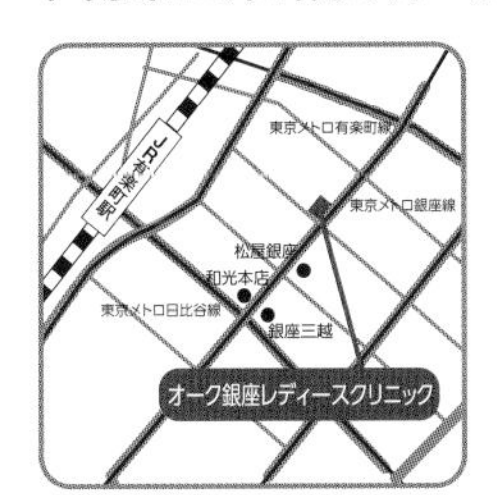

患者様のお話をうかがい、お一人おひとりに合わせた治療プランをご提案します。男性不妊にも対応しており、ご夫婦で受診していただくことも可能です。また、週に3日は大阪の本院（オーク住吉産婦人科）から経験豊富な専門医が来院し、診療にあたっています。

学会認定の胚培養士が在籍する国際水準の培養ラボラトリーを備え、院内の基準をクリアした胚培養士が、患者様に採卵した卵子や受精後の胚の状態をご説明しています。

患者様が一日も早く赤ちゃんを迎えられるよう、経験と技術に裏打ちされた治療でサポートして参ります。

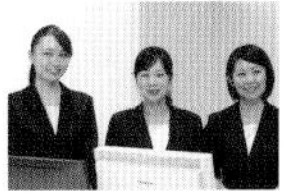

○ 診療時間

	月	火	水	木	金	土	日
午前	○	○	○	○	○	○	△
午後	○	○	○	○	○	○※	△
夜間	○	○	○	○	○	ー	ー

午前 9:00～13:00、午後 14:00～16:30
※土曜午後14:00～16:00、夜間 17:00～19:00
△日・祝日は 9:30～15:00

東京都中央区銀座 2-6-12　Okura House 7F

○ JR 山手線・京浜東北線有楽町駅 徒歩5分、東京メトロ銀座駅 徒歩3分、東京メトロ有楽町線 銀座1丁目駅 徒歩2分

Profile. 渡邊 倫子 医師

筑波大学卒業。筑波大学附属病院、木場公園クリニック、山王病院等を経てオーク銀座レディースクリニック院長。得意分野は、男性不妊と内視鏡検査。もちろん女性不妊も専門です。男性、女性を診療できる数少ない生殖医療専門医です。

●人工授精 ●体外受精 ●顕微授精 ●凍結保存 ●男性不妊
●漢方 ●カウンセリング ●女性医師

不妊症・婦人科一般・更年期障害・その他 千葉県・柏市

中野レディースクリニック

TEL. 04-7162-0345 URL. http://www.nakano-lc.com

エビデンスに基づいた、イージーオーダーの不妊治療。

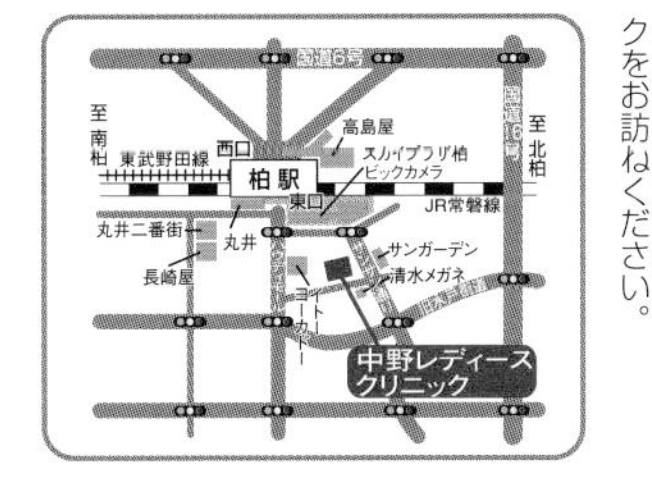

患者様お一人おひとりに治療効果が高いレベルで実現できるよう、エビデンス（症状に対して効果があることがわかっている治療法）に基づいた治療を行っています。そして、最終的に一人でも多くの方が妊娠できるよう、それぞれの方に合った細やかな対応ができるようイージーオーダーの不妊治療をご提供しております。

不妊治療は、加齢とともに条件が悪くなりますから、みなさま、早めに私たちクリニックをお訪ねください。

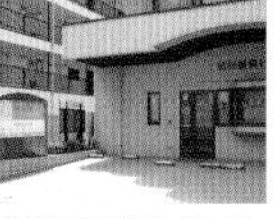

○ 診療時間 (9:00～12:30、15:00～19:00)

	月	火	水	木	金	土	日
午前	○	○	○	○	○	○	ー
午後	○	○	○	○	○	ー	ー
夜間	○	ー	○	ー	○	ー	ー

午後 15:00～17:00、夜間 17:00～19:00
※土曜午後、日・祝日は休診。
※初診の方は、診療終了1時間前までにご来院下さい。

千葉県柏市柏 2-10-11-1F

○ JR 常磐線柏駅東口より徒歩3分

Profile. 中野 英之 院長

平成4年 東邦大学医学部卒業、平成8年 東邦大学大学院修了。この間、東邦大学での初めての顕微授精に成功。平成9年 東京警察病院産婦人科に出向。吊り上げ式腹腔鏡の手技を習得、実践する。
平成13年 宗産婦人科病院副院長。平成17年 中野レディースクリニックを開設。医学博士。
日本生殖医学会認定生殖医療専門医。

●人工授精 ●体外受精 ●顕微授精 ●凍結保存
●男性不妊 ●カウンセリング

不妊不育 IVF センター・婦人科一般　神奈川県・横浜市

神奈川レディースクリニック

TEL. 045-290-8666 URL. https://www.klc.jp

患者様お一人おひとりのお気持ちを大切に納得のいく治療を進めていきます。

不妊から不育まで一貫した治療を行うことが、当クリニックの特徴です。患者様の身近な存在として、気軽に活用できるクリニックでありたいというのが、私達のモットーです。

不妊・不育症の原因は様々であり複雑です。また、患者様の背景やニーズも多様化してきている中で、お一人おひとりの患者様の体調やお気持ちにいかに寄り添い、今何が必要かを一緒に考えることが大切だと考えています。治療へのストレスや不安を少しでも取り除いて安心して通院していただくため、多くの相談窓口を設けておりますので、お気軽にご相談ください。

患者様のお気持ちを大切に、医師・培養士・看護師・受付スタッフなど全員がチームとなって寄り添った医療を行ってまいります。

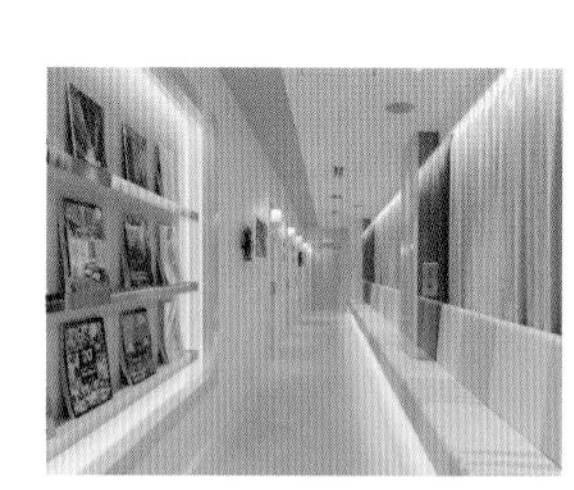

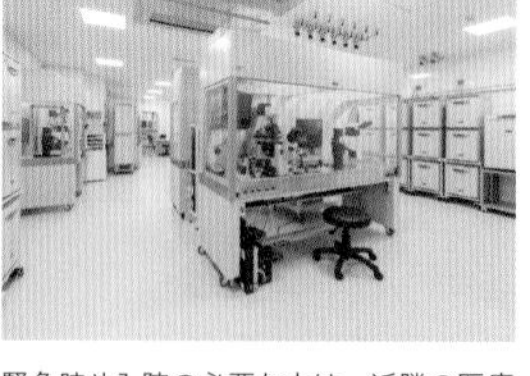

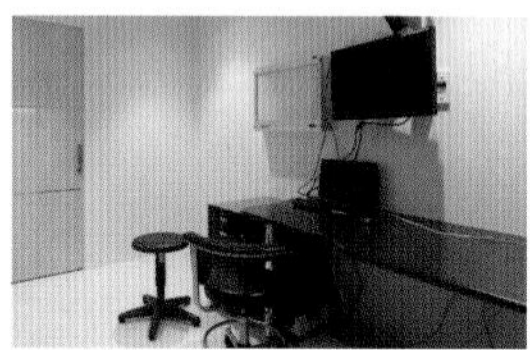

緊急時や入院の必要な方は、近隣の医療機関と提携し、24時間対応にて診療を行っております。また、待ち時間緩和のため、予約システムを導入しております。

Profile. 小林 淳一 理事長

昭和 56 年慶應義塾大学医学部卒業。慶應義塾大学病院にて習慣流産で学位取得。昭和 62 年済生会神奈川県病院にて、IVF・不育症を専門に外来を行う。平成 9 年新横浜母と子の病院にて、不妊不育 IVF センターを設立。平成 15 年 6 月神奈川レディースクリニックを設立し、同センターを移動する。医学博士。日本産科婦人科学会認定産婦人科専門医。母体保護法指定医。

○ 受付時間 (8:30〜12:30、14:00〜19:00)

	月	火	水	木	金	土	日
午前	○	○	○	●	○	△	△
午後	○	○	○※	●	○	—	—

△土・日(第2・第4)・祝日の午前は8:30〜12:00、午後は予約制
※水曜午後は14:00〜19:30
●木曜、第1・第3・第5日曜の午前は予約制

神奈川県横浜市神奈川区西神奈川1-11-5 ARTVISTA 横浜ビル

○ JR 東神奈川駅より徒歩5分、京急東神奈川駅より徒歩8分、東急東白楽駅より徒歩7分

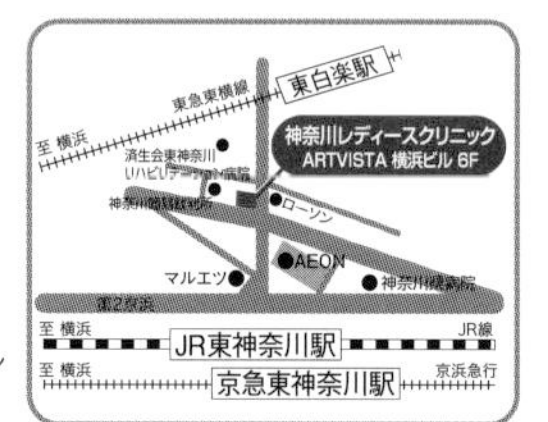

●人工授精 ●体外受精 ●顕微授精 ●凍結保存 ●男性不妊 ●漢方 ●カウンセリング ●不育症 ●女性医師

不妊症・産科・婦人科・小児科・内科　神奈川県・横浜市

菊名西口医院

TEL. 045-401-6444 URL. https://www.kikuna-nishiguchi-iin.jp

約6割の方が自然妊娠！プラス思考で妊娠に向けてがんばってみませんか？

できる限り、自然に近い妊娠につながる不妊治療を心がけ、妊娠後のアフターフォローまで責任を持って診ることが、私たち菊名西口医院のモットーです。

そのため、外来の妊婦さんも約半数は不妊治療を経た妊娠成功者で、小児科の約3割はそのご夫婦のお子さんです。

「妊婦がいる外来は通院したくない」、「子どもがいる外来は通院したくない」というお気持ちは十分に受け止めています。だからこそ、そのご夫婦のように「妊娠できるんだ！」と、妊娠に向けてプラス思考へ切り替えてみませんか。

無理のない範囲で、根気強く。

基礎体温をつける気持ちになれないほど落ち込んだら、何カ月でも待ちます。通院をしばらく休んでも良いのですよ。…「待つことも治療」ですから。

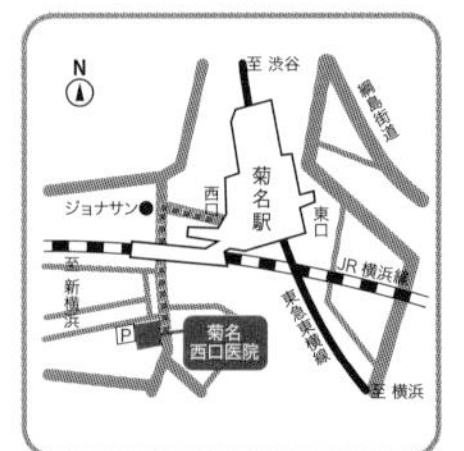

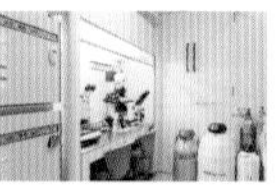

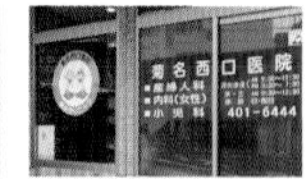

○ 診療時間 (9:30〜12:30、15:30〜19:00)

	月	火	水	木	金	土	日
午前	○	○	○	○	○	○	—
午後	○	○	○	—	○	—	—

※木・土曜午後、日曜・祝日は休診。
※土曜午後、日曜・祝日は体外受精や顕微授精など　の特殊治療を行う患者さんのみを完全予約制　にて行っています。
※乳房外来、小児予防接種は予約制。

神奈川県横浜市港北区篠原北 1-3-33

○ JR横浜線・東急東横線 菊名駅西口より徒歩1分 医院下に駐車場4台有り。(車でお越しの方は、その旨お伝え下さい。)

Profile. 石田 徳人 院長

平成2年 金沢医科大学卒業。同年聖マリアンナ医科大学産婦人科入局。平成8年 聖マリアンナ医科大学大学院修了。平成8年カナダ McGill 大学生殖医学研究室客員講師。平成9年 聖マリアンナ医科大学産婦人科医長。平成13年 菊名西口医院開設。
日本産科婦人科学会認定産婦人科専門医。母体保護法指定医。医学博士。

●人工授精 ●体外受精 ●顕微授精 ●凍結保存 ●男性不妊 ●漢方 ●カウンセリング ●食事指導 ●運動指導

不妊症・妊婦健診・婦人科一般・更年期障害・その他　東京都・豊島区

小川クリニック

TEL. 03-3951-0356 URL. https://www.ogawaclinic.or.jp

希望に沿った治療の提案で、無理のない妊娠計画を実現。

不妊治療の基本は、なるべく自然に近い形で妊娠を叶えることです。やみくもに最新治療の力を借りることは、避けなければなりません。

私たちクリニックでは、まずタイミング法より始め、漢方療法、排卵誘発剤、人工授精など、その人の状態により徐々にステップアップしていきます。

開院以来、高度生殖医療（体外受精、顕微授精など）の治療に到達する前に多くの方々が妊娠されています。

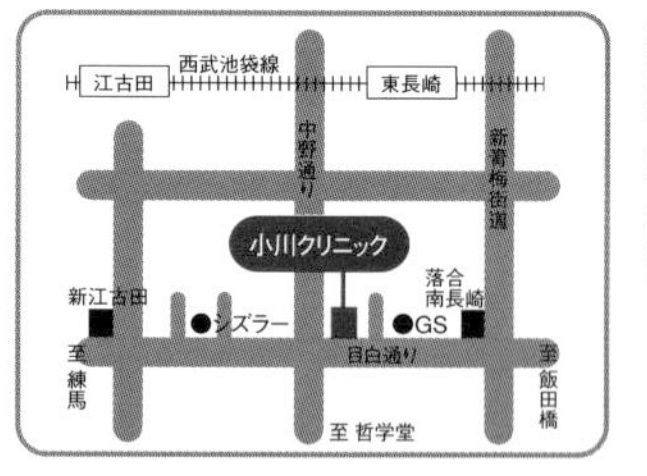

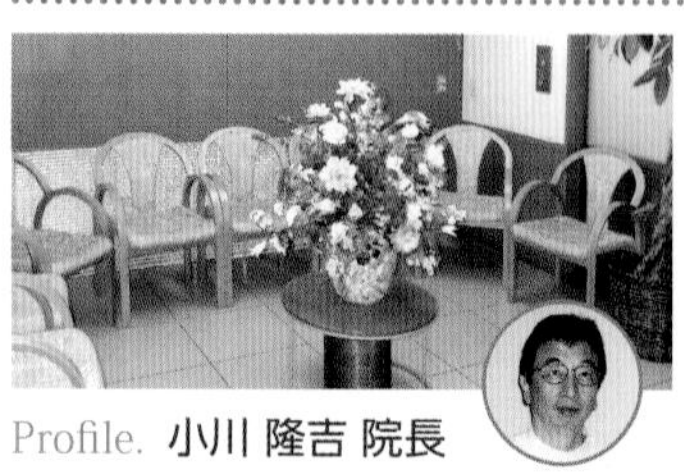

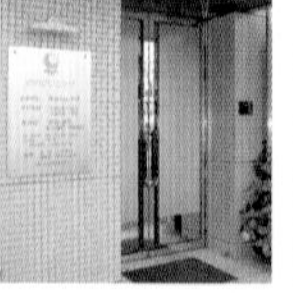

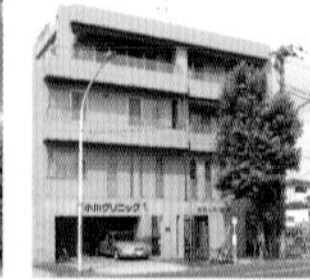

○ 診療時間 (9:00〜12:00、15:00〜18:00)

	月	火	水	木	金	土	日
午前	○	○	○	○	○	○	—
午後	○	○	—	○	○	—	—

※水・土曜の午後、日・祝日は休診。緊急の際は、上記に限らず電話連絡の上対応いたします。

東京都豊島区南長崎 6-7-11

○ 西武池袋線東長崎駅、地下鉄大江戸線落合南長崎駅より徒歩8分

Profile. 小川 隆吉 院長

医学博士。元日本医科大学産婦人科講師。1975年日本医科大学卒業後、医局を経て1995年4月まで都立築地産院産婦人科医長として勤務。1995年6月不妊症を中心とした女性のための総合クリニック、小川クリニックを開院。著書に「不妊の最新治療」「ここが知りたい不妊治療」「更年期を上手に乗り切る本」「30才からの安産」などがある。

●人工授精 ●男性不妊 ●漢方 ●カウンセリング

不妊症専門 京都府・京都市

田村秀子婦人科医院

TEL. 075-213-0523 URL. https://www.tamura-hideko.com/

心の持ち方や考え方、生活習慣などを聞き、その人だけのオーダーメイドな治療の提案。

『これから病院に行くんだ』という気持ちでなく、もっとリラックスした気持ちで、たとえばレストランに食事に行く時やウィンドウショッピングの楽しさ、ホテルでお茶をする時の心地良さで来ていただけるような病院を目指しています。

また、不妊症は子どもが欲しくても自分ではどうしようもなく、かつ未体験のストレスとの戦いでもありますから、できればここに来たら、お姫さまのように自分主体でゆとりや自信を持てる雰囲気を作るよう心がけています。

我々は皆様が肩の力を抜いて通院して下さってこそ、治療の最大の効果を発揮できるものと思っております。ですから、そんな雰囲気作りに、これからも力を注いでいきたいと思っています。

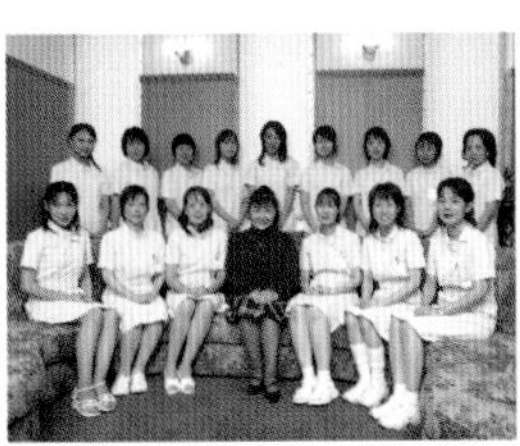

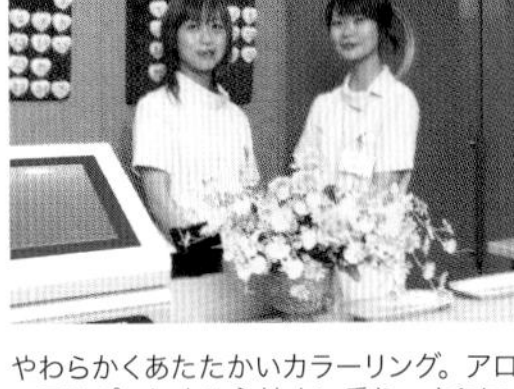

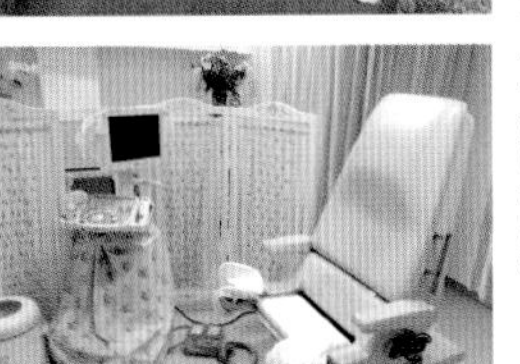

やわらかくあたたかいカラーリング。アロマテラピーによる心地よい香り。さらに、冷たさを感じないようにと医療機器に覆いかけられたクロスなど、院内には細かな配慮がなされている。体外受精のあとに安静室（個室）でもてなされる軽食も好評。

Profile. 田村 秀子 院長

昭和 58 年、京都府立医科大学卒業。平成元年同大学院修了。同年京都第一赤十字病院勤務。平成 3 年、自ら治療し、妊娠 13 週での破水を乗り越えてできた双子の出産を機に義父の経営する田村産婦人科医院に勤務して不妊部門を開設。平成 7 年より京都分院として田村秀子婦人科医院を開設。平成 15 年 8 月、現地に発展移転。現在、自院、田村産婦人科医院、京都第二赤十字病院の 3 施設で不妊外来を担当。専門は生殖内分泌学。医学博士。

○ 診療時間 (9:30～12:00、13:00～19:00)

	月	火	水	木	金	土	日
午前	○	○	○	○	○	○	―
午後	○	○	○	○	○	―	―
夜間	○	○	○	○	○	―	―

午後 13:00～15:00、夜間 17:00～19:00
※日・祝祭日休診

京都府京都市中京区御池高倉東入ル御所八幡町 229
○市営地下鉄烏丸線 御池駅 1 番出口 徒歩 3 分

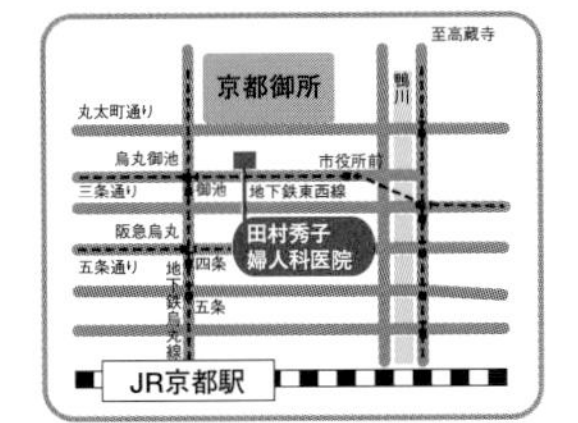

●人工授精 ●体外受精 ●顕微授精 ●凍結保存 ●男性不妊 ●漢方 ●カウンセリング ●女性医師

不妊症・リプロダクションセンター・体外受精ラボラトリー・サージセンター 大阪府・大阪市

オーク住吉産婦人科

TEL. 0120-009-345 URL. https://www.oakclinic-group.com/

高度生殖補助医療の専門クリニック。年中無休の体制で最先端の治療を提供します。

バックアップ体制の整った高度生殖補助医療実施施設です。働きながら不妊治療を受けていただきやすい体制を整えています。

生殖医療に長年携わっている専門医が、患者様お一人おひとりのお話をうかがった上で治療プランをご提案いたします。男性不妊にも対応し、ご夫婦での受診も可能です。

国際水準の培養ラボラトリーには、学会認定の胚培養士が多数在籍し、日々技術の習得や研究にあたっています。

患者様が納得して治療を受けて頂けるようドクター、スタッフが一丸となって治療に取り組んでいます。

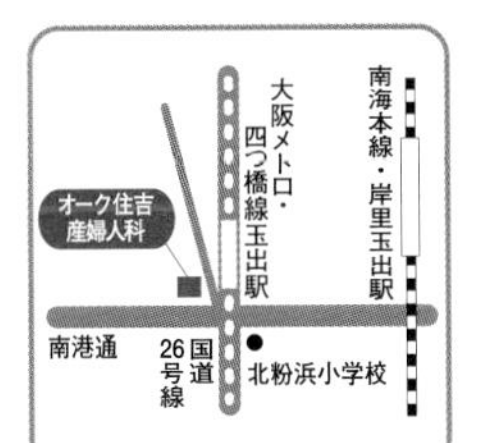

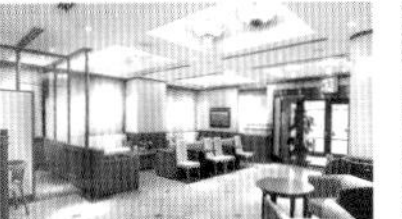

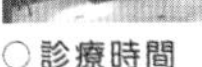

○ 診療時間

	月	火	水	木	金	土	日
午前·午後	○	○	○	○	○	●	―
夜間	○	○	―	○	―	―	―

午前・午後 9:00～16:30、夜間 17:00～19:00
● 土は9:00～16:00

大阪府大阪市西成区玉出西 2-7-9
○大阪メトロ四つ橋線玉出駅 5 番出口徒歩 0 分
南海本線岸里玉出駅徒歩 10 分

Profile. 多田 佳宏 医師

京都府立医科大学卒業。同大学産婦人科研修医、国立舞鶴病院、京都府立医科大学産婦人科修練医、京都市立病院、松下記念病院などを経て当院へ。女性の不妊治療の診察とともに、男性不妊も担当。医学博士。日本産科婦人科学会認定産婦人科専門医、日本生殖医学会認定生殖医療専門医。

●人工授精 ●体外受精 ●顕微授精 ●凍結保存 ●男性不妊 ●漢方 ●カウンセリング ●女性医師

不妊症・産婦人科 長野県・佐久市

佐久平エンゼルクリニック

TEL. 0267-67-5816 URL. https://www.sakudaira-angel-clinic.jp/

患者様との対話を重視し、患者様の希望や思いに寄り添った生殖医療を提供いたします。

2022年4月以降の生殖医療保険診療化に伴い、当院では従来通り、自由診療による個々の患者様に合わせた最適な治療を提案するオーダーメイド治療と、保険診療の範囲内で治療完結を目指す保険診療の2本立てメニューで治療を提供いたします。

オーダーメイド治療では、個々の患者様の不妊原因や体の状態、仕事と治療の両立を最大限に考慮し、最適な治療を提案いたします。そして最短の治療期間で結果を出して、生まれてくるお子様と過ごす時間を長く有意義にしていただくことを目標とします。

一方、低コストでの治療を希望される方には、保険診療を選択いただけます。どちらもご希望の治療が提案できますよう努めて参ります。

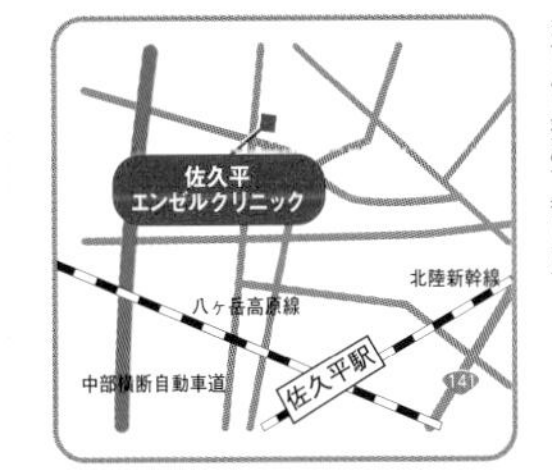

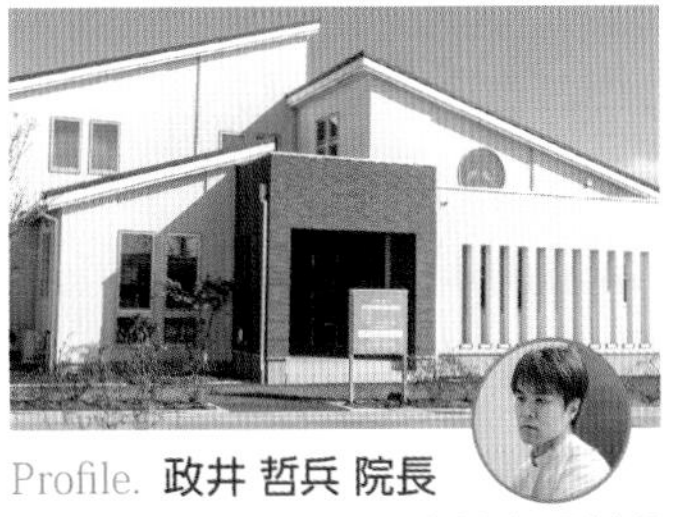

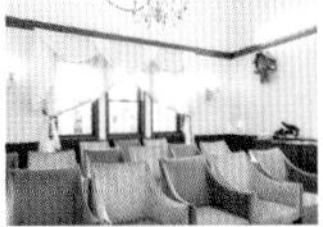

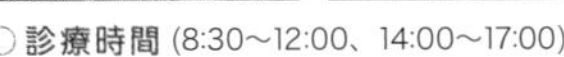

○ 診療時間 (8:30～12:00、14:00～17:00)

	月	火	水	木	金	土	日
午前	○	○	○	○	○	○	△
午後	○	○	―	○	○	―	―

※最終受付は16:30。※水曜,土曜の午後、日曜は休診。△医師が必要と判断した場合は診察、採卵等の処置を行います。※体外受精説明会は、WEB配信方式としております。

長野県佐久市長土呂1210-1
○ 佐久北IC・佐久ICより車で約5分
JR佐久平駅より徒歩約10分

Profile. 政井 哲兵 院長

鹿児島大学医学部卒業、東京都立府中病院（現東京都立多摩総合医療センター）研修医。2005 年 東京都立府中病院産婦人科、2007 年 日本赤十字社医療センター産婦人科、2012 年 高崎 ART クリニック、2014 年 佐久平エンゼルクリニック開設。日本産科婦人科学会認定産婦人科専門医、日本生殖医学会認定生殖医療専門医。

●人工授精 ●体外受精 ●顕微授精 ●凍結保存 ●男性不妊 ●漢方 ●カウンセリング

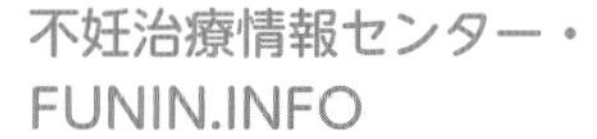

インターネットでも、不妊治療の
幅広い情報を提供しています。

不妊治療情報センター・FUNIN.INFO

https://www.funin.info

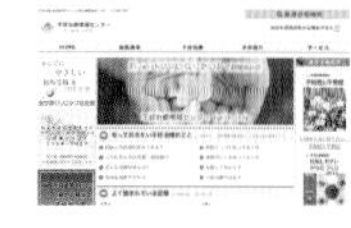

全国の不妊治療施設を紹介する不妊治療情報センター・funin.info です。コンテンツは、不妊治療に絡んだ病院情報がメインです。

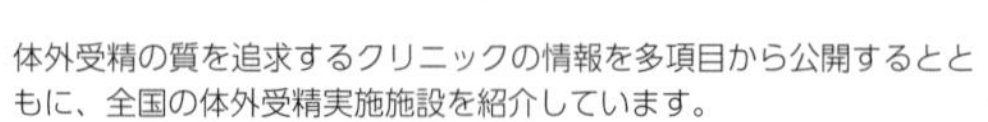

全国体外受精実施施設完全ガイド

https://www.quality-art.jp

体外受精の質を追求するクリニックの情報を多項目から公開するとともに、全国の体外受精実施施設を紹介しています。

不妊治療の先生に聞いてみた!

https://funin.clinic/

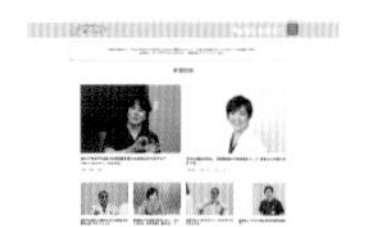

治療に臨むカップルが赤ちゃんを授かるために聞きたいこと、心配や疑問に思っていることを医師に取材！
記事は、テーマごとに分けられ、定期的にアップしています。

不妊症・体外受精・顕微授精 大阪府・大阪市

オーク梅田レディースクリニック

TEL. 0120-009-345 URL. https://www.oakclinic-group.com/

患者様の妊娠に向けた診療に、不妊治療の専門院として全力で取り組んでいます。

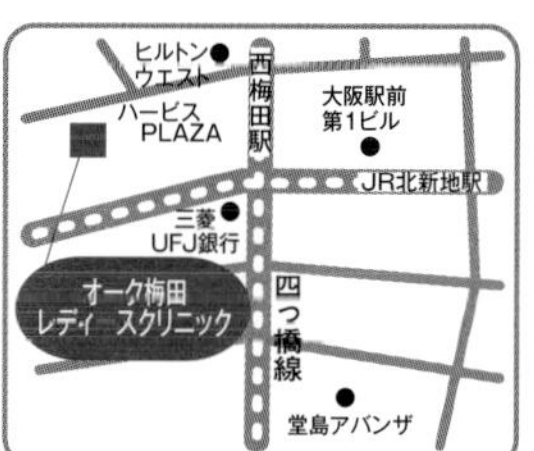

多数のオリジナル・メソッドを含む検査と治療をメニューに用意しています。

国際水準の培養ラボラトリーを備えた高度生殖補助医療実施施設です。体外受精は患者様のお話をうかがい、お一人おひとりに合わせたプランをご提案しています。

オペ室、培養室を完備し、採卵や移植なども、本院と同様に梅田院でも実施可能です。

患者様とともに、妊娠という目標に向かって治療を進めて参ります。

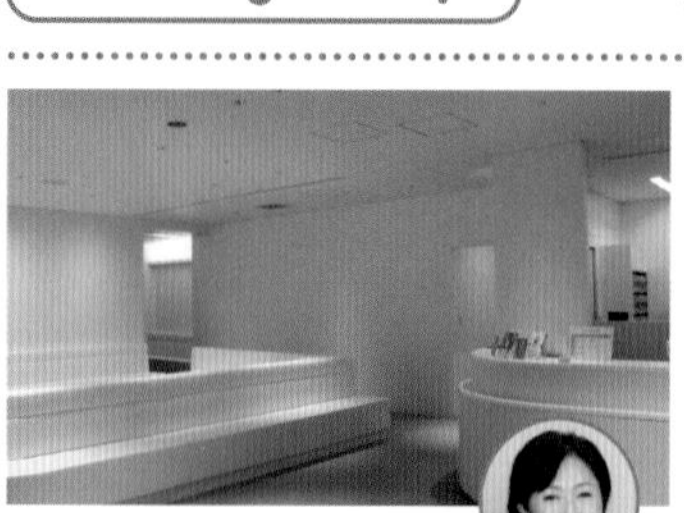

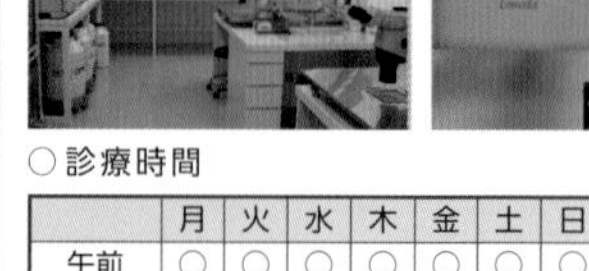

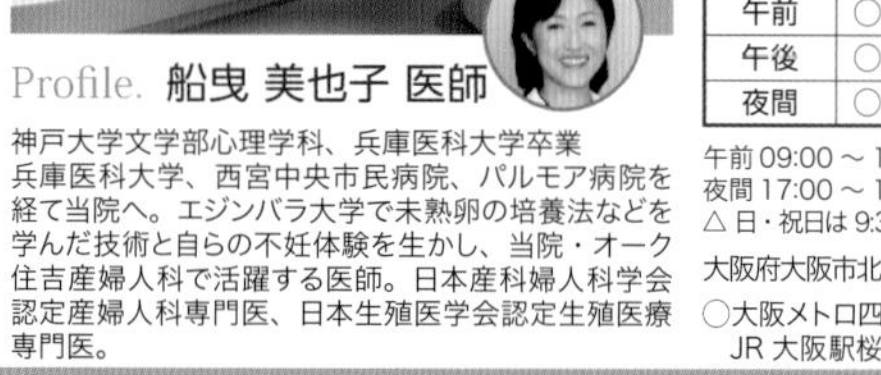

Profile. 船曳 美也子 医師

神戸大学文学部心理学科、兵庫医科大学卒業
兵庫医科大学、西宮中央市民病院、パルモア病院を経て当院へ。エジンバラ大学で未熟卵の培養法などを学んだ技術と自らの不妊体験を生かし、当院・オーク住吉産婦人科で活躍する医師。日本産科婦人科学会認定産婦人科専門医、日本生殖医学会認定生殖医療専門医。

○診療時間

	月	火	水	木	金	土	日
午前	○	○	○	○	○	○	○
午後	○	○	○	○	○	●	△
夜間	○	○	○	○	○	ー	ー

午前 09:00 ～ 13:00、午後 14:00 ～ 16:30
夜間 17:00 ～ 19:00、● 土は 14:00 ～ 16:00、
△ 日・祝日は 9:30 ～ 13:00、14:00 ～ 15:00

大阪府大阪市北区梅田 2-5-25 ハービス PLAZA 3F

○大阪メトロ四つ橋線西梅田駅、
JR 大阪駅桜橋口より徒歩約 10分

●人工授精 ●体外受精 ●顕微授精 ●凍結保存 ●男性不妊
●漢方 ●カウンセリング ●女性医師

体外受精を考えているみなさまへ

Quality Art

www.quality-art.jp

Quality とは品質のことです。

そして、ART とは高度生殖補助医療（ART: assisted reproductive technology ）のことをいいます。

現在、日本には約 600 件ほどの ART 施設（日本産科婦人科学会登録施設）があります。

保険診療が始まって、どの ART 施設でも同じ治療を受けることができるようになりました。

自由診療との違いはあるのでしょうか？ 自由診療の頃の ART の流れがわかるサイトです。

あなたの受けようとしている治療が満足なものでありますように

contents

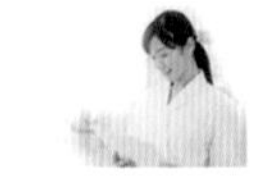

治療の状況

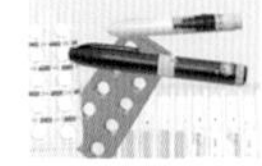

治療を始める前に

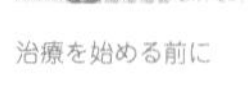

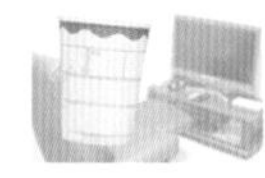

採精について

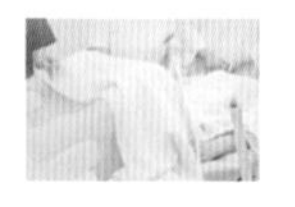

採卵について

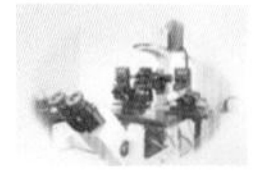

培養室について

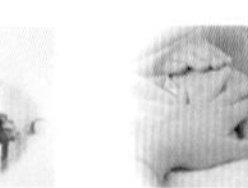

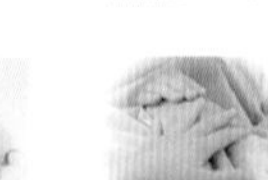

胚移植について

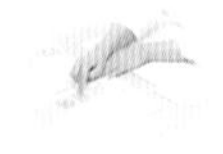

妊娠について

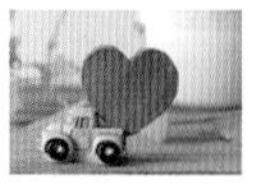

転院時の移送について

保険診療から外れる患者さんについて

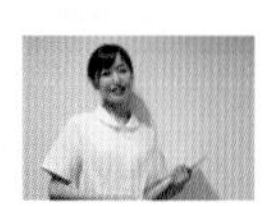

取り扱いのある診療について

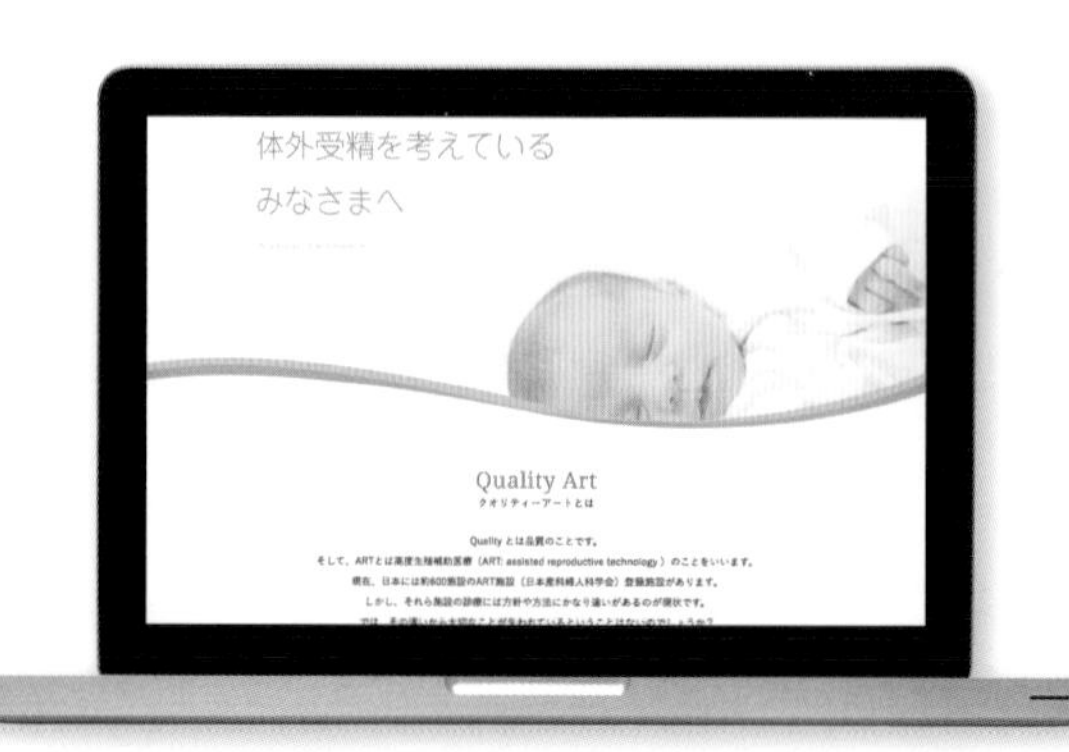

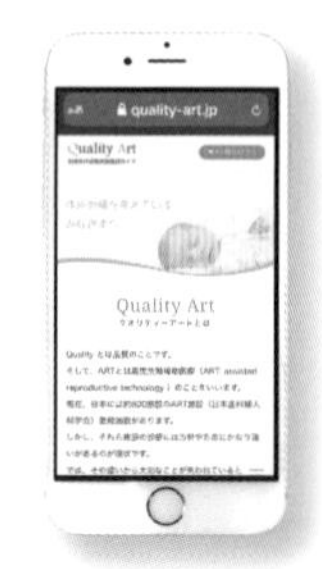

保険診療にお任せの不妊治療でなく、
体外受精のこともよく知って治療に臨むことをオススメします！
きっと、納得の診療を受けることができるでしょう。

初診は、ふたりで受診しましょう！

不妊症の原因は、女性にあることもあれば男性にあることもあります。全体としては、ほぼ半々とする統計も出ています。そして、子どもができれば親としてふたりで育てます。ですから、治療の時からふたりが協力し合っていくことはとても大切なことです。不妊治療での成績も、協力し合う力が強いほど良い結果が出ているといいます。保険診療でも自由診療でも、ふたりで受診することから治療はスタートします。

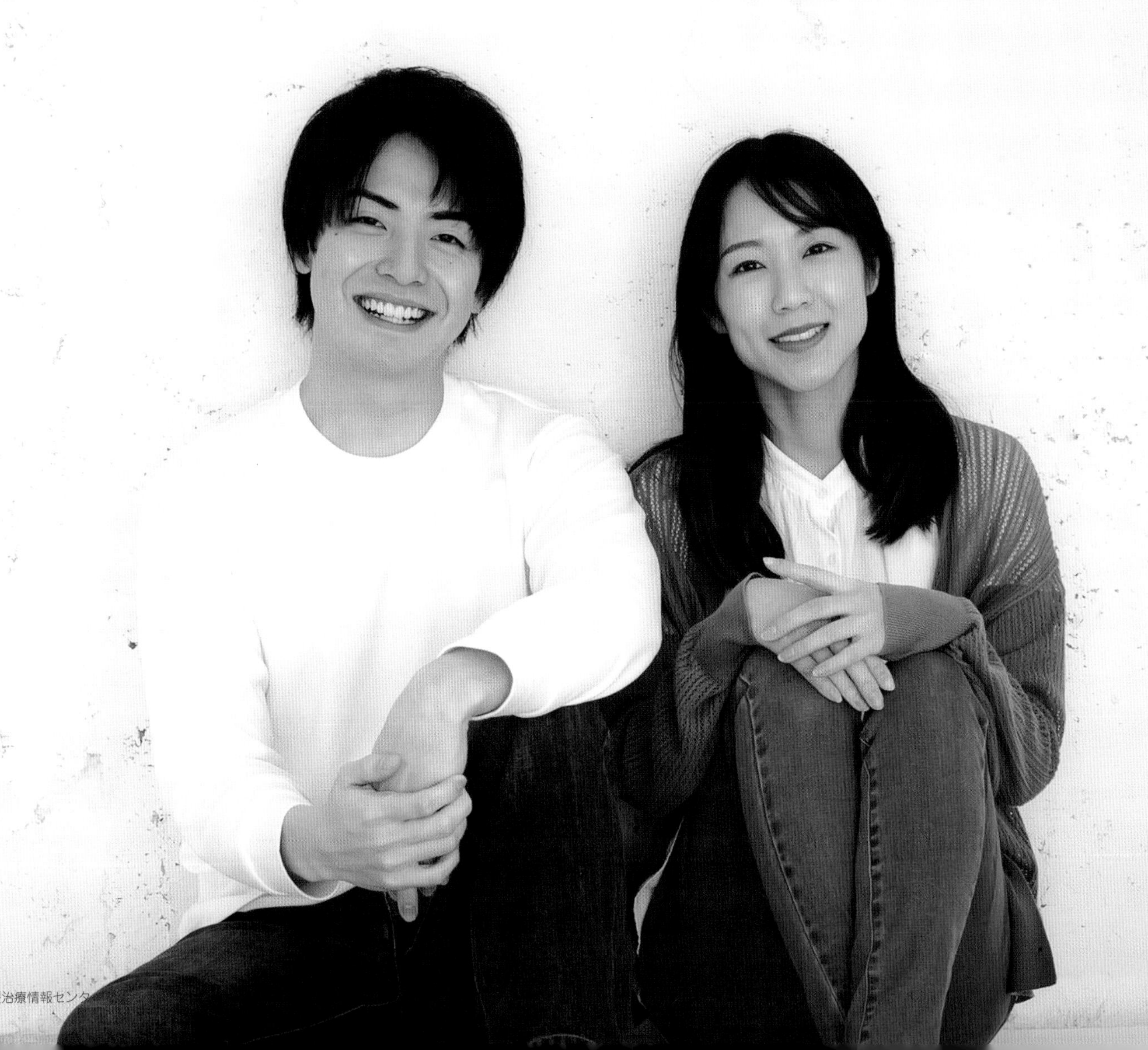

ママなり 応援レシピ

Summer 2024

季節ごとの旬の食材は、新鮮でおいしく食べることができます。また、栄養も豊富！ 今回は夏（6月～8月頃）が旬の夏野菜を中心にしたレシピです。

高タンパク低カロリーで、血合いの部分は鉄分が豊富！

カツオのたたきサラダ

材料［2人分］

カツオのたたき1パック　レタス系の葉野菜2~3枚　新玉ねぎ(紫玉ねぎ) 1/4個　万能ねぎ3~4本　ニンニク2かけ　生姜大きめのひとかけ　カイワレやブロッコリースプラウト適量

〈ドレッシング〉

岩塩 1つまみ　レモン汁 大さじ1　砂糖 小さじ1　胡椒 適量　オリーブオイル 30g

作り方

1. 葉野菜を食べやすい大きさにちぎり、よく洗い、よく水気を切っておく(サラダスピナーを使うと楽です)。
2. 玉ねぎを薄くスライスして水にさらしておく。
3. 万能ねぎは小口切りにしておく。
4. スプラウトなどは水洗いして食べやすく切っておく。
5. ニンニクは薄切りスライスにし、生姜は薄切りスライスしてから千切りにして、針生姜にする。
6. ドレッシングを作る。
塩と砂糖をレモン果汁で溶かしておく。そこに胡椒を入れてからオリーブオイルを入れて混ぜる(先にオイルを入れると塩が溶けないので、レモン果汁で溶いておく)。
7. お皿に葉野菜を敷き、スプラウトなどを散らし、カツオのたたきを乗せ、スライスオニオン、針生姜、にんにく、万能ねぎを彩りよく飾る。
8. 食べる時にドレッシングをかける。味が足りなかったら岩塩を足す。

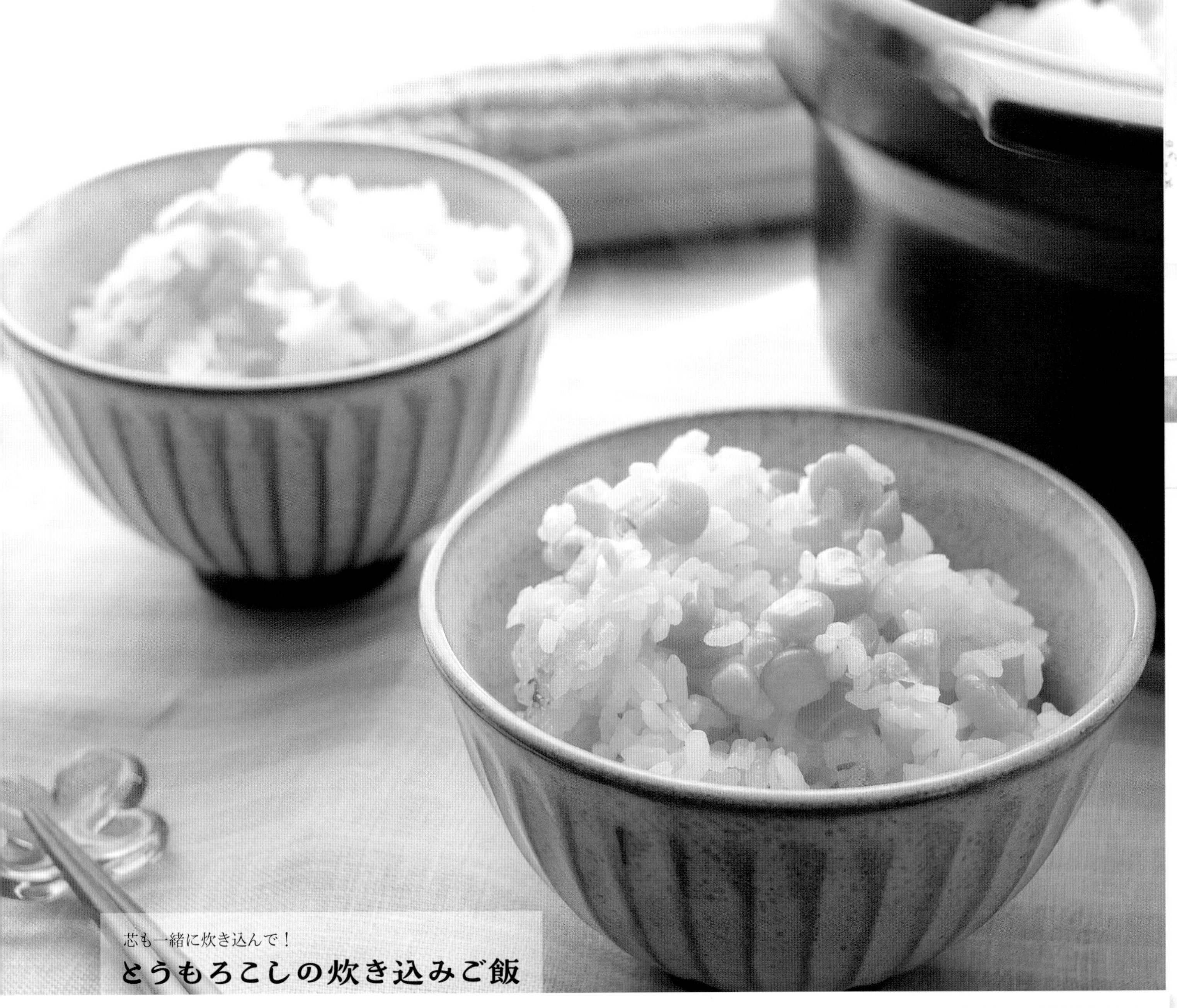

芯も一緒に炊き込んで！

とうもろこしの炊き込みご飯

材料 [2人分]
米 2合　とうもろこし 1 本　塩 小さじ 1/2　白だし大さじ 2　バター 20g

作り方

1. 米は洗って分量の水に漬けておく (10 分以上)。
2. とうもろこしは皮を剥いて、包丁で身を取り、残った芯は半分の長さに切っておく。
3. 米が吸水したら塩、白だしを入れてひと混ぜしてから、とうもろこしの身と芯を入れる (吸水前に味をつけると、塩分が邪魔して米が水を吸わないため)。
4. 炊き込みご飯モードで (早炊きは不向き) 炊飯する。
5. 炊けたらトングで芯を取り除き、バターを入れ、混ぜてからまた蓋をし、蒸らしたら出来上がり。

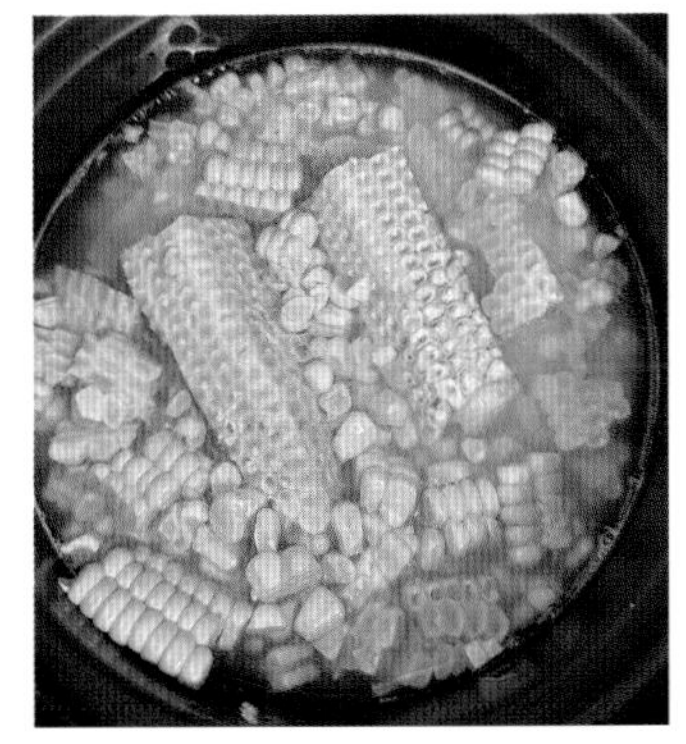

素材の話：とうもろこし：

とうもろこしは6～9月が旬。炭水化物が多いですが、意外なことにタンパク質も豊富です。ビタミン・ミネラルでは葉酸が多く、亜鉛もあり、妊活に取り入れたい栄養素がたくさん入っています。

今回の炊き込みご飯では、芯も使っています。芯そのものは食べられませんが、芯にはグルタミン酸などのうまみ成分や甘み成分が多く含まれていて、一緒に炊きあげることで、ご飯全体に成分が行き渡り、おいしくいただけます。

葉酸などの水溶性のビタミンＢ群も炊き込むことで逃さず摂取することができます。

また、「とうもろこしのひげ茶」があるように、とうもろこしのひげにはカリウム、フラボノイドなどの栄養素が含まれています。この夏、とうもろこしのひげ茶を自作するのもいいかもしれません。

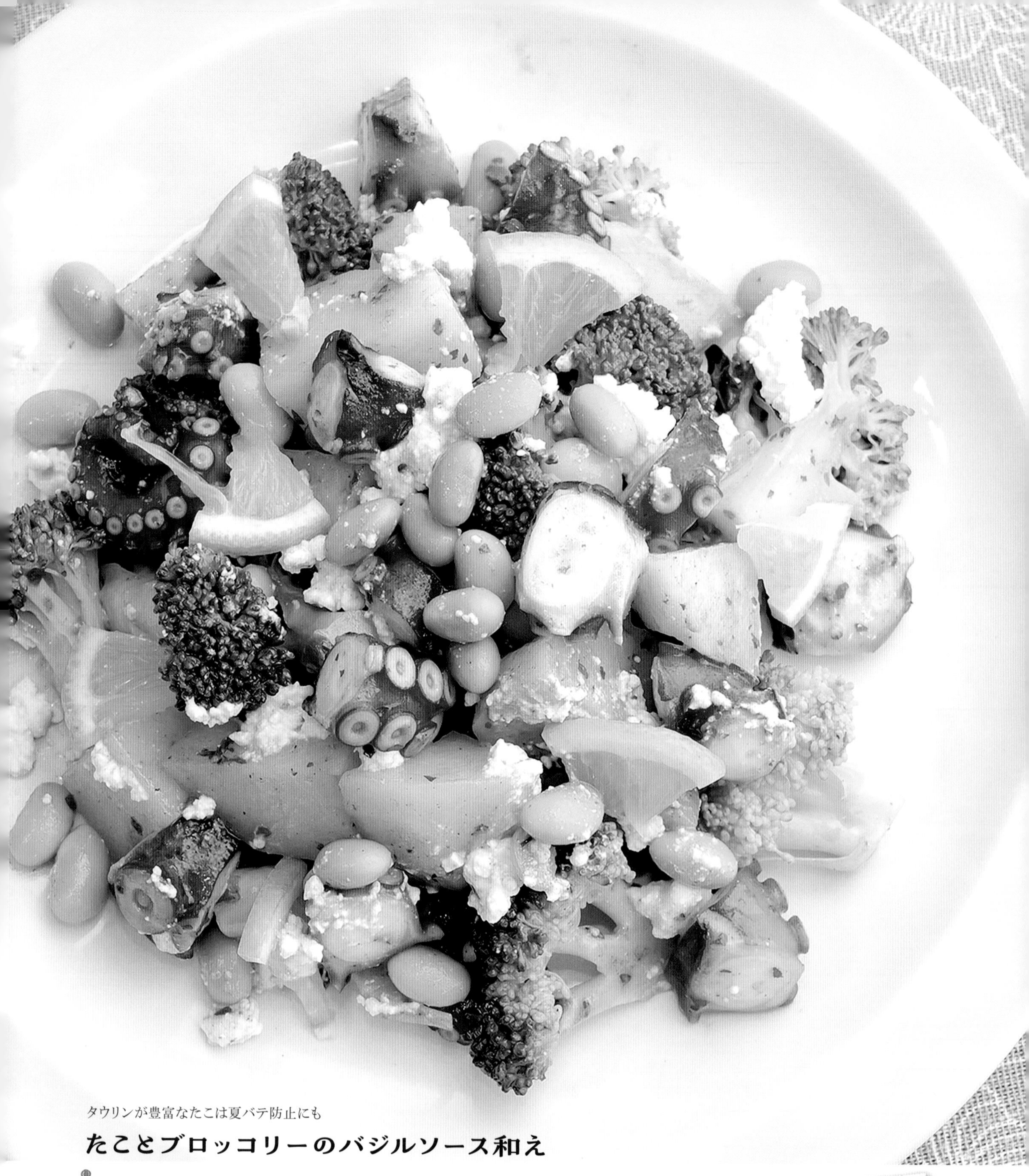

タウリンが豊富なたこは夏バテ防止にも

たことブロッコリーのバジルソース和え

材料［2人分］

たこ 1パック　ブロッコリー 1/2個　じゃがいも 中1個　むき枝豆（冷凍でもOK）大さじ2

〈ソース〉

バジルソース 大さじ3　カッテージチーズ 大さじ2　レモン汁 小さじ1　粗挽き胡椒 少々

作り方

1. ブロッコリーは食べやすい大きさに切り、茎も皮を厚めに剥いて1口大に切り、塩茹でする。
2. じゃがいもは皮を剥いて1口大に切り、茹でる。
3. 枝豆は茹でておく（冷凍むき枝豆の場合は流水解凍し、水気を切っておく）。
4. たこは1口大に切る。
5. ボウルにソースの材料を入れよく混ぜる。1~4を入れソースで和える。
6. 食べる直前まで冷蔵庫で冷やしておく。

Recipe Memo

あのコンビニの味を、再現してみました！バジルの爽やかな風味、レモンでさっぱりと香りよく仕上げます。
より忠実に再現したい場合は、セロリを少し加えてください。

カリウムが豊富なナスとズッキーニも夏バテ防止に効果的

ナスとズッキーニの揚げ浸し

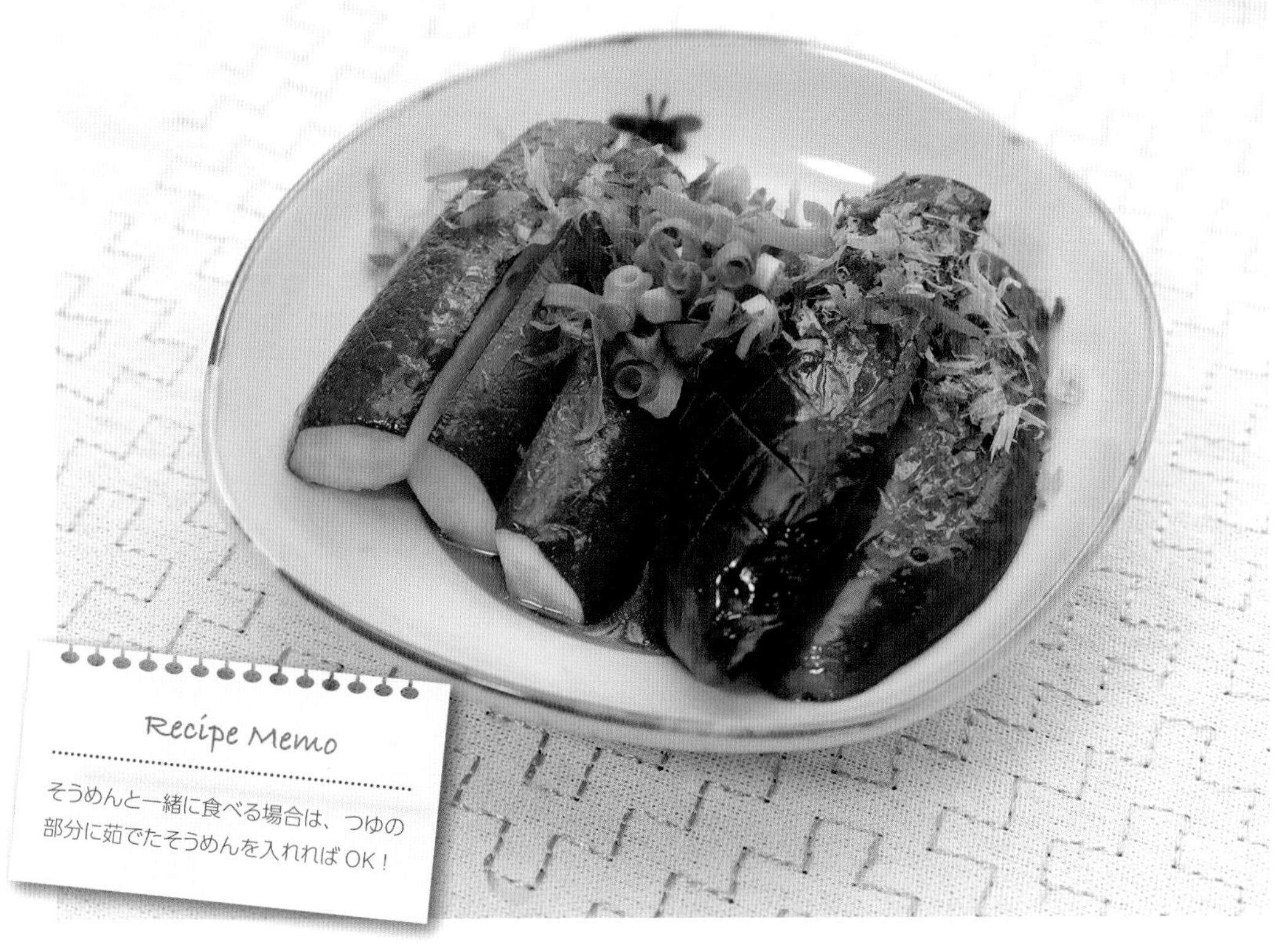

Recipe Memo

そうめんと一緒に食べる場合は、つゆの部分に茹でたそうめんを入れればOK！

材料［2人分］

ナス 1本　ズッキーニ 1本　揚げ油　めんつゆ　かつお節　万能ねぎ　（お好みで）おろし生姜

作り方

1. ナスとズッキーニはヘタを落とし、縦半分に切り、皮目に格子状の切り込みを入れ、長さを半分か3等分にする。
2. ナスとズッキーニが浸かるくらいの浅い容器にめんつゆを商品の分量どおりに割って冷やしておく。水位は半分くらいになるように。
3. 揚げ油を熱している間に、ナスとズッキーニの水気を拭いておく。
4. 皮目を下にして、途中上下を返しながら揚げる。
   ズッキーニは早く揚がるので、ナスを先に揚げる方がいい。
5. 表面が色づいてきたら油から上げ、作っておいためんつゆにどんどん漬けていき、ラップで落し蓋をしてから蓋を閉める。
6. 食べる直前まで冷蔵庫で冷やしておく。
7. 小鉢に盛り付け、かつお節と万能ねぎを散らす。好みでおろし生姜をのせる。

強い抗酸化作用のあるリコピンが摂れる

完熟トマトのコンフィチュール

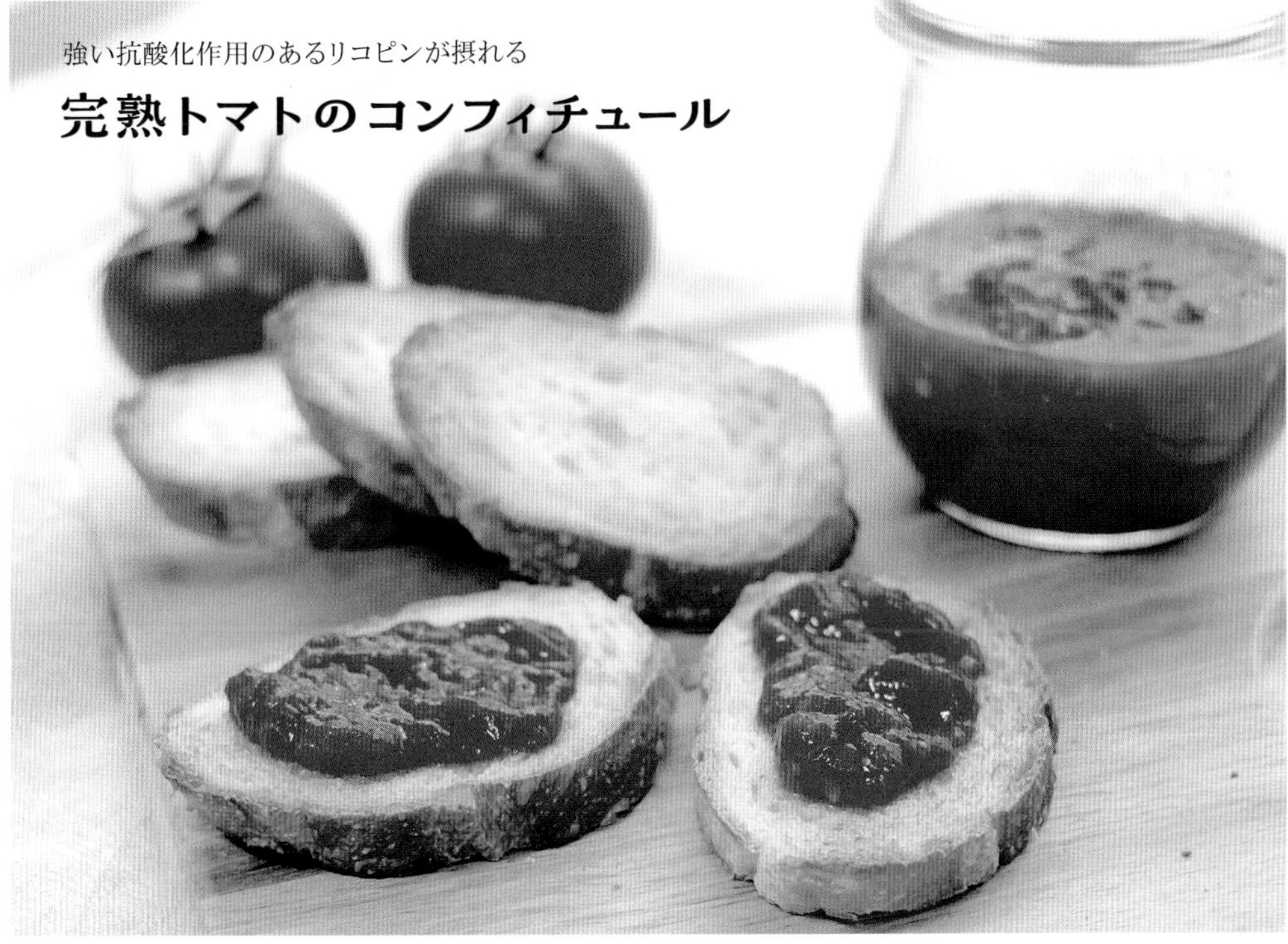

材料［1瓶分］

完熟トマト 3個　砂糖 大さじ1　レモン汁 大さじ1　白ワイン 大さじ1

作り方

1. ガラス瓶と蓋を煮沸消毒して、水気を切っておく。
2. トマトは洗ってヘタをくり抜き、湯むきする。
3. トマトをざく切りにして小鍋に入れ、材料を全部入れる。
4. 強めの火加減で水分を飛ばすように加熱する。
5. トロミがついたら完成。
   バゲットやトースト、ヨーグルトにも合う。

   1週間から10日くらいで食べ切るのが良い。

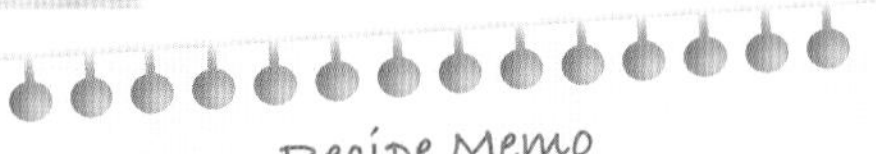

Recipe Memo

長期、鍋に入れて、保存したい場合は、熱いうちに瓶に入れ、蓋を閉めたら瓶の蓋の下 1~2cm くらいの水位で15分加熱します。その後自然に冷ますと脱気されるので、半年から1年、保存できます。

瓶は急激な温度差に弱いので、煮沸消毒をするときは、いきなり熱湯に冷たい瓶を入れないようにすること（水から、もしくは軽く温まった状態くらいで投入）。

熱々の食材を瓶に入れる時も、殺菌を済ませた瓶が冷たく冷えた状態なら、袋に密封した状態で湯煎して、瓶自体を軽く温めてから入れるなどするとよいです。

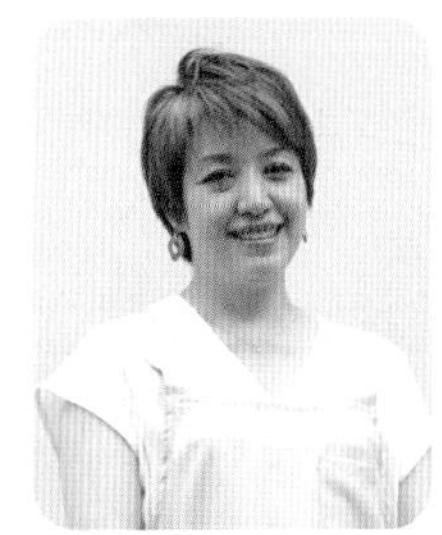

Profile　栄養士&食育インストラクター　眞部やよいさん

栄養士として高齢者施設や大学病院などで勤務。

不妊治療に専念するために退職してからは、家族の健康と妊娠しやすいからだづくり&妊娠に不足しがちな栄養素（私は、特にビタミンDでした!）を考えながら、日々レシピを考案しました。

栄養はできるだけ食品から摂取すること、1日1万歩目標に歩き始めてからは卵子の質も良くなったように思っています。

不妊治療4年目にして、待望の妊娠!

栄養士として、また赤ちゃんを願う未来のママたちを想って、ママなり応援レシピをお届けします。

私の疑問と心配
妊活と不妊治療のアレとコレ
妊娠力を取り戻すには
どうしたらいいの？

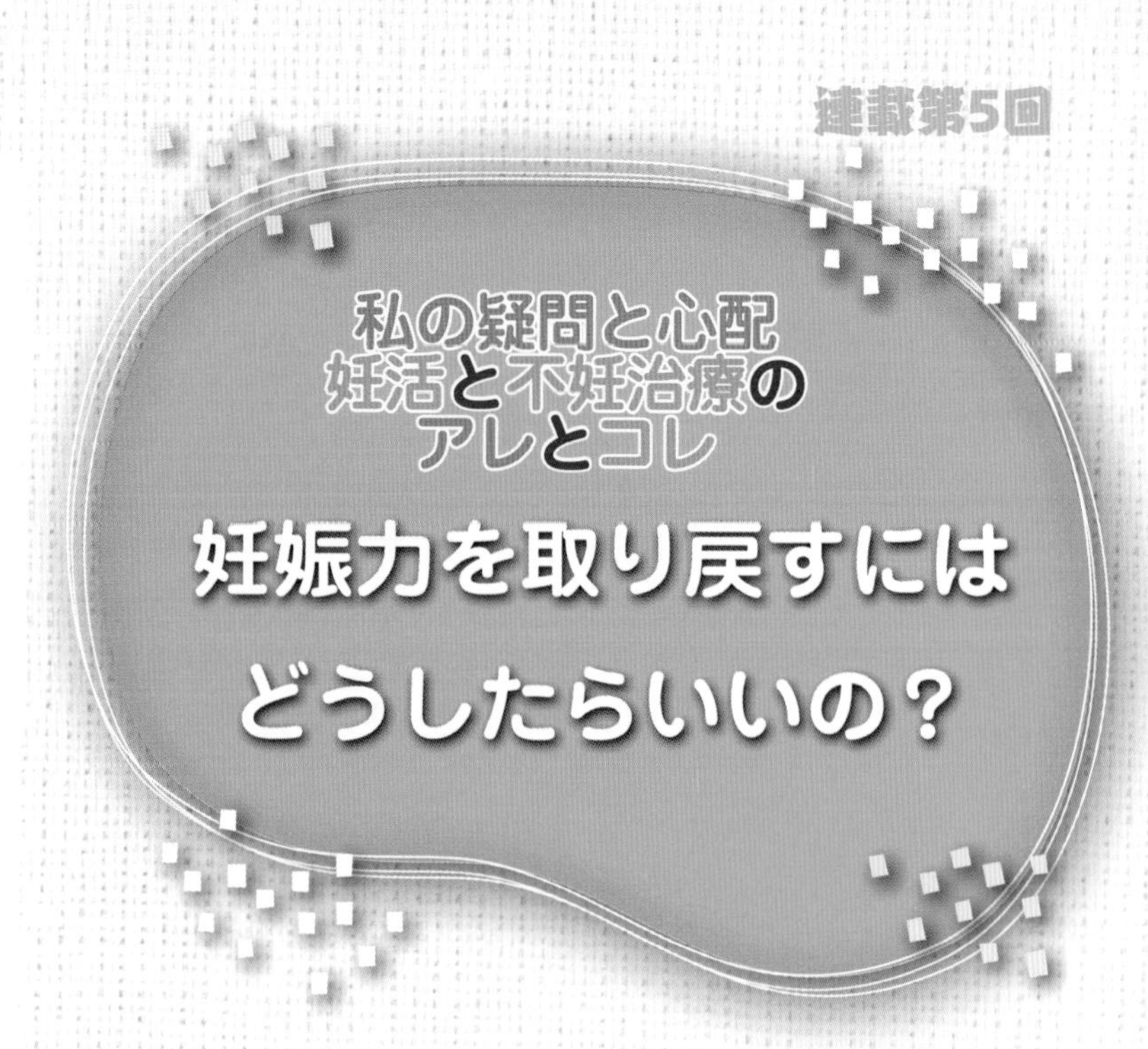

「妊娠力を取り戻すには」

妊娠力は、本来誰にでも備わっています。しかし、さまざまな理由から、この力が弱まってしまうことがあります。

弱まった妊娠力を取り戻すために、自分たちの体と生活を見直しましょう。

できることは毎日の生活の中にあります。本来の力を取り戻して、妊娠へチャレンジ！

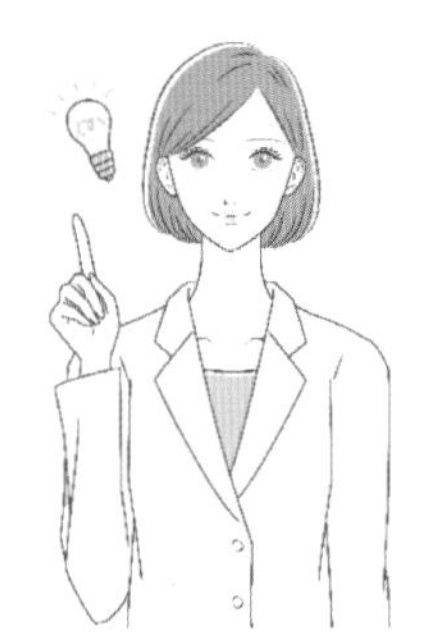

大事な栄養素を摂ろう!

パパの健康と精子の健康のために！
ママの元気な卵子とフカフカの子宮内膜を育てるために！
大事な栄養素を紹介します。

どの栄養素もバランス良く十分に摂取することは、１日のことでも大変です。まずは、１週間や１ヶ月という長い期間で考え、栄養素が云々よりも、いろいろな食品を偏りなく、たくさんの種類をまんべんなく摂るように心がけましょう。

それでも足りないな、偏っているなと感じたら、サプリメントを上手に使いましょう。

特に不足しがちな栄養素 ～妊娠しやすい体作りのために～

ビタミンE	抗酸化作用があり、活性酸素に弱い卵子や精子を守ることが期待できます。また女性にとっては、月経前症候群や月経不順などを改善する効果もあります。(アーモンド、かぼちゃなど)
ビタミンD	女性はビタミンDが不足すると受精卵が着床しにくくなる、男性は精子所見が低下する要因になるというデータがあります。(魚介類など)
鉄	受精後の胚が順調に細胞分裂を繰り返すために重要な成分です。女性は月経の度に不足しがちになる栄養素ですから、心がけて摂取しましょう。(レバー、ひじきなど)
葉　酸	造血作用があり、血流が改善することにより、精子や卵子の活性化が期待され、女性では胎児に起こる神経管閉鎖障害を予防するために、妊娠前から摂取が呼びかけられています。(緑黄色野菜、納豆など)
マグネシウム	人体に欠かせない必須ミネラルで、体内のミネラルバランスをコントロールする重要な役割を持っています。精神を安定させる働きもあり、不足すると疲れやすくなるなどの症状があります。(ワカメ、落花生など)
ビタミンB12	葉酸と協力して、赤血球が正常に分化するのを助ける作用があるため、葉酸と一緒に補給することで貧血症状の改善が期待できます。(マグロの赤身、チーズなど)
タウリン	コレステロールの代謝を促し、血液をサラサラにする効果があります。タウリンは精巣上体に豊富にあり、不足すると精子の質の低下が心配されます。元気な精子を卵子に届けるために重要な栄養素です。(タコ、イカなど)
亜　鉛	生殖機能を正常に維持するために重要な成分で、毎日つくられる精子には大切な栄養素です。また、受精後の胚が順調に細胞分裂を繰り返すために重要な成分です。(牡蠣、小豆、ゴマなど)
アルギニン	免疫力を高め、筋肉を強化します。また、血管を広げ、血流を通りやすくする役目もありますが、精子数を増やし、精子を活動的にするために必要な成分で、ED改善効果も期待できます。(魚、肉など)
乳酸菌	腸内環境を整えることにより、体の調子がよくなり、活力があがります。また、悪玉菌の増殖を防ぎ、栄養の吸収を良くする働きもあります。(漬物、チーズ、ヨーグルトなど)

★不足しがちな栄養素を検査できるクリニックもあります！

質のある睡眠を取ろう!

睡眠は、体をリセットして元気を取り戻すために無くてはならないもの。上手く寝れているかも大事なことです。

睡眠中にはメラトニンやプロラクチンというホルモンが分泌されますが、このホルモンは光刺激を受けることによって、分泌が抑制されることがわかっています。つまり、本来暗いはずの夜間に、長時間にわたって明かりを浴び続けると分泌量が低下するのです。そしてホルモンバランスが乱れ、本来、体に備わっているはずの体内リズムが崩れた結果、月経不順が引き起こされるといわれています。

月経不順は不妊の一因にもなるものですから、睡眠は軽視できないというわけです。

寝る前２〜３時間の過ごし方 ６つのPoint

1. テレビやパソコンのモニターは極力消す
2. 部屋の明かりは絞り気味にする
3. 熱いお風呂に入らない
4. コーヒーや紅茶、緑茶など カフェインを含む飲料を摂取しない
5. 食事を摂らない
6. 激しい運動をしない

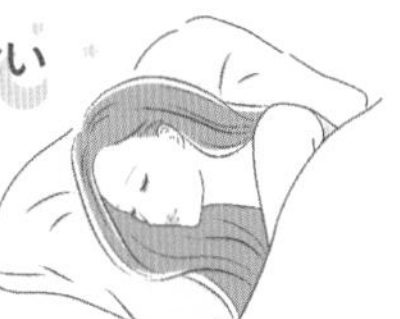

あなたの適正体重は？

妊娠を目指す上で、体重管理もポイントのひとつです。太りすぎや痩せすぎは、卵の発育や排卵、妊娠成立や継続などに影響を与えると言われています。

適正体重の目安となるのがBMIです。まずは自分の適正体重を計算してみましょう！

BMI ＝ 体重kg ÷（身長m）^{2}

適正体重 ＝（身長m）^{2} × 22

BMI値	判定
18.5未満	低体重（痩せ型）
18.5〜25未満	標　準
25以上	肥　満

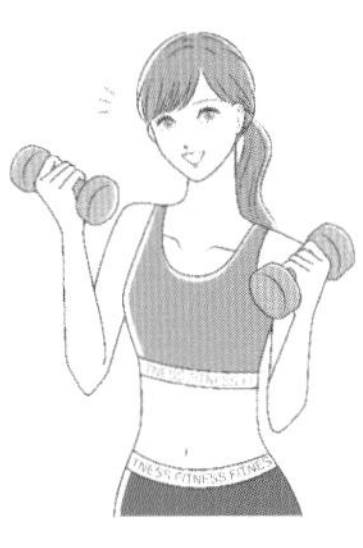

運動でめぐりのいい体を作ろう!

適正体重を保つために食事に気を配ることも大切ですが、適度な運動も大切です。運動によって体を鍛えることで得られるメリットも複数ありますので、少しずつでも運動する習慣を付けていきましょう。

適度な運動で得られる３つのメリット

1. 適正体重を保つ
2. 体を温め血行を促進する
3. 筋力をつけて代謝を良くする

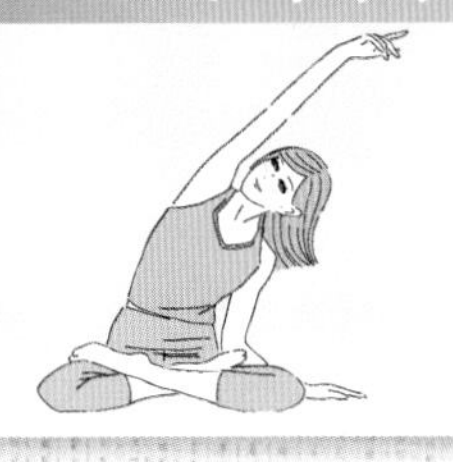

タバコやお酒は控えよう!

タバコや大量のアルコールは、老化とも関わりの深い酸化を促してしまうと言われていて、体の酸化を防ぐためにビタミンやミネラルといった栄養素を大量に消費してしまいます。

いくら食事に気を配っていても、一方でタバコを吸ったり、大量のアルコールを摂取し続けたりすることで、ビタミン・ミネラル不足になりがちです。

健康な体作り、妊娠しやすい体作りのために、「喫煙」「常習的なアルコール摂取」は避けるようにしましょう。

タバコが体に与える悪影響

不妊や早期閉経の原因になると言われています。さらに、運動精子の数が減ったり、形の悪い精子が増えたり、精子のDNAが傷ついたり…。受精後の胚の成長にも影響を与えると言われています。

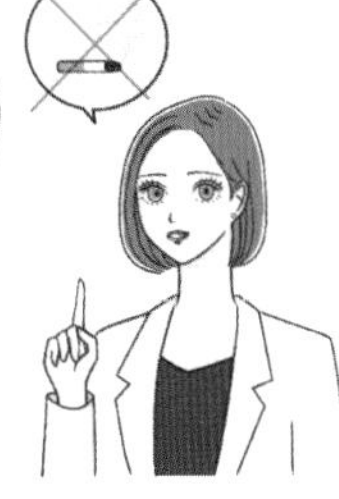

大量の飲酒が体に与える悪影響

月経異常、不妊、妊娠・出産の異常にも関係していると言われています。少なくとも週２日程度は休肝日を設けましょう。

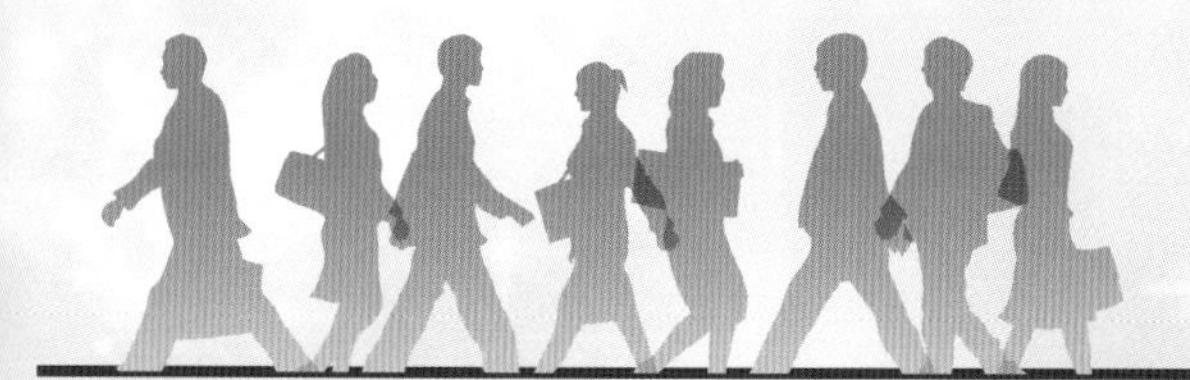

学会を訪ねて

第65回
日本卵子学会
学術集会

生命誕生の神秘に向き合う
－基礎と臨床－

会期 2024.5.18（土）▶19（日）
会場 神戸国際会議場（神戸コンベンションセンター内）
会長 塩谷 雅英 英ウィメンズクリニック理事長

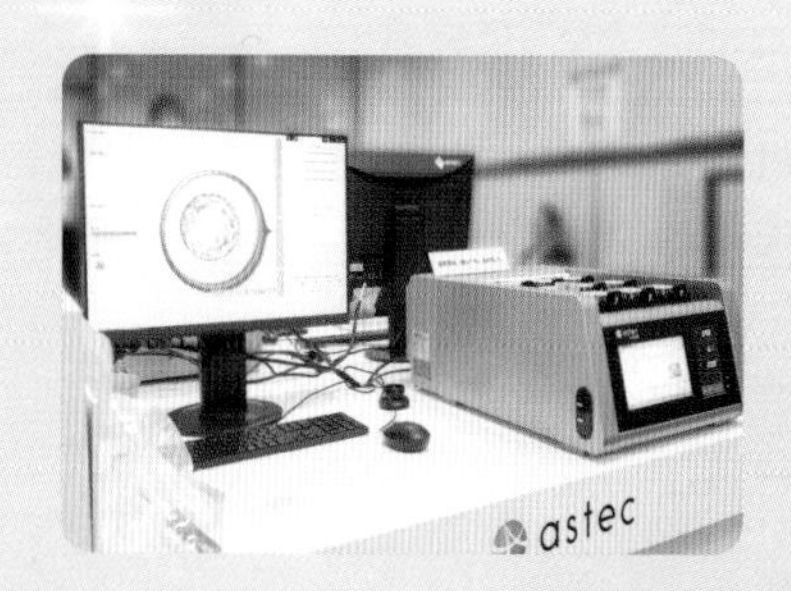

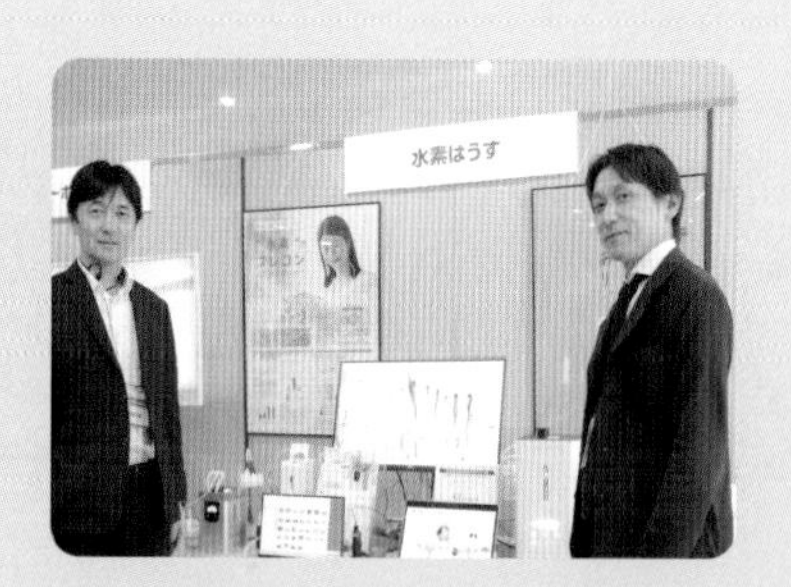

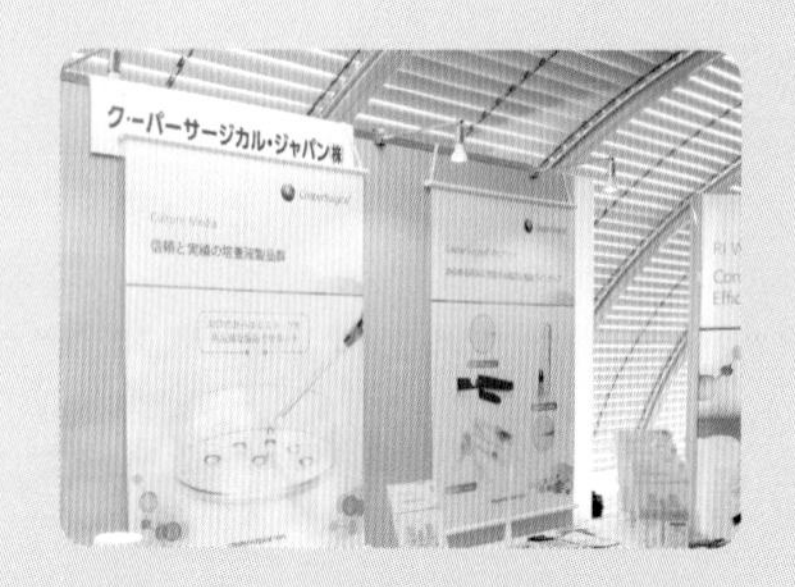

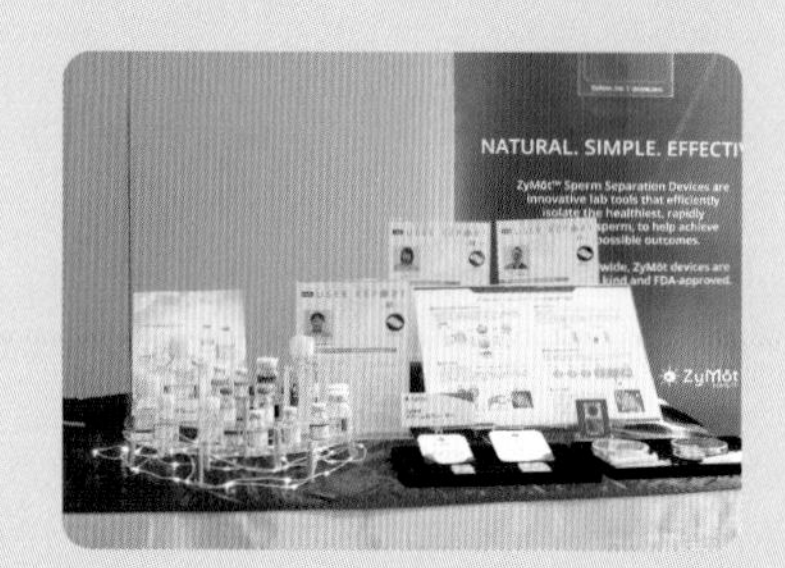

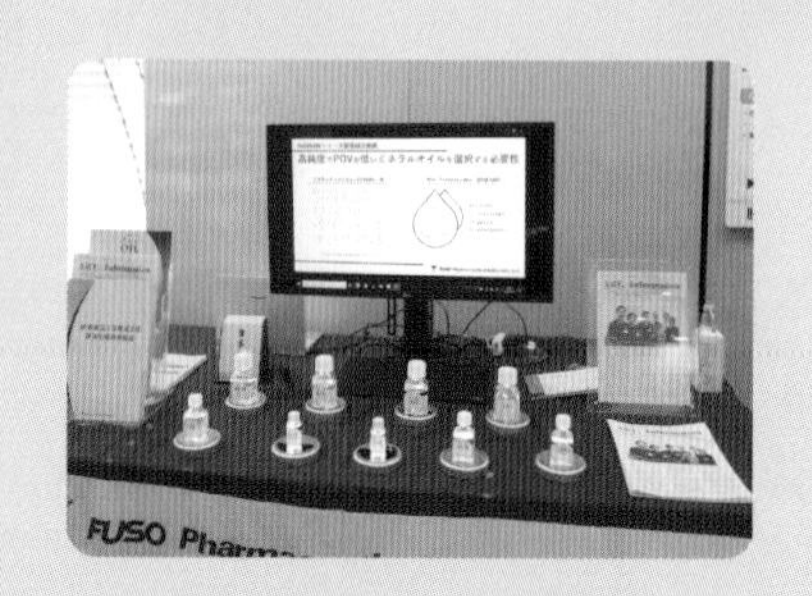

2024 卵子学会に参加して

2024 年 5 月 18 日（土）、19 日（日）に第６５回日本卵子学会学術集会が開催されました。本年は神戸国際会議場で開催され、テーマは「生命誕生の神秘に向き合う - 基礎と臨床 -」です。

日本卵子学会に所属するのは医師や胚培養士といった臨床で活躍する人ばかりではなく、卵子や精子、胚の未知なる部分を研究する農学や獣医学の研究者もいます。毎年開催される学術集会では、そういった分野の研究発表も多く見られます。

当日は天候にも恵まれ、会場には生殖補助医療を担う医師や胚培養士、看護師の皆さんが沢山参加されていました。

会期中の企業展示ブースでは、生殖補助医療に使用される機器や培養液などについてのメーカー vs 医療者の熱いディスカッションも見受けられました。

また、演題においては、医療についてや将来医療に活用される可能性のある基礎研究について、様々な発表がされていました。

学会＋諸団体【一覧紹介】

1、公益社団法人日本産科婦人科学会
2、一般社団法人日本生殖医学会
3、一般社団法人日本受精着床学会
4、一般社団法人日本卵子学会
5、一般社団法人日本ＩＶＦ学会
6、一般社団法人日本臨床エンブリオロジスト学会
7、日本生殖看護学会
8、一般社団法人日本がん・生殖医療学会
9、日本生殖免疫学会
10、日本生殖内分泌学会
11、日本生殖発生医学会（旧日本生殖再生医学会）
12、日本アンドロロジー学会
13、一般社団法人日本生殖心理学会
14、日本Ａ-ＰＡＲＴ
15、ＪＩＳＡＲＴ（日本生殖補助医療標準化機関）
16、ＮＰＯ法人日本不妊カウンセリング学会
17、ＮＰＯ法人Ｆｉｎｅ
18、ＮＰＯ法人フォレシア
19、ＮＰＯ法人ＴＧＰ
20、一般社団法人ライフキャリア
妊活サポート・モリーブ
21、厚生労働省
22、こども家庭庁

一覧は、次の順で紹介しています。

- 学会名
- ＨＰ
- 所在地
- 理事長（2024 年 5 月現在）
- 説明

4. 一般社団法人日本卵子学会

・https://jsor.or.jp/
・〒100-0003 東京都千代田区一ツ橋 1-1-1
パレスサイドビル 9 階
・寺田幸弘
・受精・発生に関する基礎研究を目的とし、昭和 35 年設立、現在では生殖医療にかかわる臨床医、胚培養士が加わり、人類および動物の卵子 / 精子形成、受精、胚発生、着床および遺伝の研究、体外受精などの生殖医療に関するテーマを議論する会員約 2100 名の学会。胚培養士の資格である、生殖補助医療胚培養士や管理胚培養士の認定も行っている。

5. 一般社団法人日本 IVF 学会

・https://www.jsar.or.jp/
・〒226-0003 神奈川県横浜市緑区鴨居 6-19-20
株式会社ヒューマンリプロ・K 内
・塩谷雅英
・2007 年、ART に特化した研究会から発展して発足。生殖補助医療である体外受精法と、その関連領域に関する研究の発展、知識の交流を図り、もって医学の進歩に寄与することを目的とした学会。国内外における ART の有効性と安全性の向上を目的とした最新の知見を提供し、活発な議論のもとに生殖医療を担う者の研鑽を高めることを目的として活動している。

6. 一般社団法人日本臨床エンブリオロジスト学会

・https://embryology.jp/
・〒226-0003 神奈川県横浜市緑区鴨居 6-19-20
株式会社ヒューマンリプロ・K 内
・家田祥子
・1996 年、精子や卵子・受精卵・胚を取り扱うために、知識と技術の情報交流や研修を通じて、不妊治療のレベルアップを目的に設立された。顕微授精や細胞凍結保存などの技術研修の実施やエンブリオロジストのための ART ラボ必須マニュアルなどの発行を毎年行っており、メーリングリストなどエンブリオロジストのネットワークを通じて全国どこでも最新の技術で貢献できるよう、エンブリオロジストによるエンブリオロジストのための活動を続けている。

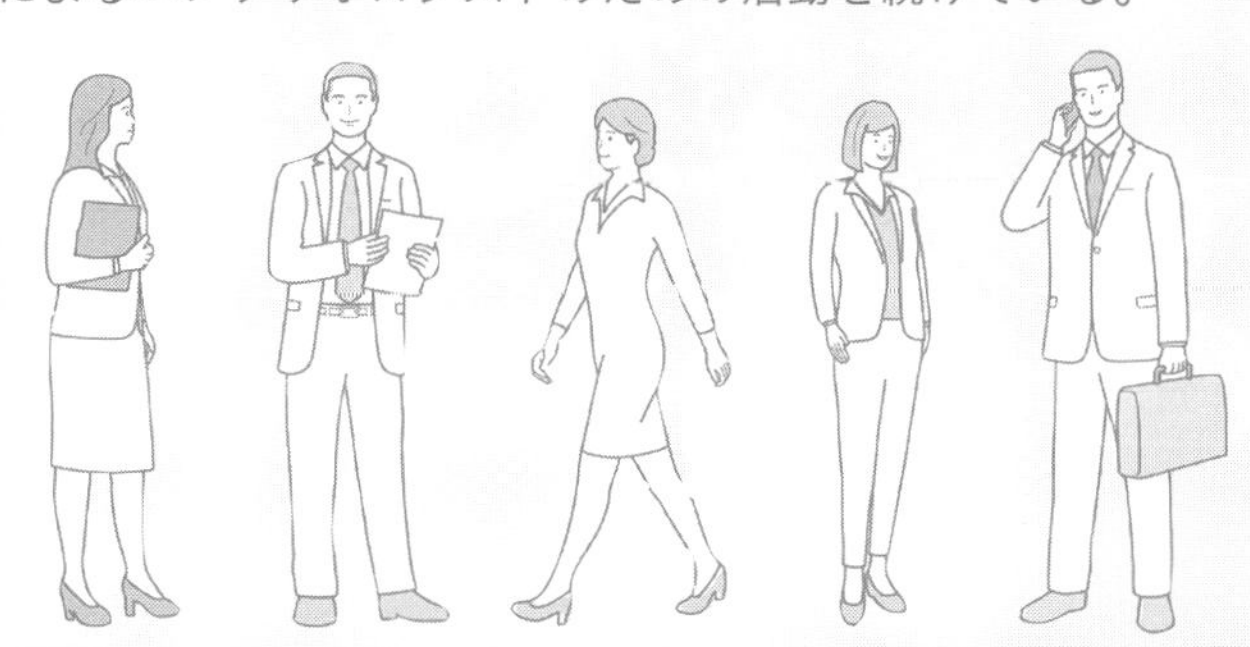

1. 公益社団法人日本産科婦人科学会

・https://www.jsog.or.jp/
・〒104-0031 東京都中央区京橋 2-2-8
・加藤聖子
・産科学および婦人科学の進歩と発展を図り、人類・社会の福祉に貢献することを目的に、1949 年に日本婦人科学会と産科婦人科医学会とが統合して発足。女性と産まれてくる子どもたちの幸せのために、産科学や婦人科学の発展などの学術レベルの向上や、産婦人科専門医の育成に努めている。その他にも、国際的な共同研究を目的とした国際交流の推進、NIPT、PGT をめぐる諸問題へ対応するための「公的プラットフォーム」樹立を目指し、国や厚生労働省をはじめとする関連機関との協議、働きやすい労働環境整備への提言などを行う。

2. 一般社団法人日本生殖医学会

・http://www.jsrm.or.jp/index.html
・〒100-0014 東京都千代田区永田町 2-17-17
アイオス永田町 503
・大須賀穣
・ヒトや動物の生殖に関する基礎、臨床的研究について、研究業績の発表、知識の交換や提供などを行い、学術の発展と人類の福祉に寄与することを目的とする学会。1956 年に日本不妊学会として設立され、2006 年に日本生殖医学会へ改称された。女性の不妊症を主に扱う産婦人科医師、男性の不妊症を扱う泌尿器科等の各領域の医師、獣医師、基礎研究者、コメディカル（看護師、胚培養士）が所属している。2022 年に不妊治療が保険適用とされた際は、本会が作成した生殖医療ガイドラインが元となった。

3. 一般社団法人日本受精着床学会

・http://www.jsfi.jp/
・〒106-0041 東京都港区麻布台 1-11-9
BPR プレイス神谷町 株式会社コンベックス内
・大須賀穣
・1982 年に飯塚理八慶應大学教授を発起人代表として、「受精並びに着床に関する研究を推進して、生殖学の発展に寄与し、人類の幸福に貢献する」目的の下に生まれた。現在の会員数は 2100 名を超えている。本会の特徴として産婦人科医は半数程度で、残りを胚培養士、検査技師、看護師、農獣医系研究者が占めており、受精着床の研究と診療において学際的・総合的な取り組みを行っている。

11. 日本生殖発生医学会

・https://www.chijin.co.jp/jsrd/
・〒450-0002 愛知県名古屋市中村区名駅 4-6-17
名古屋ビルディング 5F 医療法人浅田レディースクリニック内
・森崇英
・2005 年に「日本生殖医療エンジニアリング研究会」という名称に発足し、2012 年には「絶対不妊の治療法の開発」という目的を明確化して再生医療の一環という認識の下に、「日本生殖発生医学会」となる。「iPS 細胞」を活用した「ヒト配偶子造成の技術開発」などにも注視している。

12. 日本アンドロロジー学会

・http://j-andrology.org/
・〒279-0021 千葉県浦安市富岡 2-1-1
順天堂大学医学部附属浦安病院 泌尿器科
・辻村晃
・1982 年にアンドロロジー (男性学、雄性学) に関する研究者交流の目的のため、学術集会の開催、学術誌の発行および社会活動などの事業を行うために創立された。男性学・雄性学に関係する基礎分野や臨床分野の専門家が所属しており、生殖医療の進歩や男性更年期障害の問題などに注目している。

13. 一般社団法人日本生殖心理学会

・https://www.jsrp.org/
・〒226-0003 神奈川県横浜市緑区鴨居 6-19-20
株式会社 ヒューマンリプロ・K 内
・古賀文敏
・2003 年に医師、心理士、または、生殖医療従事者からなる「日本生殖医療心理カウンセリング研究会として発足され、2015 年に「日本生殖心理学会 (JSRP: Japan Society for Reproductive Psychology) 」へと名称変更される。生殖医療の実施に際して、心理的ケアを行うカウンセリングについての学術的研究の向上と、会員相互の知識の交流をし、生殖医療の発展に寄与することを目的としている。

14. 日本 A-PART

・https://a-part.jp/
・〒160-0023 東京都新宿区西新宿 7-20-3
ウエストゲート新宿ビル 6F 加藤レディスクリニック内
・貝嶋弘恒
・2004 年に設立された民間不妊治療施設の交流によって、より質の高い生殖補助医療 (ART) を患者様へ提供することを目的とした学術団体。低刺激、低侵襲といった、ART で

7. 日本生殖看護学会

・https://jsfn.org/
・〒144-8535 東京都大田区西蒲田 5-23-22
東京工科大学医療保健学部看護学科内
・上澤悦子
・生殖看護における臨床・教育・研究の充実を目的として 2003 年に設立された学会。生殖看護の範囲は、不妊治療時の看護だけではなく、プレコンセプションケア、がん治療等前の妊孕性温存時のケア、ART 治療後妊娠・出産時のケア、更年期ケアなど多岐にわたり、それらの看護実践を目的とし、情報発信や教育研修会や学術集会の開催を行っている。

8. 一般社団法人日本がん・生殖医療学会

・https://j-sfp.org/
・〒226-0003 神奈川県横浜市緑区鴨居 6-19-20
株式会社ヒューマンリプロ・K 内
・髙井泰
・2012 年に特定非営利活動 (NPO) 法人として設立され、日本のがん・生殖医療の発展のため、患者登録 (JOFR)、地域ネットワーク、資格認定をはじめ、多くの学際的活動に取り組み、発展させている。

9. 日本生殖免疫学会

・http://jsir.umin.jp/JPN//index.html
・〒606-8305 京都府京都市左京区吉田河原町 14
・永松健
・1981 年に生殖免疫研究会として発足し、1986 年からの日本基礎生殖免疫学会の時代を経て、1991 年からは日本生殖免疫学会となる。生殖と免疫という生命現象について、基礎から臨床の幅広い内容について学術的な議論を行うなど、生殖免疫学の進歩と発展をはかることを目的とした学会。

10. 日本生殖内分泌学会

・http://jsre.umin.jp/
・〒606-8305 京都府京都市左京区吉田河原町 14
近畿地方発明センタービル 8
・寺田幸弘
・生殖について、ホルモンや生理活性物質の観点から理解を深めることを目的に、1995 年に設立された。学会の会員には、基礎生物学研究者、医師、獣医師、胚培養士および他の医療関係者、学生などさまざまな職種が含まれ、ヒトおよび他の生物種の生殖内分泌を対象として、細胞内シグナル伝達や細胞融合のような基礎研究課題から、ホルモン測定法や不妊症治療などの臨床的課題などを扱っている。

山二ビル 6F
・佐藤高輝
・「子どもを望むすべての人に、納得できる選択を」をスローガンに掲げ、不妊治療と仕事の両立を支援している。不妊治療と仕事の両立の負担、物理的通院の負担、身体的負担、精神的負担、経済的負担を解決し、当事者負担の軽減と納得した選択がとれる社会をつくることを目標としている。

19. NPO 法人 TGP

・https://ninkatsu-ayumi.com/npo/
・〒 143-0025 東京都大田区南馬込 4-13-3
・石田理子
・健康と生殖についてのリテラシー向上を、早期の教育や当事者コミュニティーを通じ行っている。包括的性教育支援や、妊活を始める方やすでに妊活に取り組んでいる方をつなげるオンラインコミュニティ「妊活研究会」を運営している。

20. 一般社団法人 ライフキャリア 妊活サポート・モリーブ

https://molivefor.com/
・〒 107-0062 東京都港区南青山 2-2-15
ウィン青山 942
・永森咲希
・子どもができない悩みを持つ夫婦の心のケアや、不妊治療を受ける人やその家族の精神的サポートを目的としている。「企業」「教育機関」「医療機関」と連携を取りながら、社会における妊活・不妊に関する啓発も行っている。

21. 厚生労働省

・https://www.mhlw.go.jp/index.html
・〒 100-8916 東京都千代田区霞が関 1-2-2
・2022 年に開始された、人工受精等の「一般不妊治療」、体外受精・顕微授精等の「生殖補助医療」についての保険適用化を推進。不妊治療への相談支援等、不妊治療と仕事との両立に関する支援策も検討、施行する。

22. こども家庭庁

・https://www.cfa.go.jp/top
・〒 100-6090 東京都千代田区霞が関 3-2-5
霞が関ビルディング 14F、20F、21F、22F
・厚生労働省の施策としての不妊治療の保険診療化が行われた後に発足された省庁。こどもを軸とした社会の実現のため、子ども・子育て支援制度や少子化対策を行っている。

の妊娠をより自然の妊娠へと近付けるための研究も行っている。

15. JISART (日本生殖補助医療標準化機関)

・https://jisart.jp/jisart/
・〒 530-0002 大阪府大阪市北区曽根崎新地 2-6-23
MF 桜橋ビル 5F
・絹谷正之
・2003 年に生殖医療実施施設の品質管理システムを導入することで生殖補助医療の質向上を目的とし、患者満足を高めることを究極の目標として設立された。子どもが欲しいと願うご夫婦に安心して、「安心と安全と満足を実感して頂ける生殖医療を提供する」医療を受けてもらいたいという想いを目的として活動しており、現在全国 30 施設が加盟している。

16. NPO 法人日本不妊カウンセリング学会

・https://www.jsinfc.com/
・〒 104-0051 東京都中央区佃 3-9-7
・藤原敏博
・一般市民を対象に、妊娠・出産や不妊に関する適切な情報提供活動を行い、また特に不妊で悩んでいる人々に対して、カップルが最適の不妊治療を選択することができるように不妊カウンセリング・ケアの発展と普及を図ることを目的に 2002 年に設立された。不妊カウンセラーや体外受精コーディネーターの養成講座の開催や認定を行っている。

17. NPO 法人 Fine

・https://j-fine.jp/
・〒 135-0042 東京都江東区木場 6-11-5
サニーコーポ・K 201 号室
・野曽原誉枝
・不妊体験をもつセルフ・サポートグループとして、2004 年に任意団体として設立。不妊治療をされている患者様が、正しい情報をもとに自分で納得して選択した治療を安心して受けられる環境づくり、不妊治療を経験された方が社会から孤立することなく、健全な精神を持ち続けられる環境づくりを目指している。公的機関への働きかけなどを行なうことによって、不妊に関する啓発活動、意識変革活動を行っている。

18. NPO 法人フォレシア

・https://forecia-japan.com/
・〒 010-0001 秋田県秋田市中通二丁目 2-32

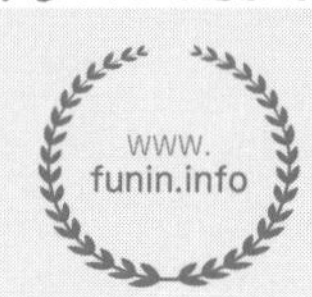

ママなり談話室

contents

本コーナーは、サイト（ホームページ／www.funin.info）に日々寄せられる相談とそれに対するお返事を抜粋したものです。

不妊治療で悩まれる方は全国に多くいらっしゃいます。私たちは、みなさまが少しでも不安や心配なく妊活や治療に臨めるよう願っています。

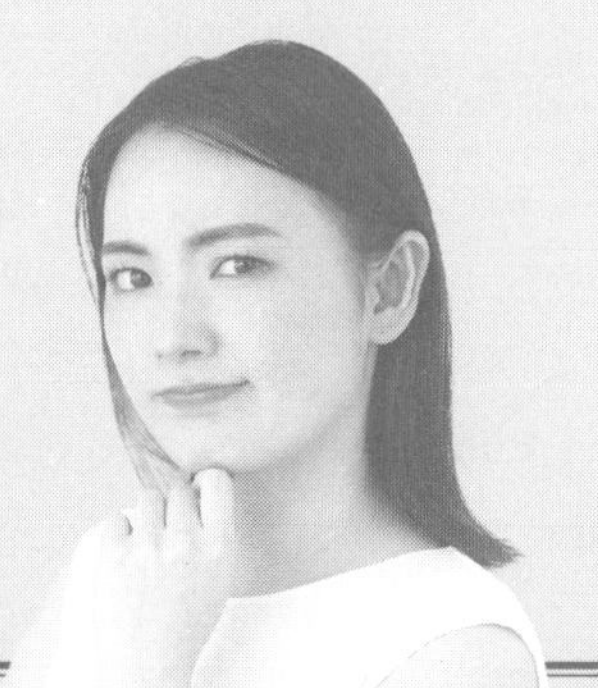

contents 1

体外受精へのステップアップにあたり、働き方に悩んでいます

36〜40歳・東京都

今後、体外授精へのステップアップを予定しています。上司には治療をしていることは伝えています。しかし、これまでの治療経過中も人手不足を理由に、急な休みは許可されませんでした。年齢から一周期も無駄にしたくないですし、全面的に協力してくれる旦那に申し訳ない気持ちでいっぱいです。もちろん、急な休みを取ることは職場へ申し訳ないと思っています。

ただでさえ、職場の環境として管理職への不満から退職者が続き、人手不足になった経緯もあります。不妊治療休暇などの制度のない中では、退職かパート勤務への変更等をするしかないのですか？

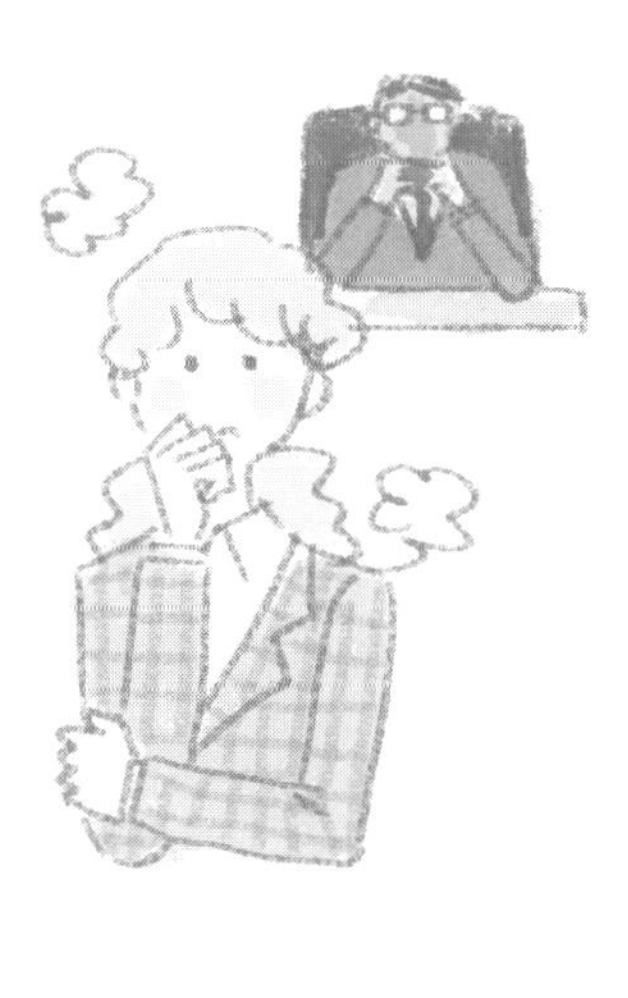

お返事

体外受精へのステップアップを考えているのですね。職場の環境として、人手不足もあり、なかなか休みを取れない状況にあるのですね。会社や職場の上司が不妊治療に理解がないと、治療との両立は難しいですね。

ただ、不妊治療は毎月でなくて大丈夫です。仕事を比較的休みやすい月に治療を開始することもできます。月に数回の診察が必要になることと、採卵する日は仕事をお休みしなくてはなりませんが、その予定が2日前にならないと確定ができないという不便さはあります。

うまく仕事の休みに合わせて採卵することができれば良いですね。年齢的には、早めにステップアップされるのはよいかと考えます。

直属の上司でなく、そのさらに上の上司への相談はどうなのでしょう？

最近、会社として不妊治療に対するサポートを福利厚生で考えるところや、行政の推進する不妊治療カードもあります。それを利用すると通院しやすくなるかと思います。

体外受精実施施設でも、日曜祭日に診療している施設もありますので、体外受精を行う場合として、それら施設を選択するのもよいですね。体外受精については、説明を聞き、そこから仕事との兼ね合いを模索してはいかがでしょう。うまく両立ができるよう、皆で考え合うことができる環境が欲しいですね。

contents 2

未婚でも不妊検査を受けられますか？

26〜30歳・奈良県

未婚なのですが、かれこれ6年くらい週に1度避妊無しで性行為をしているのですが、妊娠出来ずにいます。生理が元々安定してなかった事もあり、半年程前から、婦人科でのクロミッドを1日1錠5日間、処方してもらっています。生理は安定してきたのですが、中々、妊娠ができない事に長年不安を感じています。

未婚でも、卵管造影検査等の不妊検査を受ける事は可能なのでしょうか？

お返事

6年間避妊せずに性行為を持ち、妊娠成立していないのですね。現在は未婚の状態とのことですが、お二人ともお子様は希望されているのですね。

妊娠するためには女性側の問題だけではなく、男性側にも原因があることもあります。検査を受けるのであれば、お2人の検査も必要かと考えます。

もちろん、未婚の状態（事実婚）で検査を受けることは可能です。子宮卵管検査だけではなく、必要な検査は受けられると良いと思います。

不妊治療を行っている婦人科あるいは、不妊専門の治療施設でご相談されるとよいです。

専門医も紹介していますので、ぜひお2人でご相談くださいね。

以下、検索できます。→

https://www.funin.info/search/

content 3

転居先の施設では、受精卵の移送ができるのか心配です

41～45歳・兵庫県

今現在、関西在住です。昨年体外受精をして妊娠しましたが、流産しました。胎盤遺残もあり今年1月に開腹オペ済みです。

色々考え、夫婦共に関東出身なので帰ろうかと考えているなかで、もう一度体外受精にチャレンジしたいと思っています。その際、他院で受精卵を作った場合、受け入れ可能な病院を知りたいです。よろしくお願い致します。

お返事

まずは、通院する施設を特定していただき、凍結受精卵の移送が可能なのかを確認していただくことが必要になります。どのような凍結方法かを伝えなければなりませんので、現在通院している施設での凍結方法も確認する必要があります。

できれば、その施設から転院先へ紹介状を書いていただくのがよいです。関東へ戻るとのことですが、いくつかの施設をリストアップし、移送が可能かを確認していただくのが良いと思います。

凍結方法がわからないと融解できませんので、確認しましょう。医師には横のつながりが結構ありますので、医師に相談して施設を選択されるとよいでしょう。

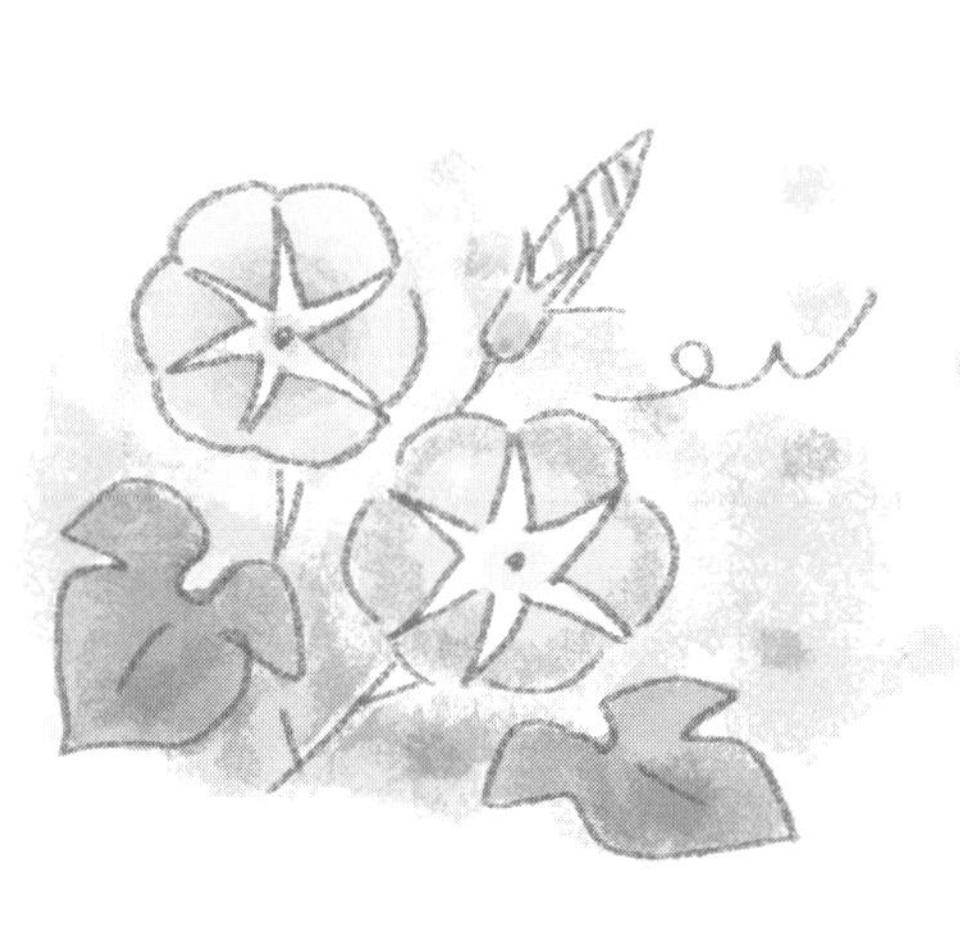

content 4

マレーシア在住ですが、日本で不妊治療を行いたい

36～40歳・日本以外

現在、海外（マレーシア）で生活しています。海外でも不妊治療のクリニックに行きましたが、言葉の壁があるのと、保険が適用できないので高額になることから、日本で治療を行いたいと考えるようになりました。

2年前、日本で不妊治療を行っており、その時に私（妻）が卵管造影検査をしたのち、人工授精を2回行っていますが、いい結果ではありませんでした。

マレーシアの不妊治療専門の病院では、先生から年齢的なことも踏まえ、体外受精を勧められていますので、日本では体外受精を行いたいと考えています。

私は仕事をしていないので、ある程度長期間日本に滞在することができますが、夫は仕事のため、7～10日ほどしか日本に滞在することができません。

その期間で、不妊治療が現実的なものなのかお教えいただけますでしょうか?

つまり、例えば、夫が日本滞在中の7～10日間で検査や精子凍結まで行い、私が日本に残りそのまま治療を進めるということができるのか、お伺いしたいです。

夫は、一度海外に行くとしばらくは日本に帰ってくることはできません。海外のクリニックでは精液検査を実施していますので、必要があれば、そちらの結果を日本に持参できます。

お返事

現在はマレーシアに在住で、不妊治療を日本で行いたいと考えているのですね。海外に住んでいて、一時帰国に合わせて治療を行うことは可能かと思います。

まずは、どこのクリニックに通院するかの選択です。クリニックが決まったら、直接メール等でご相談いただき、

スケジュールの確認をされると良いと思います。

ご主人も、どのタイミングで帰国するかなど、確認が必要ですね。ご主人の血液検査や精子凍結も合わせてご相談ください。

contents 5

体外受精がうまくいかなかった場合、もう顕微授精しかないのでしょうか

41〜45歳・三重県

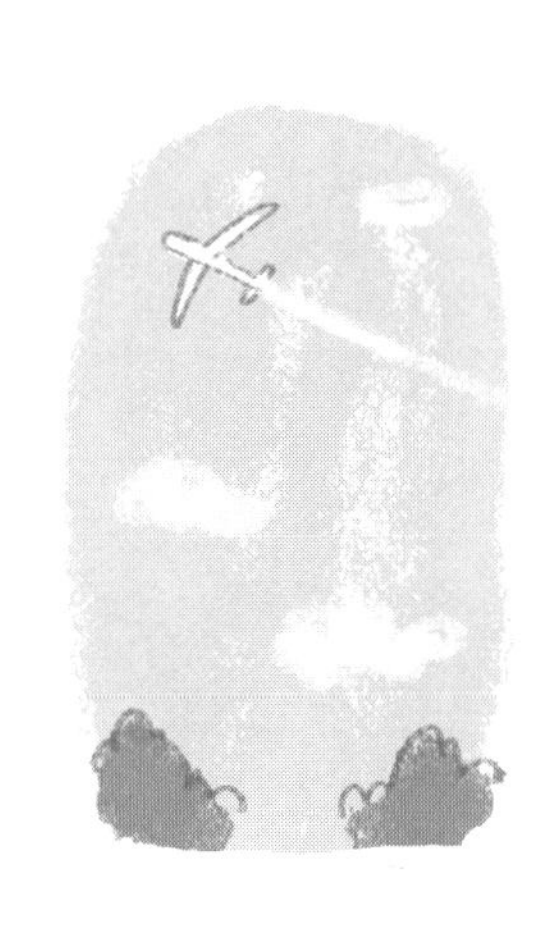

体外受精について相談です。

38歳の時に自然妊娠し、緊急帝王切開にはなりましたが第一子を無事出産できました。その後、卒乳は1歳半ごろ、生理はその2カ月後に再開しました。2人目の事も年齢の事も頭にはありましたが、自身の身体や育児疲れのためなかなか踏み切れず、去年秋頃から妊活を始めました。

自身でのタイミングしかみていませんが、授からず年齢的にも最後と思いながら不妊治療を受けてみました。夫婦共に問題なく、ただ年齢的に自然には難しい可能性が高いとのことで、初めて体外受精を行いました。成熟卵2つ、未成熟1つを採卵しましたが受精しませんでした。

受精しなかったということは、もう顕微授精しかないのでしょうか。再度体外受精をしても無理なのでしょうか?

加齢等で透明帯が厚くなるという情報も聞いたことがあり、そうであるならば無理に顕微受精をすることに抵抗や不安があります。

お返事

二人目のお子様を希望して、体外受精をされたのですね。全部で3個卵子が回収され、うち2個が成熟卵、もう1つは未熟卵。そこに精子を振りかけた結果、受精の確認がとれなかったということですね。考えとして、たまたま受精しなかったということもあります。

一人目のお子様がいらっしゃるので受精はできると思いますが、年齢的にも、以前に比べて確率は低下しているかもしれません。

次の体外受精でうまく受精の確認ができることもありますし、仮に受精の確認ができなかった場合には、顕微授精に切り替えていくということもあるのかもしれませんね。

あるいは、次回回収できた卵子が4個あった場合には、2個を通常通りの体外受精で、もう2個は顕微授精を行ってみるという方法もあるかと思います。それについても医師や培養士からの意見があるかと思います。

再度体外受精を行ってみても良いと思いますが、二つの選択肢を考えてみてはいかがでしょう。

確かに加齢が原因で透明帯が硬くなるということはありますが、透明帯は凍結時にも硬くなるといわれているので、その場合にはアシステッドハッチングなどが行われると思います。

体外受精（振り掛け法）も顕微授精も、基本的に胚を凍結して戻すと考えれば、顕微授精への不安も少し和らぐかもしれません。しかし、行うということに抵抗があるのであれば、体外受精を選択されるのがよいです。後悔しないためにも希望の治療を受けられるのが良いでしょう。

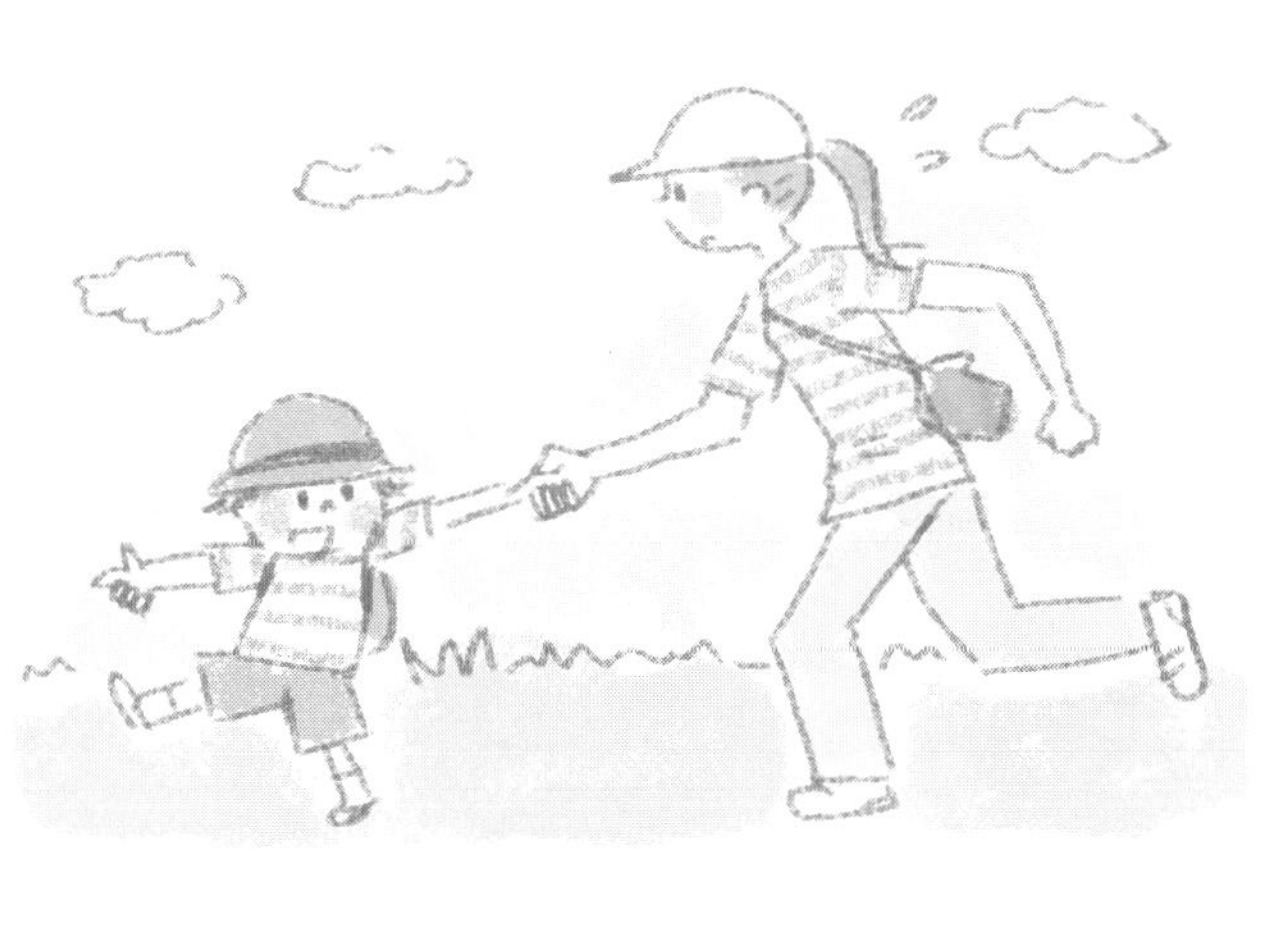

不安なことは医師に相談し、今後どうしたらいいのかアドバイスを伺い、それを踏まえて、最終的にご夫婦で相談して決めると良いと思います。

専門的なことなので、ご主人が判断しかねるような状況でしたら、あなたが決断！ということになるかもしれませんが、とにかくお子様に恵まれるよう、応援したく思います。

勇気を持って臨んでください。

年齢的な妊娠率を考えると、1回で妊娠できるのは凄くラッキーで、3回くらいを考えて臨まれると心も余裕が持てるかもしれません。

まずは次回に願いを託しましょう。祈っております！

content 6

夫が男性不妊かも？

31～35歳・広島県

結婚後からタイミングをとっていますが不妊です。結婚してもうすぐ3年になります。結婚1年目から半年ほど産婦人科でタイミング指導を受けるも不妊です。その後、転勤で新たな場所に引っ越し、転職したため通院はしていません。

生理周期は規則的で、排卵検査薬を使用しタイミングをとっています。

夫は勃起しますが射精が出来ていない様子で、3年くらい出せていないといいます。男性不妊が原因の一つかと思っています。仕事が多忙で、一緒に病院受診をしてみようと提案するも消極的です。そのうち出来るようになると考えているようです。

お互いの年齢的にも夫43、妻31才で焦っているのですが、どうしたらいいか悩んでいます。

お返事

タイミング指導を受け、半年間治療を受け続けるも、現在は転居のため通院されていないのですね。そして、3年くらい、ご主人は射出ができていない状態なのですね。ご主人の状態と、妊娠を希望されてからの期間を考えますと、積極的な治療を念頭にいれても良いかもしれません。

一度、泌尿器科があるいは不妊専門施設で男性不妊の治療も行っている施設を受診し、相談されてはいかがでしょう。ご主人の射出の状態と精液検査も受け、その結果で今後どうするかを決めても良いかもしれません。

男性不妊の症状で、治療さえすれば問題なく解決することもありますし、奥様のほうも何も無いかもしれませんが、専門医に診てもらうことで、安心して妊活できるかと思います。

受診する施設の候補を調べるなどを検討されておくと良いと思います。そのうち出来るようになる、ではなく、なんとかご主人も受診に前向きになり、お2人で確認された方が、きっとご主人も安心かと思います。

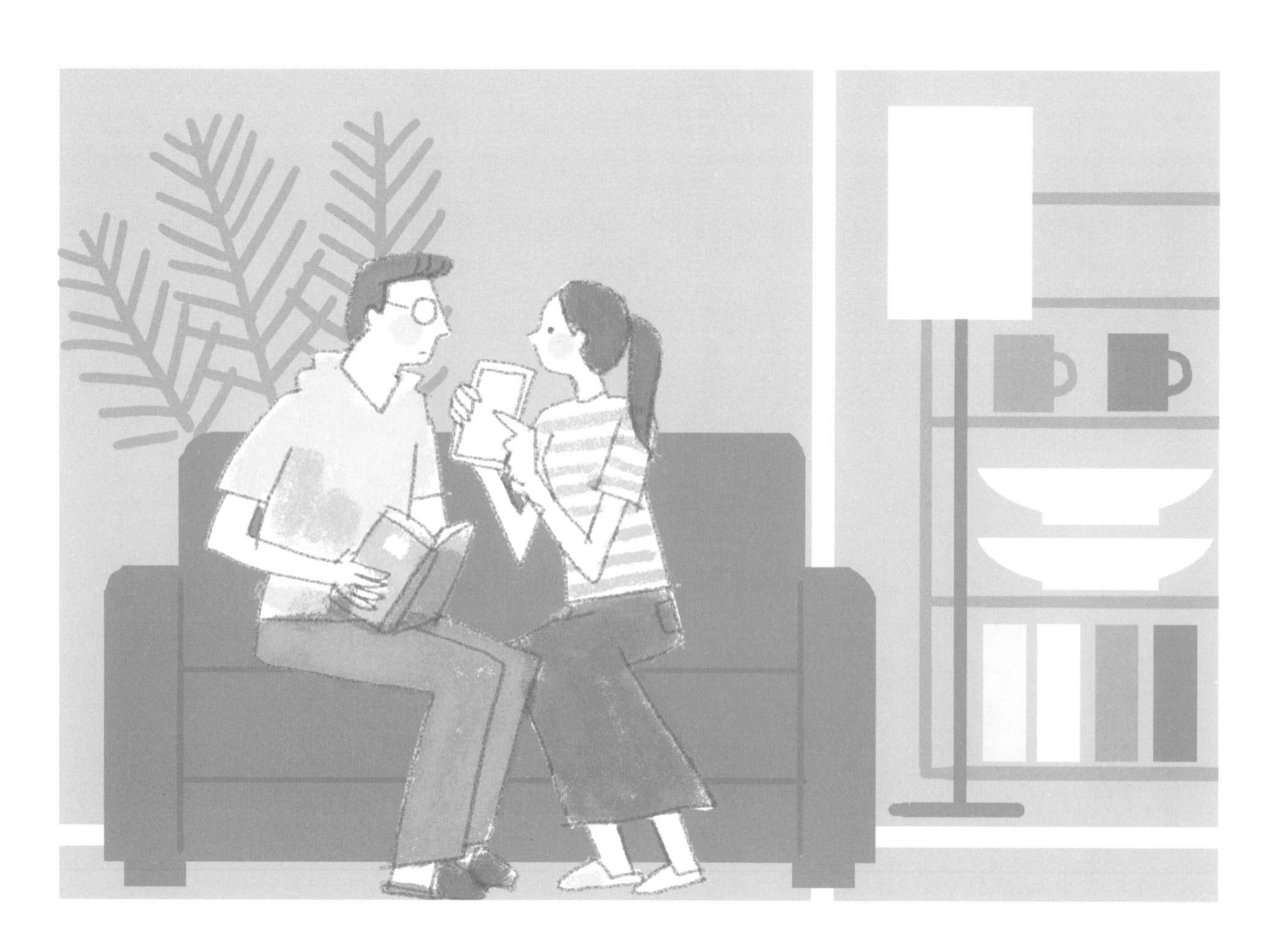

content 7

友人の言葉に傷ついています

36〜40歳・北海道

友人のデリカシーのない言葉に傷ついています。

私は3年ほど不妊治療をしていて、現在は体外受精をしています。友人とは20年くらいの仲でお互い39歳です。友人に会うたびに「早く子ども作りなよー」と言われます。

治療している事など伝えていますが、心配しているというより面白おかしく聞いてきます。

友人は既婚で20代の頃に中絶経験があり、現在子どもはおらず、自然に出来たらほしいけれど、治療してまでは欲しくないみたいです。友人は昔、自然妊娠したからいつでも出来ると思っているようです。

友人は看護師なので多少知識はあると思いますが、不妊治療をしていてなんで出来ないのかわからない様で、「健康ならできるでしょ」と言ってきます。

こんな友人とは少し距離を置いたほうが良いのでしょうか?

お返事

友人の言葉に辛い想いをされているのですね。友人は看護師とのことですが、看護師だからといってすべての治療を理解しているわけではありません。不妊治療は専門的な知識が必要ですし、不妊治療を理解していたら「早く子ども作りなよー」「健康ならできるでしょ」と心無い言葉は言わないはずです。友人の言葉に心を痛めつけられているのなら、少し距離を置いて離れていたほうが良いと思います。

不妊治療をして必ず妊娠成立できるということではありませんが、少なくとも治療中のストレスは軽減しておいたほうが良いでしょう。

体外受精を行い、受精卵を子宮に戻すことで妊娠の可能性がでてきます。受精卵を凍結、融解することでさらに受精卵が選別されてきます。

穏やかな気持ちで治療をお受けくださいね。

content 8

2人目を希望して3年経ちます

31〜35歳・長野県

10年前、21歳の時に長女を出産しましたがその後離婚し、同い年の男性と再婚しました。2人目を希望し再婚してからもうすぐ3年経つのですが、なかなか出来ません。

そもそもタイミング自体があまり取れていなかったと思います。お互い仕事で疲れていたり、主人の腰痛が悪化したりで週に1度だったり、1カ月に2度程だったり。

それどころか、最近では主人が包茎のような症状で、行為の際に痛みを伴うようで、時には出血してしまい、行為自体が全くできなくなってしまいました。

一方、私はというと、基礎体温を測ってはいますがあまり綺麗な2層にはなっておらず、ストレスが溜まると生理周期も安定しないことがあります。

年齢も年齢ですので、病院を受診するにもメンズクリニックがいいのか、それとも不妊外来がいいのか分からず悩んでいます。

教えてください。

お返事

2人目のお子様を希望し、3年経過し、最近では性交渉の際にご主人が痛みを訴え、出血することもあるのですね。何かの炎症や病気などがないか、泌尿器科を受診されるのが良いかと思います。行為そのものができないと、不妊治療を行っても精液を採取することができませんので、早々に受診していただくのが良いと思います。

奥様も、妊娠できる状態であるのか、婦人科あるいは不妊治療クリニックを受診し、一通りの検査を受けられるとよいと思います。基礎体温表と実際の超音波検査で卵巣状態を照らし合わせることもよいかと思います。いつ頃に排卵しているかが確認できます。

双方の検査の結果が揃ったら、今後どのような方針で治療をしていくのか相談されるとよいでしょう。まずはご主人の検査と奥様の検査を同時進行でスタートしていきましょう。

content 9

1年半タイミング療法を続けています。夫婦共に異常がないのに妊娠しません

36～40歳・大阪府

今、不妊治療を1年半ほど受けています。現在37歳で焦りもあります。今通っている病院は二つ目の病院です。

一つ目の病院ではタイミング療法をしていたのですが、説明や検査もあまりなく、不安になったために半年ほどで今の病院に転院しました。

今の病院は不妊専門の病院で検査や説明も最初はしっかりとしてくれていました。血液検査をすぐにしてもらい、甲状腺の数値が高く妊娠しにくいと言われたので、甲状腺専門の病院に2カ月ほど通い数値を下げました。その後タイミング療法を続けていますが、なかなか授かることができず、一年が経とうとしています。

今は説明もあまりなく、同じ作業の繰り返しをされて不安ばかりです。私自身、教育関係の仕事をしていて平日の午前に休むことが難しく、病院に行くのも夜遅くなるので、看護師さんに仕事をしていたら体外受精は無理というような事を遠回しで言われ、タイミング療法をずっと続けている状態です。

病院を変えたいけれど、近くに他の病院はなく、仕事を休むのも正直難しいです。検査をしても旦那も正常、私自身も特に異常はなく排卵もしています。なぜできないのかも分からないし、どうしたら良いのかも分からず、相談できるところも分からず毎日悩んでいます。

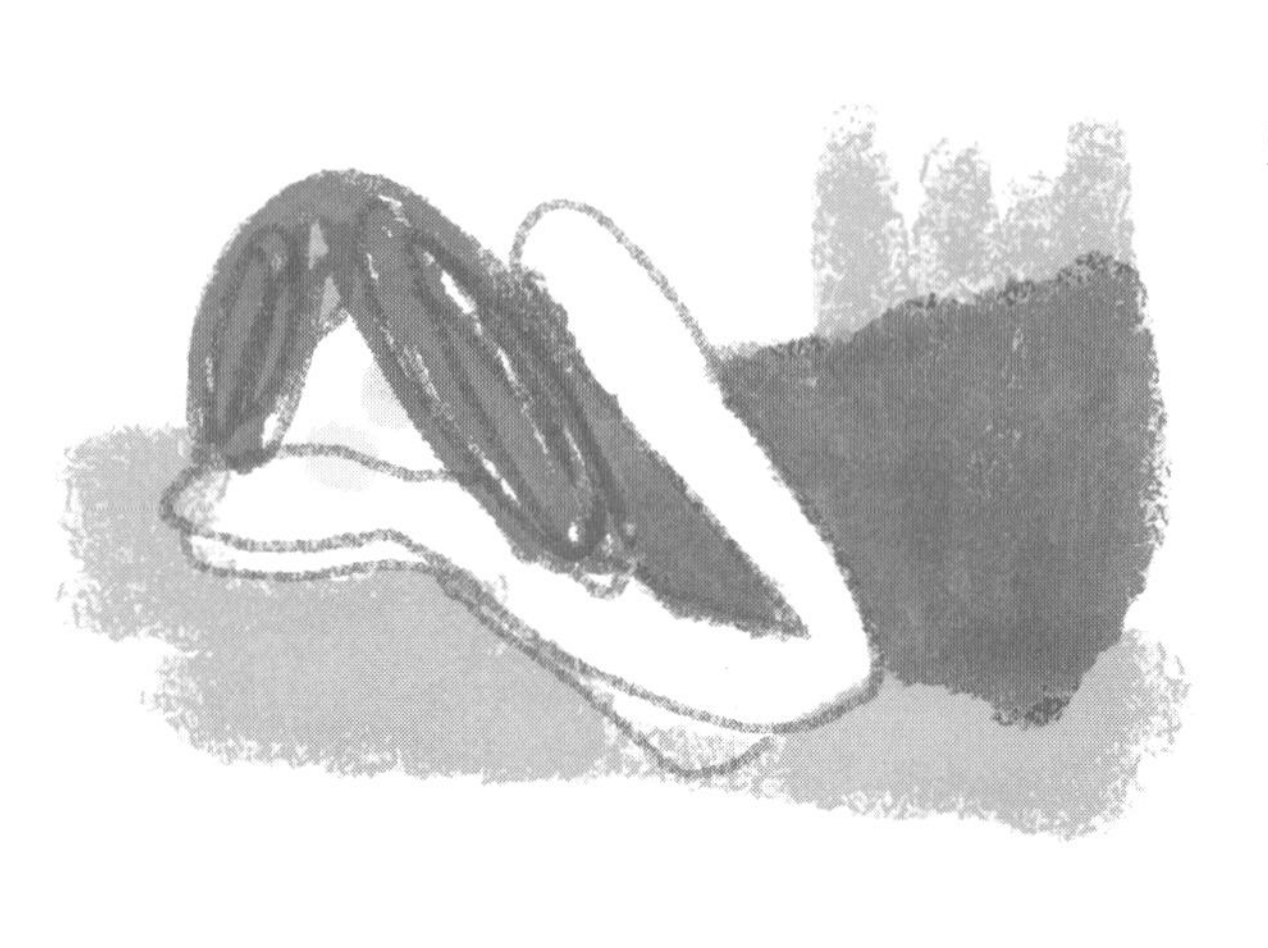

お返事

治療を始めてから1年半経過し、二つの施設を受診されたのですね。甲状腺については数値が落ち着いて良かったです。継続的なフォローは必要かと思います。

タイミングでの治療が1年半経過となりますと、できれば、人工授精、体外受精へのステップアップした治療をされるのがよいかと思います。原因不明も、体外受精を行うことによって、卵子の状態や精子と受精して受精卵になっているのか、また、受精卵の細胞分裂の状況を確認することができます。そして、直接、子宮内に受精卵をもどすことにより、妊娠への近道になるかと思います。

不妊治療は毎月でなくて大丈夫です。教育関係のお仕事ということであれば、GW、夏休みなどを利用しての治療はいかがでしょう？体外受精周期では卵子を回収する直前の時期に診察の回数が増えますので、月経が開始し10日目から14日目あたりの診察日を予測し、お仕事を調整されてはいかがでしょう。

相談者さんのように、機能的に問題がなく妊娠成立しないことを原因不明不妊、または、機能性不妊と言いますが、病院を受診したカップルの10～30％の割合でみられます。今の段階では原因が解らなくても、体外受精を行うことで見えてくる部分もあるかと思います。

仕事との両立は大変かと思いますが、やはり比較的仕事の休みがとりやすい時期の治療を考えてはいかがでしょう。

また、体外受精を保険で行う場合には、年齢で保険適用の回数制限がありますので、できれば早めに検討されると良いと思います。

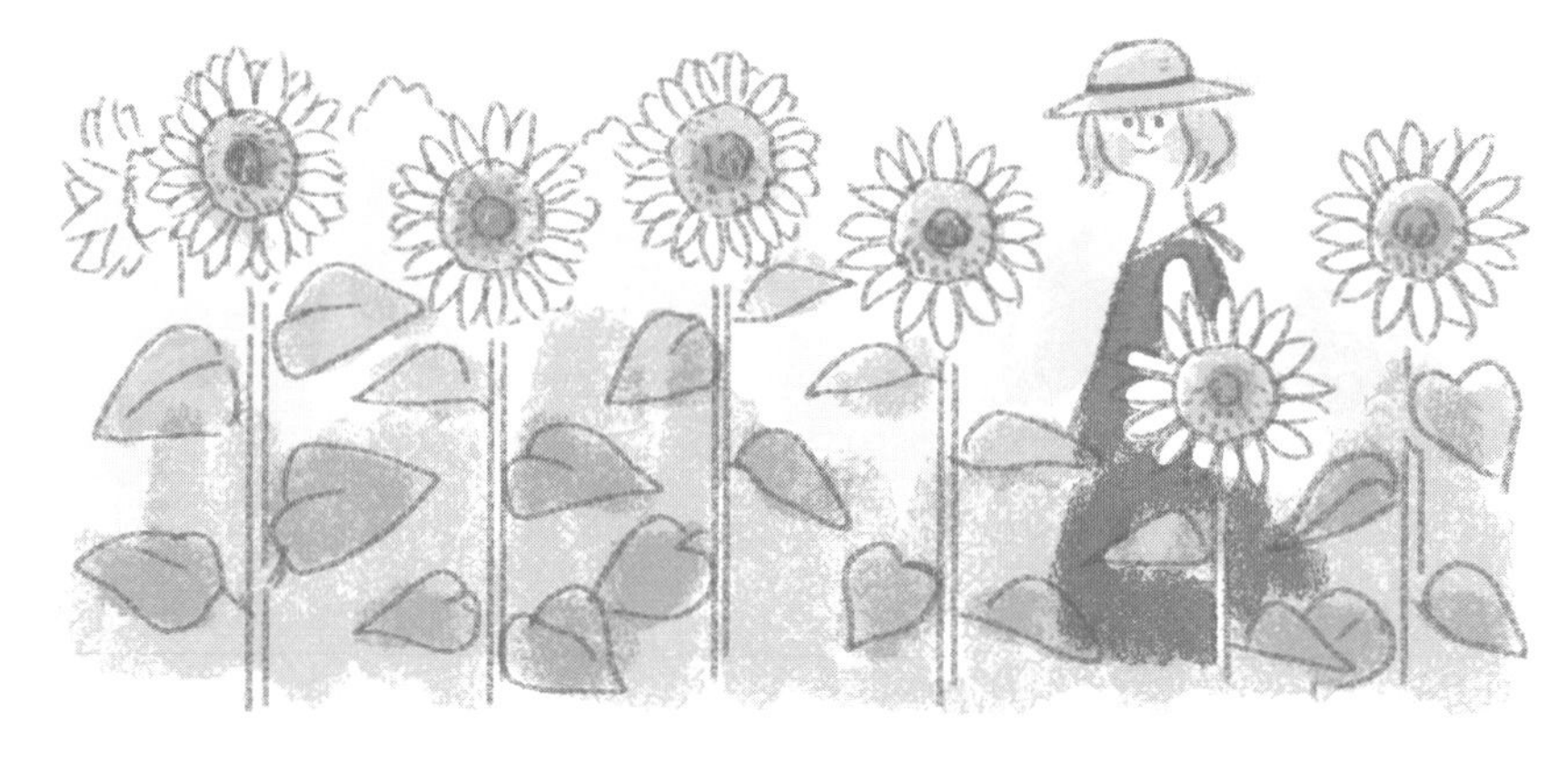

content 10

2人目を希望していますが、夫と性行為をするのが精神的にストレスです

31〜35歳・大分県

私は今年36歳、主人は今年41歳になる夫婦です。子どもは、1人5歳の子がいます。子どもはADHDの可能性ありとの診断を受けています。

夫婦共に2人目を希望していますが、夫と性行為をするのが精神的にかなりのストレスです。吐き気すら感じます。

こういった、精神的な原因で性行為ができない場合、人工授精などの不妊治療は、行っていただけないのでしょうか？　どのように受診し、どのように相談したら良いのでしょうか？

お返事

2人目のお子様を希望され、人工授精を考えているのですね。いろいろな事情で夫婦生活の営みが持てないカップルは多くいます。

相談者さんのように悩みを抱えている方もいます。そのような悩みを抱えている方の治療方法の一つに人工授精があります。

人工授精を行う場合には、夫婦の同意が必要になります。ご主人も納得されているのであれば、お近くの不妊治療を行っている施設でご相談されると良いと思います。そのままお伝えいただければ大丈夫です。まずはクリニックを検索していただき、ご相談ください。

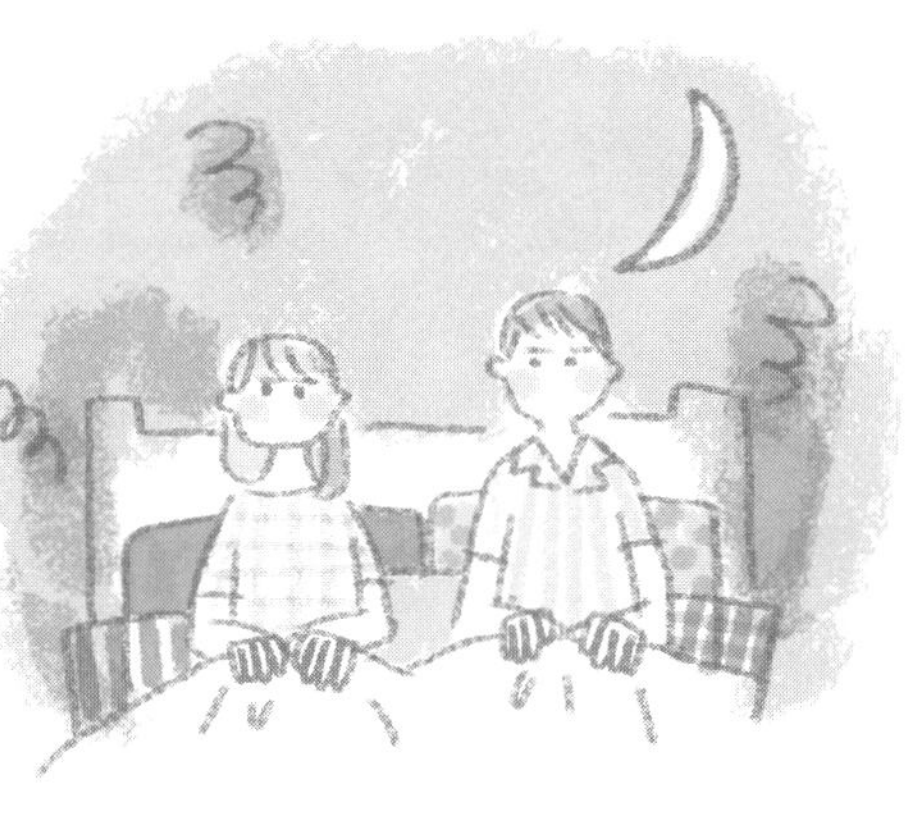

content 11

卵子凍結について考えていますが・・・・

31〜35歳・京都府

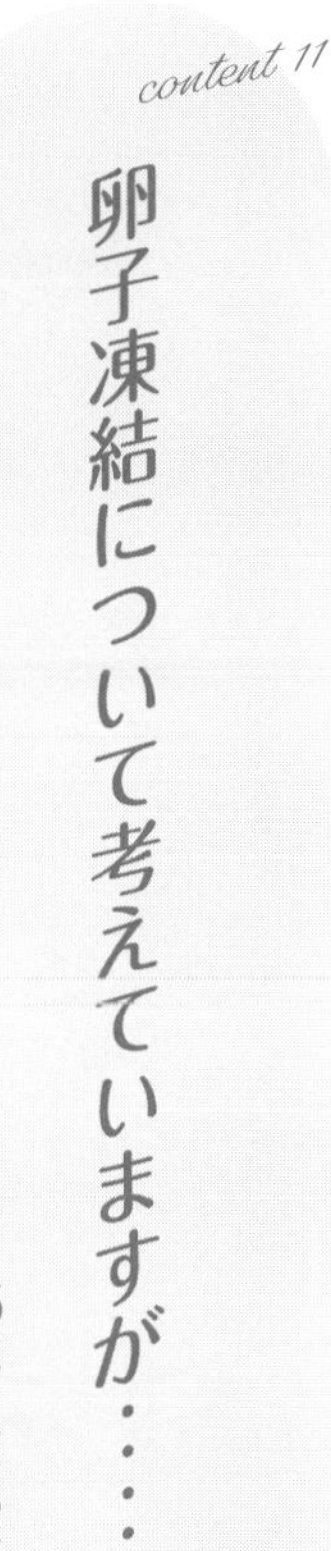

はじめまして。独身34歳女性です。

将来的な選択肢を残しておきたく卵子凍結を考えてますが、相談させていただくことは可能でしょうか。

卵子がどれくらい残っているかなど検査は可能ですか？

お返事

卵子の凍結を考えているのですね。

実際に候補となるクリニックに問い合わせることから始まりますが、本コーナーは受診を受付けるものではありません。参考になることのみお返事していますが、お役に立てますかどうか。

https://www.funin.info/search/hospital/pref_26

このURLが当センターでの京都のクリニック紹介となります。さて、卵子の質は年齢が経過するごとに低下していきます。そのため、できるだけ若いときの卵子を採取し凍結保存したいと願う方は、近年、増えています。お

住まいの地域に未受精卵子の凍結を行っている施設があるのかわかりませんが、不妊治療を行っている施設へ問い合わせをされるとよいと思います。自治体によっては卵子凍結の助成金なども行っているところがありますので、自治体へ問い合わせをされるのもよいですね。

残された卵子の数がどのくらいあるのかを調べるには、アンチミューラ管ホルモン（AMH）を測定し、予測することができます。

その数値によっては、早く凍結を行うほうが良いということになるかもしれません。この検査も不妊治療施設で行うことができますので、合わせてご相談されてください。

卵子凍結に際し、不安な点もあるかと思いますが、十分に医師からの説明を受け、納得した上で凍結を検討くださいね。

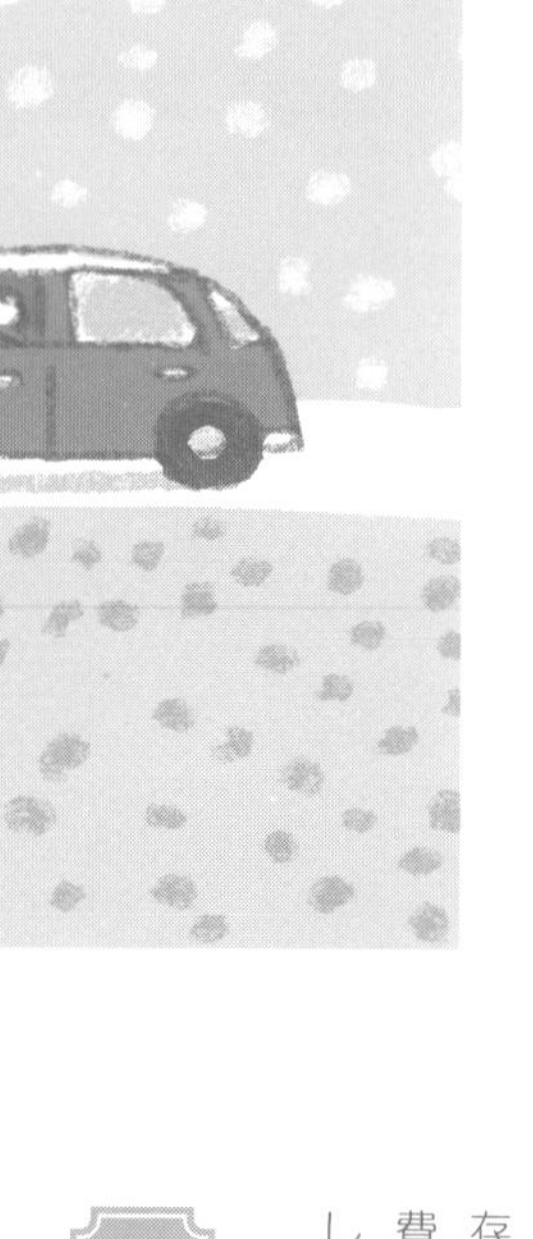

content 12

精子保存が可能な病院や費用、補助金などを知りたいです

36～40歳・静岡県

夫が、精巣腫瘍になり、抗がん剤の治療をする予定です。病院から精子保存を勧められて、保存が可能な病院や費用、補助金などを知りたく連絡しました。

お返事

ご主人の病気が見つかり、精子凍結の提案を受けたのですね。急なことで驚かれましたね。また心の準備ができない状態で次のことを考えなくてはならないのですから、とても大変なことと思います。

静岡市内で不妊治療（体外受精）を行っている施設は3軒あります。

それぞれのホームページを確認され、費用の確認等もされると良いかと思います。また、直接お問い合わせをしていただくと、さらに詳しく状況がわかるかと思います。

現在の精子の所見が、どのような状態にあるのか分かりませんが、数回分に分けての凍結保存が良いでしょう。

補助金については、静岡市不妊治療助成金を確認されるのがよいかと思います。

ご案内ですが、がん治療を始める前に、妊孕性温存について知っておいていただきたいことの男性編として、https://youtu.be/OAhp_J5upKA

日本がん生殖医療登録システムJOFRの登録システム「FSリンク」に登録していただくと助成が受けられるシステムもあるようですので参考にしていただくとよいと思います。

これから大変とは思いますが、無理せず一日でも早く回復されることを願っています。

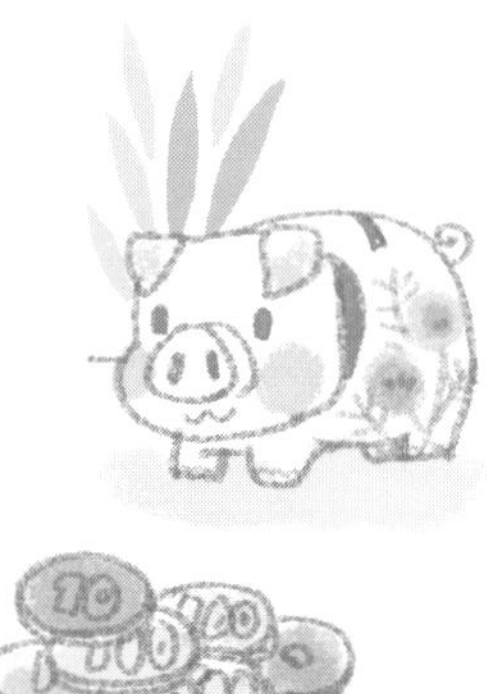

2024年5月時点（当センター調べ）
注：変更が生じる場合があります。詳しくは各治療施設のオフィシャルHPなどでご確認ください。

全国の不妊治療 病院＆クリニック

あなたの街で不妊治療を受けるための病院＆クリニック案内です。
どこの病院に行こうかな？　望む治療が受けられるかな？
病院選びの参考に！！

- 全国を6地方に分け、人工授精以上の不妊治療を行っている病院＆クリニックを一覧にしています。

- クリニック名の前にある ● 印は日本産科婦人科学会に登録のある生殖補助医療実施施設を元に、当センターのアンケート調査から体外受精実施施設として確認がとれた病院・クリニックを掲載しています。詳しくは直接各施設にお問合せください。

- ピックアップクリニックとして、診療や治療に関する24項目をあげて案内する病院＆クリニックがあります。各項目のチェックは、
○…実施している ●…常に力を入れて実施している △…検討中である ×…実施していない
で表記をしています。（保険診療に関しては、実施している○ か、実施していない× で表記しています）
また、自由診療における体外受精費用、顕微授精費用の目安も案内しています。

ピックアップクリニックの紹介例

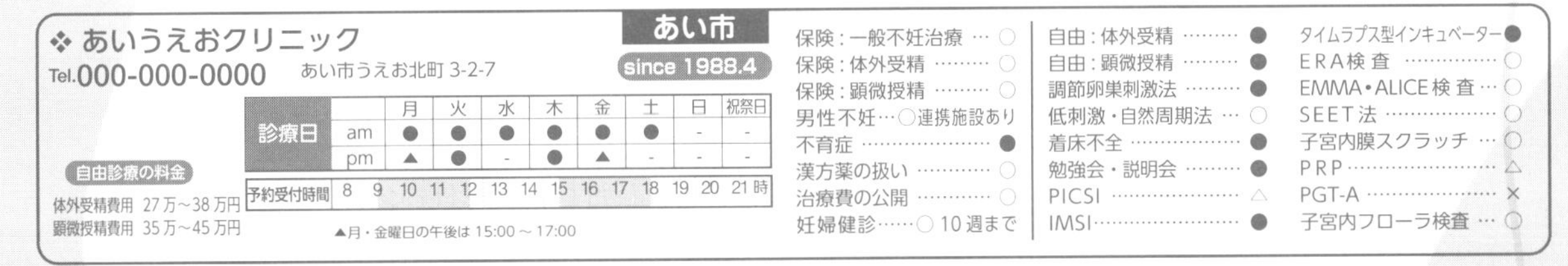
❖ あいうえおクリニック
Tel.000-000-0000　あい市うえお北町 3-2-7
あい市
since 1988.4

診療日	月	火	水	木	金	土	日	祝祭日
am	●	●	●	●	●	●	-	-
pm	▲	●	-	●	▲	-	-	-

予約受付時間　8　9　10　11　12　13　14　15　16　17　18　19　20　21時

▲月・金曜日の午後は 15:00 ～ 17:00

自由診療の料金
体外受精費用　27万～38万円
顕微授精費用　35万～45万円

保険：一般不妊治療 … ○
保険：体外受精 ……… ○
保険：顕微授精 ……… ○
男性不妊…○連携施設あり
不育症 ………………… ●
漢方薬の扱い ………… ○
治療費の公開 ………… ○
妊婦健診……○ 10週まで
自由：体外受精 ……… ●
自由：顕微授精 ……… ●
調節卵巣刺激法 ……… ●
低刺激・自然周期法 … ○
着床不全 ……………… ●
勉強会・説明会 ……… ●
PICSI ………………… △
IMSI…………………… ●
タイムラプス型インキュベーター ●
ERA検査 …………… ○
EMMA・ALICE検査 … ○
SEET法 ……………… ○
子宮内膜スクラッチ … ○
PRP…………………… △
PGT-A ……………… ×
子宮内フローラ検査 … ○

［各項目のチェックについて］ ○ … 実施している　● … 常に力を入れて実施している　△ … 検討中である　× … 実施していない

北海道・東北地方

北海道

● エナ麻生 ART クリニック
Tel.011-792-8850 札幌市北区

● さっぽろ ART クリニック
Tel.011-700-5880 札幌市北区

● 北海道大学病院
Tel.011-716-1161 札幌市北区

● さっぽろ ART クリニック n24
Tel.011-792-6691 札幌市北区

● 札幌白石産科婦人科病院
Tel.011-862-7211 札幌市白石区

● 青葉産婦人科クリニック
Tel.011-893-3207 札幌市厚別区

● 五輪橋マタニティクリニック
Tel.011-585-3110 札幌市南区

● 手稲渓仁会病院
Tel.011-681-8111 札幌市手稲区

● セントベビークリニック
Tel.011-215-0880 札幌市中央区

● 金山生殖医療クリニック
Tel.011-200-1122 札幌市中央区

円山レディースクリニック
Tel.011-614-0800 札幌市中央区

● 時計台記念病院
Tel.011-251-2221 札幌市中央区

● 神谷レディースクリニック
Tel.011-231-2722 札幌市中央区

● 札幌厚生病院
Tel.011-261-5331 札幌市中央区

● 斗南病院
Tel.011-231-2121 札幌市中央区

● 札幌医科大学医学部付属病院
Tel.011-611-2111 札幌市中央区

● 中央メディカルクリニック
Tel.011-222-0120 札幌市中央区

● おおこうち産科婦人科
Tel.011-233-4103 札幌市中央区

福住産科婦人科クリニック
Tel.011-836-1188 札幌市豊平区

● KKR 札幌医療センター
Tel.011-822-1811 札幌市豊平区

● 美加レディースクリニック
Tel.011-833-7773 札幌市豊平区

琴似産科婦人科クリニック
Tel.011-612-5611 札幌市西区

● 札幌東豊病院
Tel.011-704-3911 札幌市東区

● 秋山記念病院
Tel.0138-46-6660 函館市石川町

製鉄記念室蘭病院
Tel.0143-44-4650 室蘭市知利別町

● 岩城産婦人科
Tel.0144-38-3800 苫小牧市緑町

● とまこまいレディースクリニック
Tel.0144-73-5353 苫小牧市弥生町

● レディースクリニックぬまのはた
Tel.0144-53-0303 苫小牧市北栄町

● 森産科婦人科病院
Tel.0166-22-6125 旭川市7条

● みずうち産科婦人科医院
Tel.0166-31-6713 旭川市豊岡

● 旭川医科大学附属病院
Tel.0166-65-2111 旭川市緑が丘

帯広厚生病院
Tel.0155-65-0101 帯広市西6条

● おびひろ ART クリニック
Tel.0155-67-1162 帯広市東3条

釧路赤十字病院
Tel.0154-22-7171 釧路市新栄町

● 足立産婦人科クリニック
Tel.0154-25-7788 釧路市中園町

● 北見レディースクリニック
Tel.0157-31-0303 北見市大通東

● 中村記念愛成病院
Tel.0157-24-8131 北見市高栄東町

青森県

● エフ.クリニック
Tel.017-729-4103 青森市浜田

● レディスクリニック・セントセシリア
Tel.017-738-0321 青森市筒井八ツ橋

青森県立中央病院
Tel.017-726-8111 青森市東造道

● 八戸クリニック
Tel.0178-22-7725 八戸市柏崎

● 婦人科　さかもとともみクリニック
Tel.0172-29-5080 弘前市早稲田

● 弘前大学医学部付属病院
Tel.0172-33-5111 弘前市本町

安斎レディスクリニック
Tel.0173-33-1103 五所川原市一ツ谷

岩手県

● 岩手医科大学附属病院 内丸メディカルセンター
Tel.019-613-6111 盛岡市内丸

● 京野アートクリニック盛岡
Tel.019-613-4124 盛岡市盛岡駅前通

畑山レディスクリニック
Tel.019-613-7004 盛岡市北飯岡

産科婦人科吉田医院
Tel.019-622-9433 盛岡市若園町

平間産婦人科
Tel.0197-24-6601 奥州市水沢太白通り

岩手県立二戸病院
Tel.0195-23-2191 二戸市堀野

秋田県

藤盛レィディーズクリニック
Tel.018-884-3939 秋田市東通仲町

中通総合病院
Tel.018-833-1122 秋田市南通みその町

● 秋田大学医学部附属病院
Tel.018-834-1111 秋田市本道

● 清水産婦人科クリニック
Tel.018-893-5655 秋田市広面

市立秋田総合病院
Tel.018-823-4171 秋田市川元松丘町

秋田赤十字病院
Tel.018-829-5000 秋田市上北手猿田

あきたレディースクリニック安田
Tel.018-857-4055 秋田市土崎港中央

池田産婦人科クリニック
Tel.0183-73-0100 湯沢市字両神

● 大曲母子医院
Tel.0187-63-2288 大仙市大曲福住町

佐藤レディースクリニック
Tel.0187-86-0311 大仙市戸蒔

大館市立総合病院
Tel.0186-42-5370 大館市豊町

山形県

山形市立病院済生館
Tel.023-625-5555 山形市七日町

● 山形大手町ARTクリニック川越医院
Tel.023-641-6467 山形市大手町

● 山形済生病院
Tel.023-682-1111 山形市沖町

レディースクリニック高山
Tel.023-674-0815 山形市嶋北

● 山形大学医学部附属病院
Tel.023-628-1122 山形市飯田西

国井クリニック
Tel.0237-84-4103 寒河江市大字中郷

● ゆめクリニック
Tel.0238-26-1537 米沢市東

米沢市立病院
Tel.0238-22-2450 米沢市相生町

● すこやかレディースクリニック
Tel.0235-22-8418 鶴岡市東原町

たんぽぽクリニック
Tel.0235-25-6000 鶴岡市日枝鳥居上

山形県立河北病院
Tel.0237-73-3131 西村山郡河北町

宮城県

● 京野アートクリニック仙台
Tel.022-722-8841 仙台市青葉区

● 東北大学病院
Tel.022-717-7000 仙台市青葉区

産科婦人科メリーレディースクリニック
Tel.022-391-0315 仙台市青葉区

● たんぽぽレディースクリニック あすと長町
Tel.022-738-7753 仙台市太白区

● 仙台ソレイユ母子クリニック
Tel.022-248-5001 仙台市太白区

● 仙台 ART クリニック
Tel.022-791-8851 仙台市宮城野区

うつみレディスクリニック
Tel.0225-84-2868 東松島市赤井

大井産婦人科医院
Tel.022-362-3231 塩竈市新富町

● スズキ記念病院
Tel.0223-23-3111 岩沼市里の杜

福島県

● いちかわクリニック
Tel.024-554-0303 福島市南矢野目

● 福島県立医科大学附属病院
Tel.024-547-1111 福島市光が丘

● アートクリニック産婦人科
Tel.024-523-1132 福島市栄町

福島赤十字病院
Tel.024-534-6101 福島市入江町

あべウイメンズクリニック
Tel.024-923-4188 郡山市富久山町

● ひさこファミリークリニック
Tel.024-952-4415 郡山市中ノ目

太田西ノ内病院
Tel.024-925-1188 郡山市西ノ内

寿泉堂綜合病院
Tel.024-932-6363 郡山市駅前

● あみウイメンズクリニック
Tel.0242-37-1456 会津若松市八角町

● 会津中央病院
Tel.0242-25-1515 会津若松市鶴賀町

● いわき婦人科
Tel.0246-27-2885 いわき市内郷綴町

PICK UP!

北海道地方 / ピックアップ クリニック

北海道

❖ 金山生殖医療クリニック

札幌市

Tel.011-200-1122 札幌市中央区北1条西4-1-1 三甲大通り公園ビル 2F since 2017.4

診療日	月	火	水	木	金	土	日	祝祭日
am	●	●	●	●	●	●	▲	-
pm	●	★	-	★	●	-	-	-

月・金曜午前 7:45 ～ 15:00、★火・木曜午前 7:45 ～ 13:00、午後 16:00 ～ 19:00、水・土曜 13:00 まで、▲日曜はHPをご確認ください。　予約は WEB にて 24時間受付。

予約受付時間	8	9	10	11	12	13	14	15	16	17	18	19	20	21	時

自由診療の料金

体外受精費用 26万円～
顕微授精費用 31万円～

保険：一般不妊治療 … ○
保険：体外受精 ……… ○
保険：顕微授精 ……… ○
男性不妊…○連携施設あり
不育症 ………………… ●
漢方薬の扱い ………… ○
治療費の公開 ………… ○
妊婦健診 ……………… ×

自由：体外受精 ……… ●
自由：顕微授精 ……… ●
調節卵巣刺激法 ……… ○
低刺激・自然周期法 … ●
着床不全 ……………… ●
勉強会・説明会 ……… △
PICSI ………………… ×
IMSI…………………… ×

タイムラプス型インキュベーター●
ERA検査 ……………… ○
EMMA・ALICE検査 … ○
SEET法 ……………… ×
子宮内膜スクラッチ … ○
PRP …………………… ×
PGT-A ………………… ×
子宮内フローラ検査 … ○

[各項目のチェックについて]　○ … 実施している　● … 常に力を入れて実施している　△ … 検討中である　× … 実施していない

PICK UP!

東北地方 / ピックアップ クリニック

福島県

❖ あみウイメンズクリニック

会津若松市 since 2004.10

Tel.0242-37-1456 会津若松市八角町 4-21

診療日		月	火	水	木	金	土	日	祝祭日
	am	●	●	●	-	●	●	-	-
	pm	●	●	●	-	●	-	-	-

予約受付時間 8 9 10 11 12 13 14 15 16 17 18 19 20 21 時

※完全予約制

自由診療の料金
HP を参照
https://ami-clinic.jp/

- 保険：一般不妊治療 … ○
- 保険：体外受精 ……… ○
- 保険：顕微授精 ……… ○
- 男性不妊…○連携施設あり
- 不育症 ………………… ○
- 漢方薬の扱い ………… ○
- 治療費の公開 ………… ○
- 妊婦健診……○ 26 週まで
- 自由：体外受精 ……… ●
- 自由：顕微授精 ……… ●
- 調節卵巣刺激法 ……… ●
- 低刺激・自然周期法 … ○
- 着床不全 ……………… ○
- 勉強会・説明会 ……… △
- PICSI ………………… ×
- IMSI…………………… ×
- タイムラプス型インキュベーター ×
- ERA検査 …………… ×
- EMMA・ALICE 検査 … ×
- SEET 法 ……………… ○
- 子宮内膜スクラッチ … ○
- PRP …………………… ×
- PGT-A ………………… ×
- 子宮内フローラ検査 … ×

● ゆうレディースクリニック
Tel.048-967-3122 越谷市南越谷
● 獨協医科大学埼玉医療センター
Tel.048-965-1111 越谷市南越谷
● スピカレディースクリニック
Tel.0480-65-7750 加須市南篠崎
● 中村レディスクリニック
Tel.048-562-3505 羽生市中岩瀬
● 埼玉医科大学病院
Tel.049-276-1297 入間郡毛呂山町
● 埼玉医科大学総合医療センター
Tel.049-228-3674 川越市鴨田
● 恵愛生殖医療医院
Tel.048-485-1185 和光市本町
● 大塚産婦人科小児科医院
Tel.048-479-7802 新座市片山
● ウィメンズクリニックふじみ野
Tel.049-293-8210 富士見市ふじみ野西
● ミューズレディスクリニック
Tel.049-256-8656 ふじみ野市霞ケ丘
● 吉田産科婦人科医院
Tel.04-2932-8781 入間市野田
● 瀬戸病院
Tel.04-2922-0221 所沢市金山町
● さくらレディスクリニック
Tel.04-2992-0371 所沢市くすのき台
● 熊谷総合病院
Tel.048-521-0065 熊谷市中西
平田クリニック
Tel.048-526-1171 熊谷市肥塚
Women's Clinic ひらしま産婦人科
Tel.048-722-1103 上尾市原市
上尾中央総合病院
Tel.048-773-1111 上尾市柏座
みやざきクリニック
Tel.0493-72-2233 比企郡小川町

千葉県

● 高橋ウイメンズクリニック
Tel.043-243-8024 千葉市中央区
● 千葉メディカルセンター
Tel.043-261-5111 千葉市中央区
● 千葉大学医学部附属病院
Tel.043-226-2121 千葉市中央区
● 亀田 IVF クリニック幕張
Tel.043-296-8141 千葉市美浜区
● みやけウィメンズクリニック
Tel.043-293-3500 千葉市緑区
川崎レディースクリニック
Tel.04-7155-3451 流山市東初石
● おおたかの森 ART クリニック
Tel. 04-7170-1541 流山市おおたかの森
ジュノ・ヴェスタクリニック八田
Tel.047-385-3281 松戸市牧の原
● 大川レディースクリニック
Tel.047-341-3011 松戸市馬橋
松戸市立総合医療センター
Tel.047-712-2511 松戸市千駄堀
● 鎌ケ谷 ART クリニック
Tel.047-442-3377 鎌ケ谷市新鎌ケ谷
● 本八幡レディースクリニック
Tel.047-322-7755 市川市八幡
● 東京歯科大学市川総合病院
Tel.047-322-0151 市川市菅野
● 西船橋こやまウィメンズクリニック
Tel.047-495-2050 船橋市印内町
北原産婦人科
Tel.047-465-5501 船橋市習志野台

● 中央クリニック
Tel.0285-40-1121 下野市薬師寺
● 自治医科大学附属病院
Tel.0285-44-2111 下野市薬師寺
石塚産婦人科
Tel.0287-36-6231 那須塩原市三島
● 国際医療福祉大学病院
Tel.0287-37-2221 那須塩原市井口

群馬県

セントラル・レディース・クリニック
Tel.027-326-7711 高崎市東町
● 高崎 ART クリニック
Tel.027-310-7701 高崎市あら町
産科婦人科舘出張 佐藤病院
Tel.027-322-2243 高崎市若松町
● セキールレディースクリニック
Tel.027-330-2200 高崎市栄町
矢崎医院
Tel.027-344-3511 高崎市剣崎町
● 上条女性クリニック
Tel.027-345-1221 高崎市栗崎町
公立富岡総合病院
Tel.0274-63-2111 富岡市富岡
● JCHO 群馬中央病院
Tel.027-221-8165 前橋市紅雲町
● 群馬大学医学部附属病院
Tel.027-220-7111 前橋市昭和町
● 横田マタニティーホスピタル
Tel.027-219-4103 前橋市下小出町
● いまいウイメンズクリニック
Tel.027-221-1000 前橋市東片貝町
前橋協立病院
Tel.027-265-3511 前橋市朝倉町
● HILLS LADIES CLINIC（神岡産婦人科医院）
Tel.027-253-4152 前橋市総社町
● ときざわレディスクリニック
Tel.0276-60-2580 太田市小舞木町
クリニックオガワ
Tel.0279-22-1377 渋川市石原
宇津木医院
Tel.0270-64-7878 佐波郡玉村町

埼玉県

● セントウィメンズクリニック
Tel.048-871-1771 さいたま市浦和区
● おおのたウィメンズクリニック 埼玉大宮
Tel.048-783-2218 さいたま市大宮区
● 秋山レディースクリニック
Tel.048-663-0005 さいたま市大宮区
● 大宮 ART クリニック
Tel.048-788-1124 さいたま市大宮区
● 大宮レディスクリニック
Tel.048-648-1657 さいたま市大宮区
● かしわざき産婦人科
Tel.048-641-8077 さいたま市大宮区
● あらかきウィメンズクリニック
Tel.048-838-1107 さいたま市南区
● 丸山記念総合病院
Tel.048-757-3511 さいたま市岩槻区
● 大和たまごクリニック
Tel.048-757-8100 さいたま市岩槻区
● ソフィア祐子レディースクリニック
Tel.048-253-7877 川口市西川口
● 永井マザーズホスピタル
Tel.048-959-1311 三郷市上彦名
● 産婦人科菅原病院
Tel.048-964-3321 越谷市越谷

茨城県

● いがらしクリニック
Tel.0297-62-0936 龍ケ崎市栄町
● 筑波大学附属病院
Tel.029-853-3900 つくば市天久保
● つくば ART クリニック
Tel.029-863-6111 つくば市竹園
● つくば木場公園クリニック
Tel.029-886-4124 つくば市松野木
● 筑波学園病院
Tel.029-836-1355 つくば市上横場
● 遠藤産婦人科医院
Tel.0296-20-1000 筑西市中舘
● 根本産婦人科医院
Tel.0296-77-0431 笠間市八雲
● おおぬき ART クリニック水戸
Tel.029-231-1124 水戸市三の丸
江幡産婦人科病院
Tel.029-224-3223 水戸市備前町
● 石渡産婦人科病院
Tel.029-221-2553 水戸市上水戸
植野産婦人科医院
Tel.029-221-2513 水戸市五軒町
岩崎病院
Tel.029-241-8700 水戸市笠原町
● 小塙医院
Tel.0299-58-3185 小美玉市田木谷
原レディスクリニック
Tel.029-276-9577 ひたちなか市笹野町
● 福地レディースクリニック
Tel.0294-27-7521 日立市鹿島町

栃木県

● 中田ウィメンズ & ART クリニック
Tel.028-614-1100 宇都宮市馬場通り
宇都宮中央クリニック
Tel.028-636-1121 宇都宮市中央
● 平尾産婦人科医院
Tel.028-648-5222 宇都宮市鶴田
福泉医院
Tel.028-639-1122 宇都宮市下栗
● ちかざわレディスクリニック
Tel.028-638-2380 宇都宮市城東
高橋あきら産婦人科医院
Tel.028-663-1103 宇都宮市東今泉
かしわぶち産婦人科
Tel.028-663-3715 宇都宮市海道町
済生会 宇都宮病院
Tel.028-626-5500 宇都宮市竹林町
● 独協医科大学病院
Tel.0282-86-1111 下都賀郡壬生町
● 那須赤十字病院
Tel.0287-23-1122 大田原市中田原
● 匠レディースクリニック
Tel.0283-21-0003 佐野市奈良渕町
佐野厚生総合病院
Tel.0283-22-5222 佐野市堀米町
● 城山公園すずきクリニック
Tel.0283-22-0195 佐野市久保町

● … 体外受精以上の生殖補助医療実施施設

● クリニック飯塚
Tel.03-3495-8761 品川区西五反田

● はなおか IVF クリニック品川
Tel.03-5759-5112 品川区大崎

● 昭和大学病院
Tel.03-3784-8000 品川区旗の台

● 東邦大学医療センター大森病院
Tel.03-3762-4151 大田区大森西

とちぎクリニック
Tel.03-3777-7712 大田区山王

● 藤田医科大学 羽田クリニック
Tel.03-5708-7867 大田区羽田空港

● キネマアートクリニック
Tel.03-5480-1940 大田区蒲田

● ファティリティクリニック東京
Tel.03-3477-0369 渋谷区東

日本赤十字社医療センター
Tel.03-3400-1311 渋谷区広尾

● torch clinic
Tel.03-6467-7910 渋谷区恵比寿

● 恵比寿ウィメンズクリニック
Tel.03-6452-4277 渋谷区恵比寿南

恵比寿つじクリニック＜男性不妊専門＞
Tel.03-5768-7883 渋谷区恵比寿南

● 桜十字ウイメンズクリニック渋谷
Tel.03-5728-6626 渋谷区宇田川町

● 田中レディスクリニック渋谷
Tel.03-5458-2117 渋谷区宇田川町

● アートラボクリニック渋谷
Tel.03-3780-8080 渋谷区宇田川町

● フェニックスアートクリニック
Tel.03-3405-1101 渋谷区千駄ヶ谷

● はらメディカルクリニック
Tel.03-3356-4211 渋谷区千駄ヶ谷

篠原クリニック
Tel.03-3377-6633 渋谷区笹塚

みやぎしレディースクリニック
Tel.03-5731-8866 目黒区八雲

● とくおかレディースクリニック
Tel.03-5701-1722 目黒区中根

● 峯レディースクリニック
Tel.03-5731-8161 目黒区自由が丘

● 育良クリニック
Tel.03-3792-4103 目黒区上目黒

● 目黒レディースクリニック
LineID.@296kumet 目黒区目黒

● 三軒茶屋ウィメンズクリニック
Tel.03-5779-7155 世田谷区太子堂

● 三軒茶屋 ART レディースクリニック
Tel.03-6450-7588 世田谷区三軒茶屋

● 梅ヶ丘産婦人科
Tel.03-3429-6036 世田谷区梅丘

● 国立成育医療研究センター 周産期・母性診療センター
Tel.03-3416-0181 世田谷区大蔵

● ローズレディースクリニック
Tel.03-3703-0114 世田谷区等々力

● 陣内ウィメンズクリニック
Tel.03-3722-2255 世田谷区奥沢

● 田園都市レディースクリニック二子玉川分院
Tel.03-3707-2455 世田谷区玉川

にしなレディースクリニック
Tel.03-5797-3247 世田谷区用賀

用賀レディースクリニック
Tel.03-5491-5137 世田谷区上用賀

池ノ上産婦人科
Tel.03-3467-4608 世田谷区北沢

竹下レディスクリニック＜不育症専門＞
Tel.03-6834-2830 新宿区左門町

● 慶應義塾大学病院
Tel.03-3353-1211 新宿区信濃町

● にしたん ARTクリニック 新宿院
Tel.0120-542-202 新宿区新宿

● 杉山産婦人科 新宿
Tel.03-5381-3000 新宿区西新宿

● 東京医科大学病院
Tel.03-3342-6111 新宿区西新宿

● 新宿 ARTクリニック
Tel.03-5324-5577 新宿区西新宿

● うつみやす子レディースクリニック
Tel.03-3368-3781 新宿区西新宿

● 加藤レディスクリニック
Tel.03-3366-3777 新宿区西新宿

● 国立国際医療研究センター病院
Tel.03-3202-7181 新宿区戸山

● 東京女子医科大学 産婦人科・母子総合医療センター
Tel.03-3353-8111 新宿区河田町

東京山手メディカルセンター
Tel.03-3364-0251 新宿区百人町

銀座ウイメンズクリニック
Tel.03-5537-7600 中央区銀座

● 虎の門病院
Tel.03-3588-1111 港区虎ノ門

● 東京 AMH クリニック銀座
Tel.03-3573-4124 港区新橋

● 新橋夢クリニック
Tel.03-3593-2121 港区新橋

● 東京慈恵会医科大学附属病院
Tel.03-3433-1111 港区西新橋

● 芝公園かみやまクリニック
Tel.03-6414-5641 港区芝

● リプロダクションクリニック東京
Tel.03-6228-5352 港区東新橋

● 六本木レディースクリニック
Tel.0120-853-999 港区六本木

● 麻布モンテアールレディースクリニック
Tel.03-6804-3208 港区麻布十番

● 赤坂見附宮崎産婦人科
Tel.03-3478-6443 港区元赤坂

美馬レディースクリニック
Tel.03-6277-7397 港区赤坂

● 赤坂レディースクリニック
Tel.03-5545-4123 港区赤坂

● 山王病院 女性医療センター / リプロダクション・婦人科内視鏡治療センター
Tel.03-3402-3151 港区赤坂

● 表参道 ART クリニック
Tel.03-6433-5461 港区北青山

たて山レディスクリニック
Tel.03-3408-5526 港区南青山

● 東京 HART クリニック
Tel.03-5766-3660 港区南青山

● 北里研究所病院
Tel.03-3444-6161 港区白金

● 京野アートクリニック高輪
Tel.03-6408-4124 港区高輪

● 城南レディスクリニック品川
Tel.03-3440-5562 港区高輪

● 浅田レディース品川クリニック
Tel.03-3472-2203 港区港南

● にしたん ART クリニック 品川院
Tel.03-6712-3355 港区港南

● 秋葉原 ART Clinic
Tel.03-5807-6888 台東区上野

● よしひろウィメンズクリニック上野院
Tel.03-3834-8996 台東区東上野

あさくさ産婦人科クリニック
Tel.03-3844-9236 台東区西浅草

● 日本医科大学付属病院 女性診療科
Tel.03-3822-2131 文京区千駄木

● 順天堂大学医学部附属順天堂医院
Tel.03-3813-3111 文京区本郷

● 東京大学医学部附属病院
Tel.03-3815-5411 文京区本郷

● 東京医科歯科大学病院
Tel.03-5803-5684 文京区湯島

中野レディースクリニック
Tel.03-5390-6030 北区王子

東京北医療センター
Tel.03-5963-3311 北区赤羽台

● 日暮里レディースクリニック
Tel.03-5615-1181 荒川区西日暮里

● 臼井医院 婦人科 リプロダクション外来
Tel.03-3605-0381 足立区東和

綾瀬駅前 臼井医院
Tel.03-5849-5540 足立区綾瀬

● 北千住 ART クリニック
Tel.03-6806-1808 足立区千住

池上レディースクリニック
Tel.03-5838-0228 足立区伊興

アーク米山クリニック
Tel.03-3849-3333 足立区西新井栄町

● 真島クリニック
Tel.03-3849-4127 足立区関原

● あいウイメンズクリニック
Tel.03-3829-2522 墨田区錦糸

大倉医院
Tel.03-3611-4077 墨田区墨田

● 木場公園クリニック・分院
Tel.03-5245-4122 江東区木場

東峯婦人クリニック
Tel.03-3630-0303 江東区木場

● 昭和大学江東豊洲病院
Tel.03-6204-6000 江東区豊洲

● 五の橋レディスクリニック
Tel.03-5836-2600 江東区亀戸

● 京野アートクリニック品川
Tel.03-6277-4124 品川区北品川

千葉県

共立習志野台病院
Tel.047-466-3018 船橋市習志野台

● 船橋駅前レディースクリニック
Tel.047-426-0077 船橋市本町

● 津田沼 IVF クリニック
Tel.047-455-3111 船橋市前原西

● くぼのや IVF クリニック
Tel.04-7136-2601 柏市柏

● 中野レディースクリニック
Tel.04-7162-0345 柏市柏

● さくらウィメンズクリニック
Tel.047-700-7077 浦安市北栄

● パークシティ吉田レディースクリニック
Tel.047-316-3321 浦安市明海

● 順天堂大学医学部附属浦安病院
Tel.047-353-3111 浦安市富岡

● そうクリニック
Tel.043-424-1103 四街道市大日

● 東邦大学医療センター佐倉病院
Tel.043-462-8811 佐倉市下志津

● 高橋レディースクリニック
Tel.043-463-2129 佐倉市ユーカリが丘

● 日吉台レディースクリニック
Tel.0476-92-1103 富里市日吉台

成田赤十字病院
Tel.0476-22-2311 成田市飯田町

増田産婦人科
Tel.0479-73-1100 匝瑳市八日市場

旭中央病院
Tel.0479-63-8111 旭市イ

● 宗田マタニティクリニック
Tel.0436-24-4103 市原市根田

● 重城産婦人科小児科
Tel.0438-41-3700 木更津市万石

● 薬丸病院
Tel.0438-25-0381 木更津市富士見

ファミール産院　たてやま
Tel.0470-24-1135 館山市北条

● 亀田総合病院　ART センター
Tel.04-7092-2211 鴨川市東町

東京都

● 杉山産婦人科　丸の内
Tel.03-5222-1500 千代田区丸の内

あさひレディスクリニック
Tel.03-3251-3588 千代田区神田佐久間町

● 神田ウィメンズクリニック
Tel.03-6206-0065 千代田区神田鍛冶町

● 小畑会浜田病院
Tel.03-5280-1166 千代田区神田駿河台

三楽病院
Tel.03-3292-3981 千代田区神田駿河台

杉村レディースクリニック
Tel.03-3264-8686 千代田区五番町

エス・セットクリニック＜男性不妊専門＞
Tel.03-6262-0745 千代田区神田岩本町

● 日本橋ウィメンズクリニック
Tel.03-5201-1555 中央区日本橋

● にしたん ART クリニック 日本橋院
Tel.03-6281-6990 中央区日本橋

● Natural ART Clinic 日本橋
Tel.03-6262-5757 中央区日本橋

八重洲中央クリニック
Tel.03-3270-1121 中央区日本橋

● 黒田インターナショナルメディカルリプロダクション
Tel.03-3555-5650 中央区新川

こやまレディースクリニック
Tel.03-5859-5975 中央区勝どき

● 聖路加国際病院
Tel.03-3541-5151 中央区明石町

● 銀座こうのとりレディースクリニック
Tel.03-5159-2077 中央区銀座

● さくら・はるねクリニック銀座
Tel.03-5250-6850 中央区銀座

● 両角レディースクリニック
Tel.03-5159-1101 中央区銀座

● オーク銀座レデイースクリニック
Tel.03-3567-0099 中央区銀座

HM レディースクリニック銀座
Tel.03-6264-4105 中央区銀座

● 銀座レデイースクリニック
Tel.03-3535-1117 中央区銀座

● 楠原ウィメンズクリニック
Tel.03-6274-6433 中央区銀座

● 銀座すずらん通りレディスクリニック
Tel.03-3569-7711 中央区銀座

● 桜の芽クリニック
Tel.03-6908-7740 新宿区高田馬場

東京中野女性のためのクリニック ミリオン IVF
Tel.03-5328-3610 中野区中野

新中野女性クリニック
Tel.03-3384-3281 中野区本町

河北総合病院
Tel.03-3339-2121 杉並区阿佐谷北

● 東京衛生アドベンチスト病院附属 めぐみクリニック
Tel.03-5335-6401 杉並区天沼

● 荻窪病院 虹クリニック
Tel.03-5335-6577 杉並区荻窪

● 明大前アートクリニック
Tel.03-3325-1155 杉並区和泉

● 慶愛クリニック
Tel.03-3987-3090 豊島区東池袋

● 松本レディースIVFクリニック
Tel.03-6907-2555 豊島区東池袋

● 池袋えざきレディースクリニック
Tel.03-5911-0034 豊島区池袋

● 小川クリニック
Tel.03-3951-0356 豊島区南長崎

● 帝京大学医学部附属病院
Tel.03-3964-1211 板橋区加賀

● 日本大学医学部附属板橋病院
Tel.03-3972-8111 板橋区大谷口上町

● ときわ台レディースクリニック
Tel.03-5915-5207 板橋区常盤台

渡辺産婦人科医院
Tel.03-5399-3008 板橋区高島平

● ウィメンズ・クリニック大泉学園
Tel.03-5935-1010 練馬区東大泉

● 花みずきウィメンズクリニック吉祥寺
Tel.0422-27-2965 武蔵野市吉祥寺本町

● うすだレディースクリニック
Tel.0422-28-0363 武蔵野市吉祥寺本町

● 武蔵境いわもと婦人科クリニック
Tel.0422-31-3737 武蔵野市境南町

● 杏林大学医学部附属病院
Tel.0422-47-5511 三鷹市新川

● ウィメンズクリニック神野
Tel.042-480-3105 調布市国領町

● 貝原レディースクリニック
Tel.042-426-1103 調布市布田

● 幸町 IVF クリニック
Tel.042-365-0341 府中市府中町

● 国分寺ウーマンズクリニック
Tel.042-325-4124 国分寺市本町

● ジュンレディースクリニック小平
Tel.042-329-4103 小平市喜平町

● 立川 ART レディースクリニック
Tel.042-527-1124 立川市曙町

● 井上レディスクリニック
Tel.042-529-0111 立川市富士見町

● 八王子 ART クリニック
Tel.042-649-5130 八王子市横山町

みなみ野レディースクリニック
Tel.042-632-8044 八王子市西片倉

南大沢婦人科ヒフ科クリニック
Tel.0426-74-0855 八王子市南大沢

西島産婦人科医院
Tel.0426-61-6642 八王子市千人町

● みむろウィメンズクリニック
Tel.042-710-3609 町田市原町田

● ひろいウィメンズクリニック
Tel.042-850-9027 町田市森野

町田市民病院
Tel.042-722-2230 町田市旭町

松岡レディスクリニック
Tel.042-479-5656 東久留米市東本町

● こまちレディースクリニック
Tel.042-357-3535 多摩市落合

レディースクリニックマリアヴィラ
Tel.042-566-8827 東大和市上北台

神奈川県

川崎市立川崎病院
Tel.044-233-5521 川崎市川崎区

日本医科大学武蔵小杉病院
Tel.044-733-5181 川崎市中原区

● Noah ART クリニック武蔵小杉
Tel.044-739-4122 川崎市中原区

● ベルズレディースクリニック
Tel.044-930-5011 川崎市多摩区

● 南生田レディースクリニック
Tel.044-930-3223 川崎市多摩区

● 新百合ヶ丘総合病院
Tel. 044-322-9991 川崎市麻生区

● 聖マリアンナ医科大学病院 生殖医療センター
Tel.044-977-8111 川崎市宮前区

● メディカルパークベイフロント横浜
Tel.045-620-6322 横浜市西区

● みなとみらい夢クリニック
Tel.045-228-3131 横浜市西区

● コシ産婦人科
Tel.045-432-2525 横浜市神奈川区

● 神奈川レディースクリニック
Tel.045-290-8666 横浜市神奈川区

● 横浜 HART クリニック
Tel.045-620-5731 横浜市神奈川区

● 菊名西口医院
Tel.045-401-6444 横浜市港北区

● アモルクリニック
Tel.045-475-1000 横浜市港北区

● なかむらアートクリニック
Tel.045-534-8534 横浜市港北区

● 綱島ゆめみ産婦人科
Tel.050-1807-0053 横浜市港北区

● CM ポートクリニック
Tel.045-948-3761 横浜市都筑区

かもい女性総合クリニック
Tel.045-929-3700 横浜市都筑区

● 産婦人科クリニック さくら
Tel.045-911-9936 横浜市青葉区

● 田園都市レディースクリニック あざみ野本院
Tel.045-905-5524 横浜市青葉区

● 済生会横浜市東部病院
Tel.045-576-3000 横浜市鶴見区

元町宮地クリニック＜男性不妊専門＞
Tel.045-263-9115 横浜市中区

● 馬車道レディスクリニック
Tel.045-228-1680 横浜市中区

● メディカルパーク横浜
Tel.045-232-4741 横浜市中区

● 横浜市立大学附属市民総合医療センター
Tel.045-261-5656 横浜市南区

● 福田ウイメンズクリニック
Tel.045-825-5525 横浜市戸塚区

塩崎産婦人科
Tel.046-889-1103 三浦市南下浦町

● 愛育レディーズクリニック
Tel.046-277-3316 大和市南林間

塩塚クリニック
Tel.046-228-4628 厚木市旭町

● 海老名レディースクリニック不妊センター
Tel.046-236-1105 海老名市中央

● 矢内原ウィメンズクリニック
Tel.0467-50-0112 鎌倉市大船

● 小田原マタニティクリニック
Tel.0465-35-1103 小田原市城山

● 湘南レディースクリニック
Tel.0466-55-5066 藤沢市鵠沼花沢町

● 山下湘南夢クリニック
Tel.0466-55-5011 藤沢市鵠沼石上

● メディカルパーク湘南
Tel.0466-41-0331 藤沢市湘南台

● 神奈川ARTクリニック
Tel.042-701-3855 相模原市南区

● 北里大学病院
Tel.042-778-8415 相模原市南区

● ソフィアレディスクリニック
Tel.042-776-3636 相模原市中央区

長谷川レディースクリニック
Tel.042-700-5680 相模原市緑区

● 下田産婦人科医院
Tel.0467-82-6781 茅ヶ崎市幸町

みうらレディースクリニック
Tel.0467-59-4103 茅ヶ崎市東海岸南

● 湘南茅ヶ崎ARTレディースクリニック
Tel.0467-81-5726 茅ヶ崎市浜見平

平塚市民病院
Tel.0463-32-0015 平塚市南原

牧野クリニック
Tel.0463-21-2364 平塚市八重咲町

● 須藤産婦人科医院
Tel.0463-77-7666 秦野市南矢名

伊勢原協同病院
Tel.0463-94-2111 伊勢原市田中

● 東海大学医学部附属病院
Tel.0463-93-1121 伊勢原市下糟屋

● … 体外受精以上の生殖補助医療実施施設

PICK UP!

関東地方 / ピックアップ クリニック

埼玉県

❖ 秋山レディースクリニック

さいたま市

since 2003.2

Tel.048-663-0005 さいたま市大宮区大成町 3-542

診療日		月	火	水	木	金	土	日	祝祭日
	am	●	●	-	●	●	●	-	-
	pm	●	●	-	●	●	-	-	-

予約受付時間 8 9 10 11 12 13 14 15 16 17 18 19 20 21 時

自由診療の料金

体外受精費用 20万円～
顕微授精費用 25万円～

保険：一般不妊治療 … ○	自由：体外受精 ……… ○	タイムラプス型インキュベーター ×
保険：体外受精 ……… ○	自由：顕微授精 ……… ○	ERA検査 …………… ○
保険：顕微授精 ……… ○	調節卵巣刺激法 ……… ○	EMMA・ALICE検査 … ○
男性不妊 …………… ×	低刺激・自然周期法 … ×	SEET法 …………… ×
不育症 ……………… ○	着床不全 …………… ○	子宮内膜スクラッチ … ○
漢方薬の扱い ……… ○	勉強会・説明会 ……… ×	PRP ………………… ×
治療費の公開 ……… ○	PICSI ……………… ×	PGT-A ……………… ×
妊婦健診 …………… ×	IMSI ………………… ×	子宮内フローラ検査 … ○

［各項目のチェックについて］ ○ … 実施している ● … 常に力を入れて実施している △ … 検討中である × … 実施していない

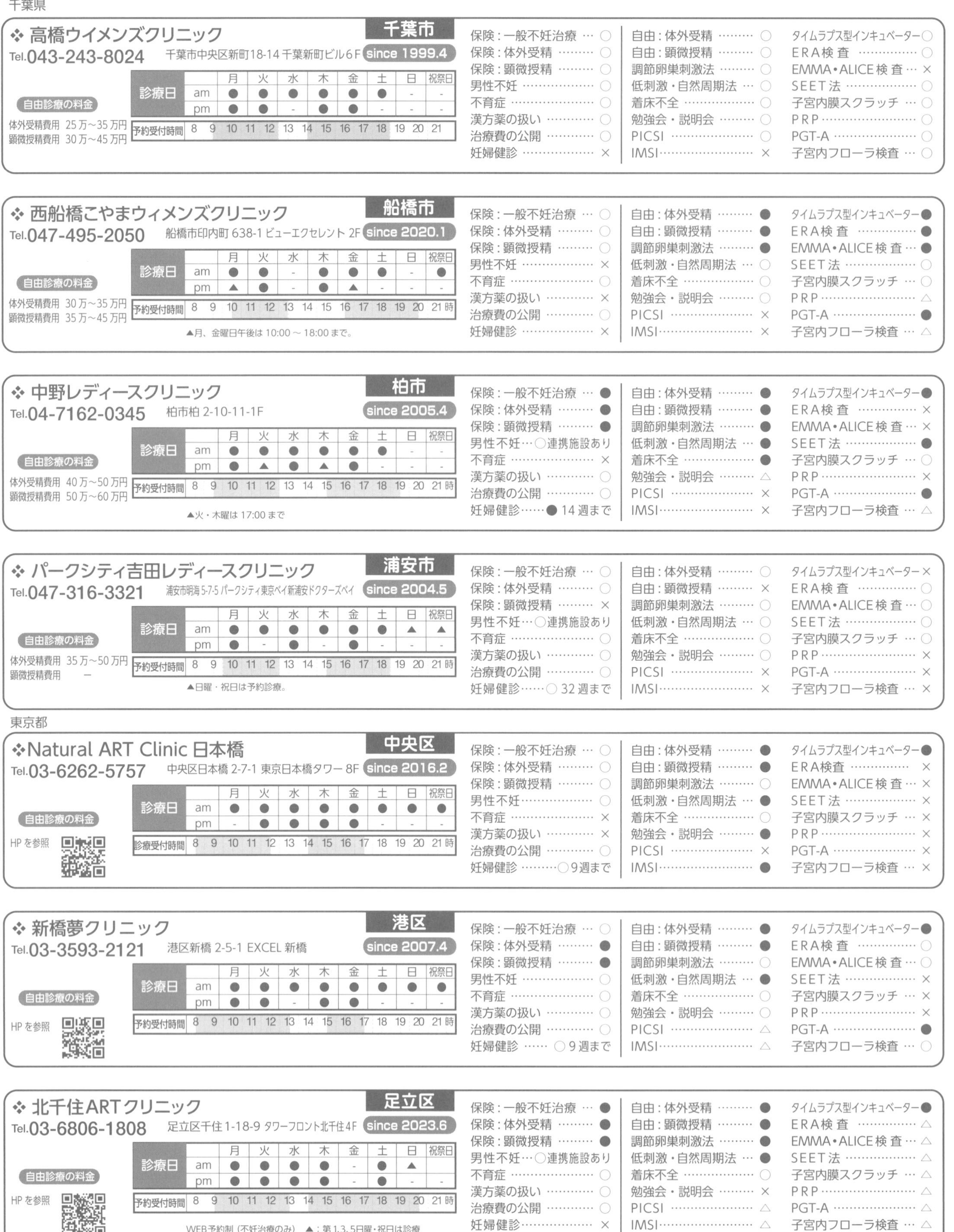

千葉県

❖ 高橋ウイメンズクリニック

千葉市

Tel.043-243-8024　千葉市中央区新町18-14 千葉新町ビル6F　since 1999.4

診療日	月	火	水	木	金	土	日	祝祭日
am	●	●	●	●	●	●	-	-
pm	●	●	-	●	●	-	-	-

予約受付時間　8 9 10 11 12 13 14 15 16 17 18 19 20 21

自由診療の料金
体外受精費用 25万～35万円
顕微授精費用 30万～45万円

保険：一般不妊治療 … ○
保険：体外受精 ……… ○
保険：顕微授精 ……… ○
男性不妊 ……………… ○
不育症 ………………… ○
漢方薬の扱い ………… ○
治療費の公開 ………… ○
妊婦健診 ……………… ×

自由：体外受精 ……… ○
自由：顕微授精 ……… ○
調節卵巣刺激法 ……… ○
低刺激・自然周期法 … ○
着床不全 ……………… ○
勉強会・説明会 ……… ○
PICSI ………………… ○
IMSI…………………… ×

タイムラプス型インキュベーター ○
ERA検査 ……………… ○
EMMA・ALICE検査 … ×
SEET法 ……………… ○
子宮内膜スクラッチ … ○
PRP …………………… ○
PGT-A ………………… ○
子宮内フローラ検査 … ○

❖ 西船橋こやまウィメンズクリニック

船橋市

Tel.047-495-2050　船橋市印内町 638-1 ビューエクセレント 2F　since 2020.1

診療日	月	火	水	木	金	土	日	祝祭日
am	●	●	-	●	●	●	-	●
pm	▲	●	-	●	▲	-	-	-

予約受付時間　8 9 10 11 12 13 14 15 16 17 18 19 20 21時

▲月、金曜日午後は 10:00 ～ 18:00 まで。

自由診療の料金
体外受精費用 30万～35万円
顕微授精費用 35万～45万円

保険：一般不妊治療 … ○
保険：体外受精 ……… ○
保険：顕微授精 ……… ○
男性不妊 ……………… ×
不育症 ………………… ○
漢方薬の扱い ………… ×
治療費の公開 ………… ○
妊婦健診 ……………… ×

自由：体外受精 ……… ●
自由：顕微授精 ……… ●
調節卵巣刺激法 ……… ●
低刺激・自然周期法 … ○
着床不全 ……………… ○
勉強会・説明会 ……… ○
PICSI ………………… ×
IMSI…………………… ×

タイムラプス型インキュベーター ●
ERA検査 ……………… ●
EMMA・ALICE検査 … ●
SEET法 ……………… ○
子宮内膜スクラッチ … ○
PRP …………………… △
PGT-A ………………… ●
子宮内フローラ検査 … △

❖ 中野レディースクリニック

柏市

Tel.04-7162-0345　柏市柏 2-10-11-1F　since 2005.4

診療日	月	火	水	木	金	土	日	祝祭日
am	●	●	●	●	●	●	-	-
pm	●	▲	●	▲	●	-	-	-

予約受付時間　8 9 10 11 12 13 14 15 16 17 18 19 20 21時

▲火・木曜は 17:00 まで

自由診療の料金
体外受精費用 40万～50万円
顕微授精費用 50万～60万円

保険：一般不妊治療 … ●
保険：体外受精 ……… ●
保険：顕微授精 ……… ●
男性不妊…○連携施設あり
不育症 ………………… ×
漢方薬の扱い ………… ○
治療費の公開 ………… ○
妊婦健診……● 14週まで

自由：体外受精 ……… ●
自由：顕微授精 ……… ●
調節卵巣刺激法 ……… ●
低刺激・自然周期法 … ●
着床不全 ……………… ●
勉強会・説明会 ……… △
PICSI ………………… ×
IMSI…………………… ×

タイムラプス型インキュベーター ●
ERA検査 ……………… ×
EMMA・ALICE検査 … ×
SEET法 ……………… ●
子宮内膜スクラッチ … ○
PRP …………………… ×
PGT-A ………………… ●
子宮内フローラ検査 … △

❖ パークシティ吉田レディースクリニック

浦安市

Tel.047-316-3321　浦安市明海 5-7-5 パークシティ東京ベイ新浦安ドクターズベイ　since 2004.5

診療日	月	火	水	木	金	土	日	祝祭日
am	●	●	●	●	●	●	▲	▲
pm	●	-	●	-	●	-	-	-

予約受付時間　8 9 10 11 12 13 14 15 16 17 18 19 20 21時

▲日曜・祝日は予約診療。

自由診療の料金
体外受精費用 35万～50万円
顕微授精費用 —

保険：一般不妊治療 … ○
保険：体外受精 ……… ○
保険：顕微授精 ……… ×
男性不妊…○連携施設あり
不育症 ………………… ○
漢方薬の扱い ………… ○
治療費の公開 ………… ○
妊婦健診……○ 32週まで

自由：体外受精 ……… ○
自由：顕微授精 ……… ×
調節卵巣刺激法 ……… ○
低刺激・自然周期法 … ○
着床不全 ……………… ○
勉強会・説明会 ……… ○
PICSI ………………… ×
IMSI…………………… ×

タイムラプス型インキュベーター ×
ERA検査 ……………… ○
EMMA・ALICE検査 … ○
SEET法 ……………… ○
子宮内膜スクラッチ … ○
PRP …………………… ×
PGT-A ………………… ×
子宮内フローラ検査 … ×

東京都

❖Natural ART Clinic 日本橋

中央区

Tel.03-6262-5757　中央区日本橋 2-7-1 東京日本橋タワー 8F　since 2016.2

診療日	月	火	水	木	金	土	日	祝祭日
am	●	●	●	●	●	●	●	●
pm	-	●	●	●	●	-	-	-

診療受付時間　8 9 10 11 12 13 14 15 16 17 18 19 20 21時

自由診療の料金
HP を参照

保険：一般不妊治療 … ○
保険：体外受精 ……… ○
保険：顕微授精 ……… ○
男性不妊……………… ○
不育症 ………………… ×
漢方薬の扱い ………… ×
治療費の公開 ………… ○
妊婦健診………○9週まで

自由：体外受精 ……… ●
自由：顕微授精 ……… ●
調節卵巣刺激法 ……… ○
低刺激・自然周期法 … ●
着床不全 ……………… ○
勉強会・説明会 ……… ●
PICSI ………………… ×
IMSI…………………… ●

タイムラプス型インキュベーター ●
ERA検査 ……………… ×
EMMA・ALICE検査 … ×
SEET法 ……………… ×
子宮内膜スクラッチ … ×
PRP …………………… ×
PGT-A ………………… ×
子宮内フローラ検査 … ×

❖ 新橋夢クリニック

港区

Tel.03-3593-2121　港区新橋 2-5-1 EXCEL 新橋　since 2007.4

診療日	月	火	水	木	金	土	日	祝祭日
am	●	●	●	●	●	●	●	●
pm	●	●	-	●	●	-	-	-

予約受付時間　8 9 10 11 12 13 14 15 16 17 18 19 20 21時

自由診療の料金
HP を参照

保険：一般不妊治療 … ○
保険：体外受精 ……… ●
保険：顕微授精 ……… ●
男性不妊 ……………… ○
不育症 ………………… ○
漢方薬の扱い ………… ○
治療費の公開 ………… ○
妊婦健診 …… ○9週まで

自由：体外受精 ……… ●
自由：顕微授精 ……… ●
調節卵巣刺激法 ……… ○
低刺激・自然周期法 … ●
着床不全 ……………… ○
勉強会・説明会 ……… ○
PICSI ………………… △
IMSI…………………… △

タイムラプス型インキュベーター ●
ERA検査 ……………… ○
EMMA・ALICE検査 … ○
SEET法 ……………… ×
子宮内膜スクラッチ … ×
PRP …………………… ×
PGT-A ………………… ●
子宮内フローラ検査 … ○

❖ 北千住ARTクリニック

足立区

Tel.03-6806-1808　足立区千住 1-18-9 タワーフロント北千住4F　since 2023.6

診療日	月	火	水	木	金	土	日	祝祭日
am	●	●	●	●	-	●	▲	
pm	●	●	●	●	-	●	-	-

予約受付時間　8 9 10 11 12 13 14 15 16 17 18 19 20 21時

WEB予約制（不妊治療のみ）　▲：第 1,3、5日曜・祝日は診療

自由診療の料金
HP を参照

保険：一般不妊治療 … ●
保険：体外受精 ……… ●
保険：顕微授精 ……… ●
男性不妊…○連携施設あり
不育症 ………………… ○
漢方薬の扱い ………… ○
治療費の公開 ………… ○
妊婦健診……………… ×

自由：体外受精 ……… ●
自由：顕微授精 ……… ●
調節卵巣刺激法 ……… ●
低刺激・自然周期法 … ●
着床不全 ……………… ○
勉強会・説明会 ……… ×
PICSI ………………… △
IMSI…………………… △

タイムラプス型インキュベーター ●
ERA検査 ……………… △
EMMA・ALICE検査 … △
SEET法 ……………… △
子宮内膜スクラッチ … △
PRP …………………… △
PGT-A ………………… △
子宮内フローラ検査 … △

［各項目のチェックについて］　○ … 実施している　● … 常に力を入れて実施している　△ … 検討中である　× … 実施していない

PICK UP!

関東地方 / ピックアップ クリニック

東京都

❖ 田中レディスクリニック渋谷　渋谷区

Tel.03-5413-8067　渋谷区宇田川町 20-11 渋谷三葉ビル 4F　since 2024.2

医師 2 名　培養士 3 名
心理士 0 名

診療日	月	火	水	木	金	土	日	祝祭日
am	●	●	-	●	●	●	▲	▲
pm	●	●	-	●	●	★	●	●

予約受付時間 8 9 10 11 12 13 14 15 16 17 18 19 20 21 時

▲日・祝日は 8:30～13:30 まで。★土曜午後は 14:30～16:30 まで

料金目安
初診費用　3000 円～
体外受精費用　33 万円～
顕微授精費用　36 万円～

保険：一般不妊治療 … ●	自由：体外受精 ……… ●	タイムラプス型インキュベーター ●
保険：体外受精 ……… ●	自由：顕微授精 ……… ●	ERA検査 ……………○
保険：顕微授精 ……… ●	調節卵巣刺激法 ……… ○	EMMA・ALICE検査 … ○
男性不妊…○連携施設あり	低刺激・自然周期法 … ●	SEET法 ……………… ○
不育症 ……………… ○	着床不全 ……………… ●	子宮内膜スクラッチ … ○
漢方薬の扱い ………… ●	勉強会・説明会 ……… ●	PRP ……………………○
治療費の公開 ………… ●	PICSI ………………… ●	PGT-A ………………… △
妊婦健診 …… ● 9 週まで	IMSI……………………●	子宮内フローラ検査 … △

❖ 峯レディースクリニック　目黒区

Tel.03-5731-8161　目黒区自由が丘 2-10-4 ミルシェ自由が丘 4F　since 2017.6

診療日	月	火	水	木	金	土	日	祝祭日
am	●	●	●	●	●	●	-	-
pm	●	●	●	●	-	-	-	-

予約受付時間 8 9 10 11 12 13 14 15 16 17 18 19 20 21 時

自由診療の料金
体外受精費用　30 万～40 万円
顕微授精費用　35 万～50 万円

保険：一般不妊治療 … ○	自由：体外受精 ……… ●	タイムラプス型インキュベーター ●
保険：体外受精 ……… ○	自由：顕微授精 ……… ●	ERA検査 ……………●
保険：顕微授精 ……… ○	調節卵巣刺激法 ……… ●	EMMA・ALICE検査 … ●
男性不妊 ……………… ○	低刺激・自然周期法 … ○	SEET法 ……………… ×
不育症 ……………… ●	着床不全 ……………… ○	子宮内膜スクラッチ … ×
漢方薬の扱い ………… ○	勉強会・説明会 (WEB)… ●	PRP ……………………○
治療費の公開 ………… ●	PICSI ………………… ○	PGT-A ………………… ●
妊婦健診 …… ○ 10 週まで	IMSI……………………×	子宮内フローラ検査 … ×

❖ 三軒茶屋ウィメンズクリニック　世田谷区

Tel.03-5779-7155　世田谷区太子堂 1-12-34-2F　since 2011.2

診療日	月	火	水	木	金	土	日	祝祭日
am	●	●	●	●	●	●	-	-
pm	●	●	●	-	●	-	-	-

予約受付時間 8 9 10 11 12 13 14 15 16 17 18 19 20 21 時

自由診療の料金
体外受精費用　27 万円～
顕微授精費用　35 万～45 万円

保険：一般不妊治療 … ○	自由：体外受精 ……… ●	タイムラプス型インキュベーター ●
保険：体外受精 ……… ○	自由：顕微授精 ……… ●	ERA検査 ……………●
保険：顕微授精 ……… ○	調節卵巣刺激法 ……… ●	EMMA・ALICE検査 … ●
男性不妊…○連携施設あり	低刺激・自然周期法 … ●	SEET法 ……………… ○
不育症 ……………… ○	着床不全 ……………… ●	子宮内膜スクラッチ … ○
漢方薬の扱い ………… ○	勉強会・説明会 ……… ●	PRP ……………………●
治療費の公開 ………… ○	PICSI ………………… ○	PGT-A ………………… ●
妊婦健診 …… ○ 10 週まで	IMSI……………………×	子宮内フローラ検査 … ×

❖ にしたんARTクリニック 新宿院　新宿区

Tel.0120-542-202　新宿区新宿 3-25-1 ヒューリック新宿ビル 10F　since 2022.6

診療日	月	火	水	木	金	土	日	祝祭日
am	●	●	●	●	●	●	●	●
pm	●	●	●	●	●	▲	▲	▲

予約受付時間 8 9 10 11 12 13 14 15 16 17 18 19 20 21 時

診療時間 :9:00～22:00、▲土・日・祝のみ午後18:00 まで
受付時間 : 診療最終時間の1時間前まで。

自由診療の料金
HPを参照

保険：一般不妊治療 … ●	自由：体外受精 ……… ●	タイムラプス型インキュベーター ●
保険：体外受精 ……… ●	自由：顕微授精 ……… ●	ERA検査 ……………●
保険：顕微授精 ……… ●	調節卵巣刺激法 ……… ●	EMMA・ALICE検査 … ●
男性不妊 ……………… ×	低刺激・自然周期法 … ●	SEET法 ……………… ●
不育症 ……………… ●	着床不全 ……………… ○	子宮内膜スクラッチ … ●
漢方薬の扱い ………… ×	勉強会・説明会 ……… △	PRP ……………………×
治療費の公開 ………… ○	PICSI ………………… ●	PGT-A ………………… ×
妊婦健診 ……………… ×	IMSI……………………●	子宮内フローラ検査 … ○

❖ 明大前アートクリニック　杉並区

Tel.03-3325-1155　杉並区和泉 2-7-1 甘酒屋ビル 2F　since 2017.12

診療日	月	火	水	木	金	土	日	祝祭日
am	●	●	●	●	●	●	-	-
pm	●	★	●	★	●	▲	-	-

予約受付時間 8 9 10 11 12 13 14 15 16 17 18 19 20 21 時

★火・木曜は 18:00 まで、▲土曜は 17:00 まで

自由診療の料金
体外受精費用　30 万～50 万円
顕微授精費用　40 万～60 万円

保険：一般不妊治療 … ○	自由：体外受精 ……… ●	タイムラプス型インキュベーター ●
保険：体外受精 ……… ○	自由：顕微授精 ……… ●	ERA検査 ……………○
保険：顕微授精 ……… ○	調節卵巣刺激法 ……… ●	EMMA・ALICE検査 … ○
男性不妊…●連携施設あり	低刺激・自然周期法 … ●	SEET法 ……………… ○
不育症 ……………… ○	着床不全 ……………… ●	子宮内膜スクラッチ … ○
漢方薬の扱い ………… ○	勉強会・説明会 ……… ○	PFC-FD ………………○
治療費の公開 ………… ○	PICSI ………………… ○	PGT-A ………………… ●
妊婦健診 …… ○ 8～9 週まで	IMSI……………………×	子宮内フローラ検査 … ○

❖ 松本レディースIVFクリニック　豊島区

Tel.03-5958-5633　豊島区東池袋 1-13-6 ロクマルゲートビル池袋 5・6F　since 1999.12

診療日	月	火	水	木	金	土	日	祝祭日
am	●	●	●	●	●	★	▲	▲
pm	●	●	-	●	●	★	-	-

予約受付時間 8 9 10 11 12 13 14 15 16 17 18 19 20 21 時

★土曜は 8:15～11:30、13:45～16:00
▲日・祝日は 8:15～11:30（予約のみ）

自由診療の料金
体外受精費用　27 万円～
顕微授精費用　29 万円～

保険：一般不妊治療 … ○	自由：体外受精 ……… ●	タイムラプス型インキュベーター ●
保険：体外受精 ……… ○	自由：顕微授精 ……… ●	ERA検査 ……………●
保険：顕微授精 ……… ○	調節卵巣刺激法 ……… ●	EMMA・ALICE検査 … ●
男性不妊 ……………… ●	低刺激・自然周期法 … ●	SEET法 ……………… △
不育症 ……………… ○	着床不全 ……………… ●	子宮内膜スクラッチ … ×
漢方薬の扱い ………… ●	勉強会・説明会 ……… ○	PRP ……………………●
治療費の公開 ………… ●	PICSI ………………… ×	PGT-A ………………… ●
妊婦健診 ……………… ×	IMSI……………………×	子宮内フローラ検査 … ●

❖ 幸町IVFクリニック　府中市

Tel.042-365-0341　府中市府中町 1丁目 18-17 コンテント府中 1F2F　since 1990.4

診療日	月	火	水	木	金	土	日	祝祭日
am	-	●	●	●	●	●	●	-
pm	-	●	●	●	●	▲	▲	-

予約受付時間 8 9 10 11 12 13 14 15 16 17 18 19 20 21 時

自由診療の料金
体外受精費用　27 万～35 万円
顕微授精費用　35 万～45 万円

保険：一般不妊治療 … △	自由：体外受精 ……… ●	タイムラプス型インキュベーター ●
保険：体外受精 ……… ●	自由：顕微授精 ……… ●	ERA検査 ……………●
保険：顕微授精 ……… ●	調節卵巣刺激法 ……… ●	EMMA・ALICE検査 … ●
男性不妊…○連携施設あり	低刺激・自然周期法 … ●	SEET法 ……………… ×
不育症 ……………… ○	着床不全 ……………… ●	子宮内膜スクラッチ … ○
漢方薬の扱い ………… ○	勉強会・説明会 ……… ●	PRP ……………………●
治療費の公開 ………… ●	PICSI ………………… ×	PGT-A ………………… ●
妊婦健診 …… ○ 10 週まで	IMSI……………………×	子宮内フローラ検査 … ●

［各項目のチェックについて］ ○ … 実施している　● … 常に力を入れて実施している　△ … 検討中である　× … 実施していない

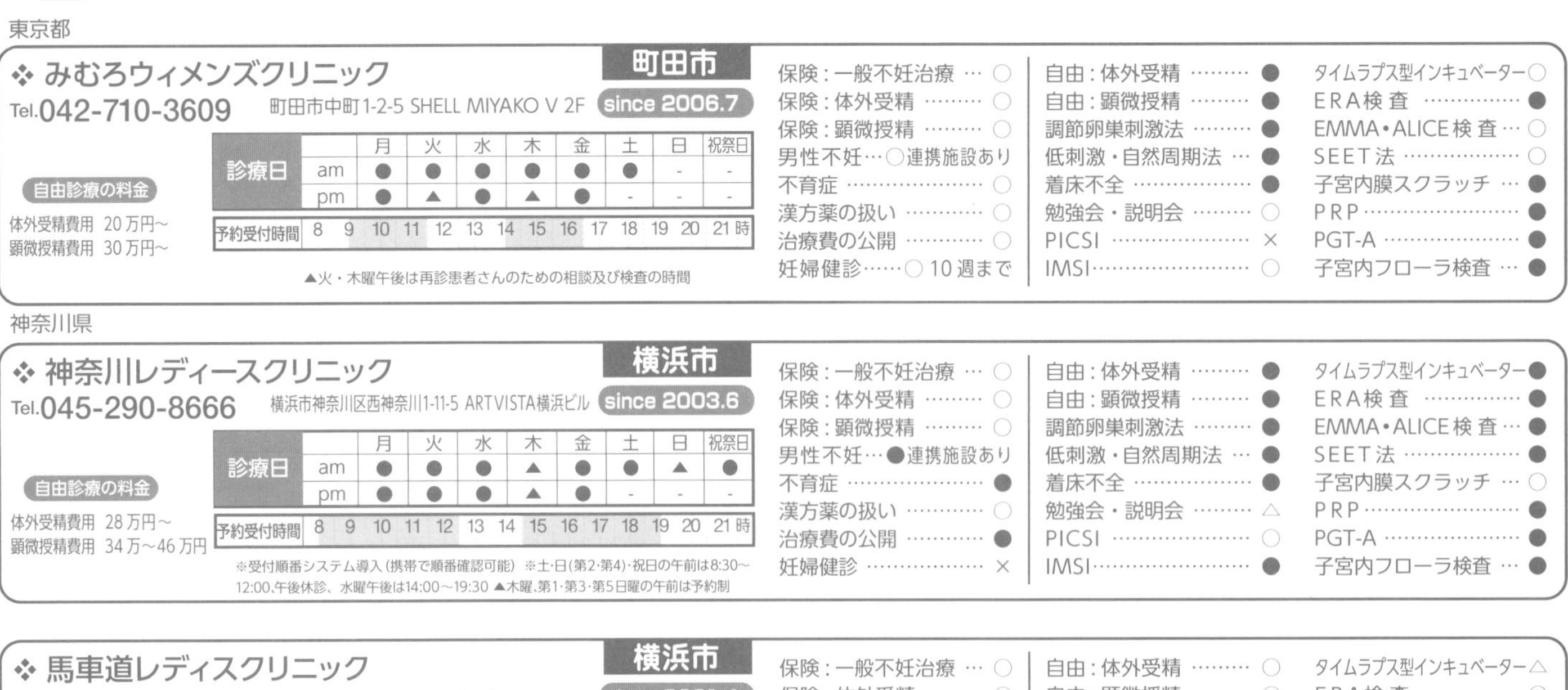

東京都

❖ みむろウィメンズクリニック

町田市

Tel.042-710-3609　町田市中町1-2-5 SHELL MIYAKO V 2F　since 2006.7

診療日	月	火	水	木	金	土	日	祝祭日
am	●	●	●	●	●	●	-	-
pm	●	▲	●	▲	●	-	-	-

予約受付時間　8 9 10 11 12 13 14 15 16 17 18 19 20 21 時

▲火・木曜午後は再診患者さんのための相談及び検査の時間

自由診療の料金
体外受精費用　20万円～
顕微授精費用　30万円～

保険：一般不妊治療 … ○
保険：体外受精 ……… ○
保険：顕微授精 ……… ○
男性不妊…○連携施設あり
不育症 ……………… ○
漢方薬の扱い ………… ○
治療費の公開 ………… ○
妊婦健診……○ 10週まで

自由：体外受精 ……… ●
自由：顕微授精 ……… ●
調節卵巣刺激法 ……… ●
低刺激・自然周期法 … ●
着床不全 …………… ●
勉強会・説明会 ……… ○
PICSI ……………… ×
IMSI………………… ○

タイムラプス型インキュベーター○
ERA検査 …………… ●
EMMA・ALICE検査 … ○
SEET法 …………… ○
子宮内膜スクラッチ … ●
PRP………………… ●
PGT-A ……………… ●
子宮内フローラ検査 … ●

神奈川県

❖ 神奈川レディースクリニック

横浜市

Tel.045-290-8666　横浜市神奈川区西神奈川1-11-5 ARTVISTA横浜ビル　since 2003.6

診療日	月	火	水	木	金	土	日	祝祭日
am	●	●	●	▲	●	●	▲	●
pm	●	●	●	▲	●	-	-	-

予約受付時間　8 9 10 11 12 13 14 15 16 17 18 19 20 21 時

※受付順番システム導入（携帯で順番確認可能） ※土・日（第2・第4）・祝日の午前は8:30～12:00、午後休診、水曜午後は14:00～19:30 ▲木曜、第1・第3・第5日曜の午前は予約制

自由診療の料金
体外受精費用　28万円～
顕微授精費用　34万～46万円

保険：一般不妊治療 … ○
保険：体外受精 ……… ○
保険：顕微授精 ……… ○
男性不妊…●連携施設あり
不育症 ……………… ●
漢方薬の扱い ………… ○
治療費の公開 ………… ●
妊婦健診 …………… ×

自由：体外受精 ……… ●
自由：顕微授精 ……… ●
調節卵巣刺激法 ……… ●
低刺激・自然周期法 … ●
着床不全 …………… ●
勉強会・説明会 ……… △
PICSI ……………… ○
IMSI………………… ●

タイムラプス型インキュベーター●
ERA検査 …………… ●
EMMA・ALICE検査 … ●
SEET法 …………… ●
子宮内膜スクラッチ … ○
PRP………………… ●
PGT-A ……………… ●
子宮内フローラ検査 … ●

❖ 馬車道レディスクリニック

横浜市

Tel.045-228-1680　横浜市中区相生町4-65-3 馬車道メディカルスクエア5F　since 2001.4

診療日	月	火	水	木	金	土	日	祝祭日
am	●	-	●	●	●	●	●	-
pm	●	-	●	●	●	-	-	-

予約受付時間　8 9 10 11 12 13 14 15 16 17 18 19 20 21 時

※予約受付は WEB にて 24 時間対応

自由診療の料金
体外受精費用　25万～30万円
顕微授精費用　32万～37万円

保険：一般不妊治療 … ○
保険：体外受精 ……… ○
保険：顕微授精 ……… ○
男性不妊…○連携施設あり
不育症 ……………… ×
漢方薬の扱い ………… ○
治療費の公開 ………… ○
妊婦健診 ………○ 8週まで

自由：体外受精 ……… ○
自由：顕微授精 ……… ○
調節卵巣刺激法 ……… ○
低刺激・自然周期法 … ○
着床不全 …………… ×
勉強会・説明会 ……… ○
PICSI ……………… ×
IMSI………………… ×

タイムラプス型インキュベーター△
ERA検査 …………… ○
EMMA・ALICE検査 … ○
SEET法 …………… △
子宮内膜スクラッチ … △
PRP………………… ×
PGT-A ……………… ×
子宮内フローラ検査 … ○

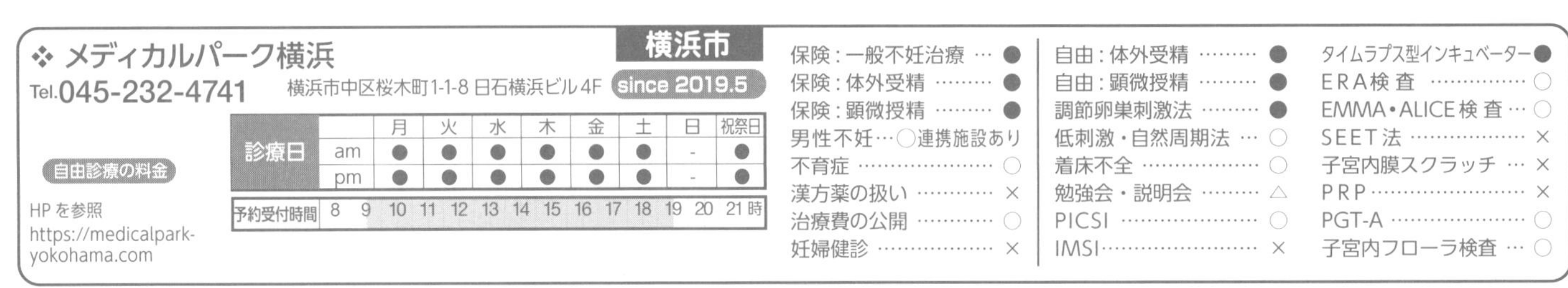

❖ メディカルパーク横浜

横浜市

Tel.045-232-4741　横浜市中区桜木町1-1-8 日石横浜ビル4F　since 2019.5

診療日	月	火	水	木	金	土	日	祝祭日
am	●	●	●	●	●	●	-	●
pm	●	●	●	●	●	●	-	●

予約受付時間　8 9 10 11 12 13 14 15 16 17 18 19 20 21 時

自由診療の料金
HP を参照
https://medicalpark-yokohama.com

保険：一般不妊治療 … ●
保険：体外受精 ……… ●
保険：顕微授精 ……… ●
男性不妊…○連携施設あり
不育症 ……………… ○
漢方薬の扱い ………… ×
治療費の公開 ………… ○
妊婦健診 …………… ×

自由：体外受精 ……… ●
自由：顕微授精 ……… ●
調節卵巣刺激法 ……… ●
低刺激・自然周期法 … ○
着床不全 …………… ○
勉強会・説明会 ……… △
PICSI ……………… ○
IMSI………………… ×

タイムラプス型インキュベーター●
ERA検査 …………… ○
EMMA・ALICE検査 … ○
SEET法 …………… ×
子宮内膜スクラッチ … ×
PRP………………… ×
PGT-A ……………… ○
子宮内フローラ検査 … ○

❖ 福田ウイメンズクリニック

横浜市

Tel.045-825-5525　横浜市戸塚区品濃町549-2 三宅ビル7F　since 1993.8

診療日	月	火	水	木	金	土	日	祝祭日
am	●	●	●	●	●	●	-	-
pm	●	●	●	-	●	-	-	-

予約受付時間　8 9 10 11 12 13 14 15 16 17 18 19 20 21 時

※卵巣刺激のための注射は日曜日・祝日も行います

自由診療の料金
体外受精費用　25万～30万円
顕微授精費用　30万～35万円

保険：一般不妊治療 … ○
保険：体外受精 ……… ○
保険：顕微授精 ……… ○
男性不妊…○連携施設あり
不育症 ……………… ○
漢方薬の扱い ………… ○
治療費の公開 ………… ○
妊婦健診 ……○ 8週まで

自由：体外受精 ……… ○
自由：顕微授精 ……… ○
調節卵巣刺激法 ……… ○
低刺激・自然周期法 … ○
着床不全 …………… ○
勉強会・説明会 ……… △
PICSI ……………… ×
IMSI………………… ×

タイムラプス型インキュベーター△
ERA検査 …………… ○
EMMA・ALICE検査 … ○
SEET法 …………… ×
子宮内膜スクラッチ … ×
PRP………………… ×
PGT-A ……………… ○
子宮内フローラ検査 … ○

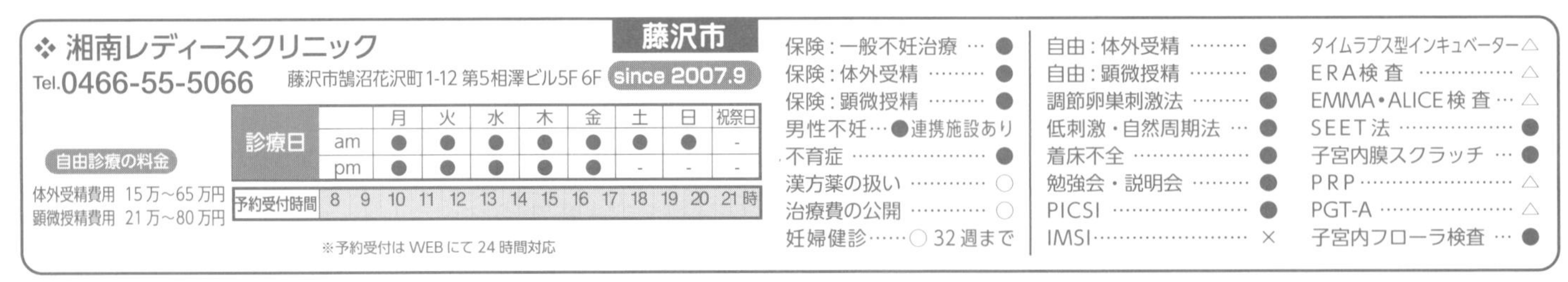

❖ 湘南レディースクリニック

藤沢市

Tel.0466-55-5066　藤沢市鵠沼花沢町1-12 第5相澤ビル5F 6F　since 2007.9

診療日	月	火	水	木	金	土	日	祝祭日
am	●	●	●	●	●	●	●	-
pm	●	●	●	●	●	-	-	-

予約受付時間　8 9 10 11 12 13 14 15 16 17 18 19 20 21 時

※予約受付は WEB にて 24 時間対応

自由診療の料金
体外受精費用　15万～65万円
顕微授精費用　21万～80万円

保険：一般不妊治療 … ●
保険：体外受精 ……… ●
保険：顕微授精 ……… ●
男性不妊…●連携施設あり
不育症 ……………… ●
漢方薬の扱い ………… ○
治療費の公開 ………… ○
妊婦健診……○ 32週まで

自由：体外受精 ……… ●
自由：顕微授精 ……… ●
調節卵巣刺激法 ……… ●
低刺激・自然周期法 … ●
着床不全 …………… ●
勉強会・説明会 ……… ●
PICSI ……………… ●
IMSI………………… ×

タイムラプス型インキュベーター△
ERA検査 …………… △
EMMA・ALICE検査 … △
SEET法 …………… ●
子宮内膜スクラッチ … ●
PRP………………… △
PGT-A ……………… △
子宮内フローラ検査 … ●

[各項目のチェックについて]　○ … 実施している　● … 常に力を入れて実施している　△ … 検討中である　× … 実施していない

久美愛厚生病院
Tel.0577-32-1115 高山市中切町

● 中西ウィメンズクリニック
Tel.0572-25-8882 多治見市大正町

とまつレディースクリニック
Tel.0574-61-1138 可児市広見

● ぎなんレディースクリニック
Tel.058-201-5760 羽島郡岐南町

● 松波総合病院
Tel.058-388-0111 羽島郡笠松町

静岡県

● いながきレディースクリニック
Tel.055-926-1709 沼津市宮前町

● 沼津市立病院
Tel.055-924-5100 沼津市東椎路春ノ木

● 岩端医院
Tel.055-962-1368 沼津市大手町

● かぬき岩端医院
Tel.055-932-8189 沼津市下香貫前原

こまきウィメンズクリニック
Tel.055-972-1057 三島市西若町

● 三島レディースクリニック
Tel.055-991-0770 三島市南本町

● 共立産婦人科医院
Tel.0550-82-2035 御殿場市二枚橋

● 富士市立中央病院
Tel.0545-52-1131 富士市高島町

● 長谷川産婦人科医院
Tel.0545-53-7575 富士市吉原

宮崎クリニック
Tel.0545-66-3731 富士市松岡

静岡市立静岡病院
Tel.054-253-3125 静岡市葵区

レディースクリニック古川
Tel.054-249-3733 静岡市葵区

● 静岡レディースクリニック
Tel.054-251-0770 静岡市葵区

● 静岡赤十字病院
Tel.054-254-4311 静岡市葵区

● 菊池レディースクリニック
Tel.054-272-4124 静岡市葵区

● 俵 IVF クリニック
Tel.054-288-2882 静岡市駿河区

静岡市立清水病院
Tel.054-336-1111 静岡市清水区

● 焼津市立総合病院
Tel.054-623-3111 焼津市道原

● 聖隷浜松病院
Tel.053-474-2222 浜松市中区

● アクトタワークリニック
Tel.053-413-1124 浜松市中区

● 西村ウイメンズクリニック
Tel.053-479-0222 浜松市中区

水本レディスクリニック
Tel.053-433-1103 浜松市東区

● 浜松医科大学病院
Tel.053-435-2309 浜松市東区

● 聖隷三方原病院リプロダクションセンター
Tel.053-436-1251 浜松市北区

● 可睡の杜レディースクリニック
Tel.0538-49-5656 袋井市可睡の杜

● 西垣 ART クリニック
Tel.0538-33-4455 磐田市中泉

愛知県

● 豊橋市民病院
Tel.0532-33-6111 豊橋市青竹町

● つつじが丘ウイメンズクリニック
Tel.0532-66-5550 豊橋市つつじが丘

● 竹内ARTクリニック
Tel.0532-52-3463 豊橋市新本町

豊川市民病院
Tel.0533-86-1111 豊川市八幡町

● ART クリニックみらい
Tel.0564-24-9293 岡崎市大樹寺

稲垣レディスクリニック
Tel.0563-54-1188 西尾市横手町

● 八千代病院
Tel.0566-97-8111 安城市住吉町

● ゆう ART クリニック
Tel.0566-95-8260 刈谷市一ツ木町

● G&O レディスクリニック
Tel.0566-27-4103 刈谷市泉田町

セントソフィアクリニック
Tel.052-551-1595 名古屋市中村区

金沢医科大学病院
Tel.076-286-2211 河北郡内灘町

やまぎしレディスクリニック
Tel.076-287-6066 野々市市藤平田

● 永遠幸レディスクリニック
Tel.0761-23-1555 小松市小島町

荒木クリニック
Tel.0761-22-0301 小松市若杉町

川北レイクサイドクリニック
Tel.0761-22-0232 小松市今江町

恵寿総合病院
Tel.0767-52-3211 七尾市富岡町

深江レディースクリニック
Tel.076-294-3336 野々市市郷町

福井県

● ふくい輝クリニック
Tel.0776-50-2510 福井市大願寺

● 本多レディースクリニック
Tel.0776-24-6800 福井市宝永

● 西ウイミンズクリニック
Tel.0776-33-3663 福井市木田

公立丹南病院
Tel.0778-51-2260 鯖江市三六町

● 福井大学医学部附属病院
Tel.0776-61-3111 吉田郡永平寺町

山梨県

● このはな産婦人科
Tel.055-225-5500 甲斐市西八幡

● 薬袋レディースクリニック
Tel.055-226-3711 甲府市飯田

● 甲府昭和婦人クリニック
Tel.055-226-5566 中巨摩郡昭和町

● 山梨大学医学部附属病院
Tel.055-273-1111 中央市下河東

長野県

● 吉澤産婦人科医院
Tel.026-226-8475 長野市七瀬中町

長野赤十字病院
Tel.026-226-4131 長野市若里

● 長野市民病院
Tel.026-295-1199 長野市富竹

● OKA レディースクリニック
Tel.026-285-0123 長野市下氷鉋

● 南長野医療センター篠ノ井総合病院
Tel.026-292-2261 長野市篠ノ井会

● 佐久市立国保浅間総合病院
Tel.0267-67-2295 佐久市岩村田

● 佐久平エンゼルクリニック
Tel.0267-67-5816 佐久市長土呂

● 西澤産婦人科クリニック
Tel.0265-24-3800 飯田市本町

● わかばレディス＆マタニティクリニック
Tel.0263-45-0103 松本市浅間温泉

● 信州大学医学部附属病院
Tel.0263-35-4600 松本市旭

● 北原レディースクリニック
Tel.0263-48-3186 松本市島立

● このはなクリニック
Tel.0265-98-8814 伊那市上新田

平岡産婦人科
Tel.0266-72-6133 茅野市ちの

● 諏訪マタニティークリニック
Tel.0266-28-6100 諏訪郡下諏訪町

ひろおか さくらレディースウィメンズクリニック
Tel.0263-85-0013 塩尻市広丘吉田

岐阜県

● 高橋産婦人科
Tel.058-263-5726 岐阜市梅ケ枝町

● 古田産科婦人科クリニック
Tel.058-265-2395 岐阜市金町

● 岐阜大学医学部附属病院
Tel.058-230-6000 岐阜市柳戸

● 操レディスホスピタル
Tel.058-233-8811 岐阜市津島町

● おおのレディースクリニック
Tel.058-233-0201 岐阜市光町

アイリスベルクリニック
Tel.058-393-1122 羽島市竹鼻町

● クリニックママ
Tel.0584-73-5111 大垣市今宿

● 大垣市民病院
Tel.0584-81-3341 大垣市南頬町

中部・東海地方

新潟県

● 立川綜合病院生殖医療センター
Tel.0258-33-3111 長岡市旭岡

● 長岡レディースクリニック
Tel.0258-22-7780 長岡市新保

セントポーリアウィメンズクリニック
Tel.0258-21-0800 長岡市南七日町

● 大島クリニック
Tel.025-522-2000 上越市鴨島

● 菅谷ウイメンズクリニック
Tel.025-546-7660 上越市新光町

● 源川産婦人科クリニック
Tel.025-272-5252 新潟市東区

木戸病院
Tel.025-273-2151 新潟市東区

● 新津産科婦人科クリニック
Tel.025-384-4103 新潟市江南区

● ミアグレースクリニック新潟
Tel.025-246-1122 新潟市中央区

● 産科・婦人科ロイヤルハートクリニック
Tel.025-244-1122 新潟市中央区

● 新潟大学医歯学総合病院
Tel.025-227-2320 新潟市中央区

● ART クリニック白山
Tel.025-378-3065 新潟市中央区

● 済生会新潟病院
Tel.025-233-6161 新潟市西区

荒川レディースクリニック
Tel.0256-72-2785 新潟市西蒲区

● レディスクリニック石黒
Tel.0256-33-0150 三条市荒町

● 関塚医院
Tel.0254-26-1405 新発田市小舟町

富山県

かみいち総合病院
Tel.076-472-1212 中新川郡上市町

● 富山赤十字病院
Tel.076-433-2222 富山市牛島本町

● 小嶋ウィメンズクリニック
Tel.076-432-1788 富山市五福

● 富山県立中央病院
Tel.0764-24-1531 富山市西長江

● 女性クリニック We! TOYAMA
Tel.076-493-5533 富山市根塚町

富山市民病院
Tel.0764-22-1112 富山市今泉北部町

高岡市民病院
Tel.0766-23-0204 高岡市宝町

● あい ART クリニック
Tel.0766-27-3311 高岡市下伏間江

済生会高岡病院
Tel.0766-21-0570 高岡市二塚

厚生連高岡病院
Tel.0766-21-3930 高岡市永楽町

黒部市民病院
Tel.0765-54-2211 黒部市三日市

● あわの産婦人科医院
Tel.0765-72-0588 下新川郡入善町

津田産婦人科医院
Tel.0763-33-3035 砺波市寿町

石川県

● 石川県立中央病院
Tel.076-237-8211 金沢市鞍月東

● 吉澤レディースクリニック
Tel.076-266-8155 金沢市稚日野町

金沢大学附属病院
Tel.076-265-2000 金沢市宝町

金沢医療センター
Tel.076-262-4161 金沢市石引

● 金沢たまごクリニック
Tel.076-237-3300 金沢市諸江町

うきた産婦人科医院
Tel.076-291-2277 金沢市新神田

● 鈴木レディスホスピタル
Tel.076-242-3155 金沢市寺町

● … 体外受精以上の生殖補助医療実施施設

● 江南厚生病院
Tel.0587-51-3333 江南市高屋町

● 小牧市民病院
Tel.0568-76-4131 小牧市常普請

● 浅田レディース勝川クリニック
Tel.0568-35-2203 春日井市松新町

公立陶生病院
Tel.0561-82-5101 瀬戸市西追分町

● 中原クリニック
Tel.0561-88-0311 瀬戸市山手町

一宮市立市民病院
Tel.0586-71-1911 一宮市文京

● つかはらレディースクリニック
Tel.0586-81-8000 一宮市浅野居森野

● 可世木レディスクリニック
Tel.0586-47-7333 一宮市平和

三重県

● こうのとり WOMAN'S CARE クリニック
Tel.059-355-5577 四日市市諏訪栄町

慈芳産婦人科
Tel.059-353-0508 四日市市ときわ

みたき総合病院
Tel.059-330-6000 四日市市生桑町

● みのうらレディースクリニック
Tel.0593-80-0018 鈴鹿市磯山

● IVF 白子クリニック
Tel.059-388-2288 鈴鹿市南江島町

● ヨナハレディースクリニック
Tel.0594-27-1703 桑名市大字和泉イノ割

金丸産婦人科
Tel.059-229-5722 津市観音寺町

● 三重大学病院
Tel.059-232-1111 津市江戸橋

● 西山産婦人科 不妊治療センター
Tel.059-229-1200 津市栄町

● 済生会松阪総合病院
Tel.0598-51-2626 松阪市朝日町

本橋産婦人科
Tel.0596-23-4103 伊勢市一之木

武田産婦人科
Tel.0595-64-7655 名張市鴻之台

● 森川病院
Tel.0595-21-2425 伊賀市上野忍町

上野レディスクリニック
Tel.052-981-1184 名古屋市北区

平田レディースクリニック
Tel.052-914-7277 名古屋市北区

● 稲垣婦人科
Tel.052-910-5550 名古屋市北区

星ケ丘マタニティ病院
Tel.052-782-6211 名古屋市千草区

咲江レディスクリニック
Tel.052-757-0222 名古屋市千草区

● さわだウィメンズクリニック
Tel.052-788-3588 名古屋市千草区

● まるた ART クリニック
Tel.052-764-0010 名古屋市千草区

レディースクリニック山原
Tel.052-731-8181 名古屋市千草区

若葉台クリニック
Tel.052-777-2888 名古屋市名東区

● あいこ女性クリニック
Tel.052-777-8080 名古屋市名東区

● 名古屋大学医学部附属病院
Tel.052-741-2111 名古屋市昭和区

● 名古屋市立大学病院
Tel.052-851-5511 名古屋市瑞穂区

● 八事レディースクリニック
Tel.052-834-1060 名古屋市天白区

● 平針北クリニック
Tel.052-803-1103 日進市赤池町

● 森脇レディースクリニック
Tel.0561-33-5512 みよし市三好町

● 藤田医科大学病院
Tel.0562-93-2111 豊明市沓掛町

とよた美里レディースクリニック
Tel.0565-87-2237 豊田市美里

● とよた星の夢 ART クリニック
Tel.0120-822-229 豊田市喜多町

● トヨタ記念病院不妊センター
Tel.0565-28-0100 豊田市平和町

● 常滑市民病院
Tel.0569-35-3170 常滑市飛香台

● ふたばクリニック
Tel.0569-20-5000 半田市吉田町

● 原田レディースクリニック
Tel.0562-36-1103 知多市寺本新町

愛知県

● にしたん ART クリニック名古屋駅前院
Tel.052-433-8776 名古屋市中村区

● 浅田レディース名古屋駅前クリニック
Tel.052-551-2203 名古屋市中村区

かとうのりこレディースクリニック
Tel.052-587-2888 名古屋市中村区

● レディースクリニックミュウ
Tel.052-551-7111 名古屋市中村区

かなくらレディスクリニック
Tel.052-587-3111 名古屋市中村区

● 名古屋第一赤十字病院
Tel.052-481-5111 名古屋市中村区

● なごや ART クリニック
Tel.052-451-1103 名古屋市中村区

● 名古屋市立大学医学部附属西部医療センター
Tel.052-991-8121 名古屋市北区

● ダイヤビルレディースクリニック
Tel.052-561-1881 名古屋市西区

川合産婦人科
Tel.052-502-1501 名古屋市西区

● 野崎クリニック
Tel.052-303-3811 名古屋市中川区

● 金山レディースクリニック
Tel.052-681-2241 名古屋市熱田区

● 山口レディスクリニック
Tel.052-823-2121 名古屋市南区

名古屋市立緑市民病院
Tel.052-892-1331 名古屋市緑区

● ロイヤルベルクリニック不妊センター
Tel.052-879-6673 名古屋市緑区

● おち夢クリニック名古屋
Tel.052-968-2203 名古屋市中区

● いくたウィメンズクリニック
Tel.052-263-1250 名古屋市中区

● 可世木婦人科 ART クリニック
Tel.052-251-8801 名古屋市中区

● 成田産婦人科
Tel.052-221-1595 名古屋市中区

● おかだウィメンズクリニック
Tel.052-683-0018 名古屋市中区

AOI 名古屋病院
Tel.052-932-7128 名古屋市東区

PICK UP!

中部・東海地方 / ピックアップ クリニック

長野県

❖ 吉澤産婦人科医院

長野市 since 1966.2

Tel.026-226-8475 長野市七瀬中町 96

診療日		月	火	水	木	金	土	日	祝祭日
	am	●	●	●	●	●	●	-	-
	pm	●	●	-	●	●	-	-	-

予約受付時間 8 9 10 11 12 13 14 15 16 17 18 19 20 21 時

自由診療の料金
体外受精費用 27万～35万円
顕微授精費用 35万～45万円

保険：一般不妊治療	○	自由：体外受精	●	タイムラプス型インキュベーター	×
保険：体外受精	○	自由：顕微授精	●	ERA検査	●
保険：顕微授精	○	調節卵巣刺激法	●	EMMA・ALICE検査	●
男性不妊	○	低刺激・自然周期法	△	SEET法	×
不育症	○	着床不全	○	子宮内膜スクラッチ	×
漢方薬の扱い	○	勉強会・説明会	○	PRP	×
治療費の公開	●	PICSI	×	PGT-A	×
妊婦健診	×	IMSI	×	子宮内フローラ検査	●

❖ 佐久平エンゼルクリニック

佐久市 since 2014.4

Tel.0267-67-5816 佐久市長土呂 1210-1

診療日		月	火	水	木	金	土	日	祝祭日
	am	●	●	●	●	●	●	▲	-
	pm	●	●	-	●	●	-	-	-

予約受付時間 8 9 10 11 12 13 14 15 16 17 18 19 20 21 時

※ WEB 予約は 24 時間受付 ▲医師が必要と判断した場合は診察、採卵等の処置を行います。

自由診療の料金
体外受精費用 27万～45万円
顕微授精費用 35万～45万円

保険：一般不妊治療	●	自由：体外受精	●	タイムラプス型インキュベーター	●
保険：体外受精	●	自由：顕微授精	●	ERA検査	●
保険：顕微授精	●	調節卵巣刺激法	●	EMMA・ALICE検査	●
男性不妊	●	低刺激・自然周期法	●	SEET法	●
不育症	●	着床不全	●	子宮内膜スクラッチ	●
漢方薬の扱い	●	勉強会・説明会	●	PRP	●
治療費の公開	●	PICSI	●	PGT-A	●
妊婦健診	● 10週まで	IMSI	×	子宮内フローラ検査	●

[各項目のチェックについて] ○…実施している ●…常に力を入れて実施している △…検討中である ×…実施していない

PICK UP!

中部・東海地方 / ピックアップ クリニック

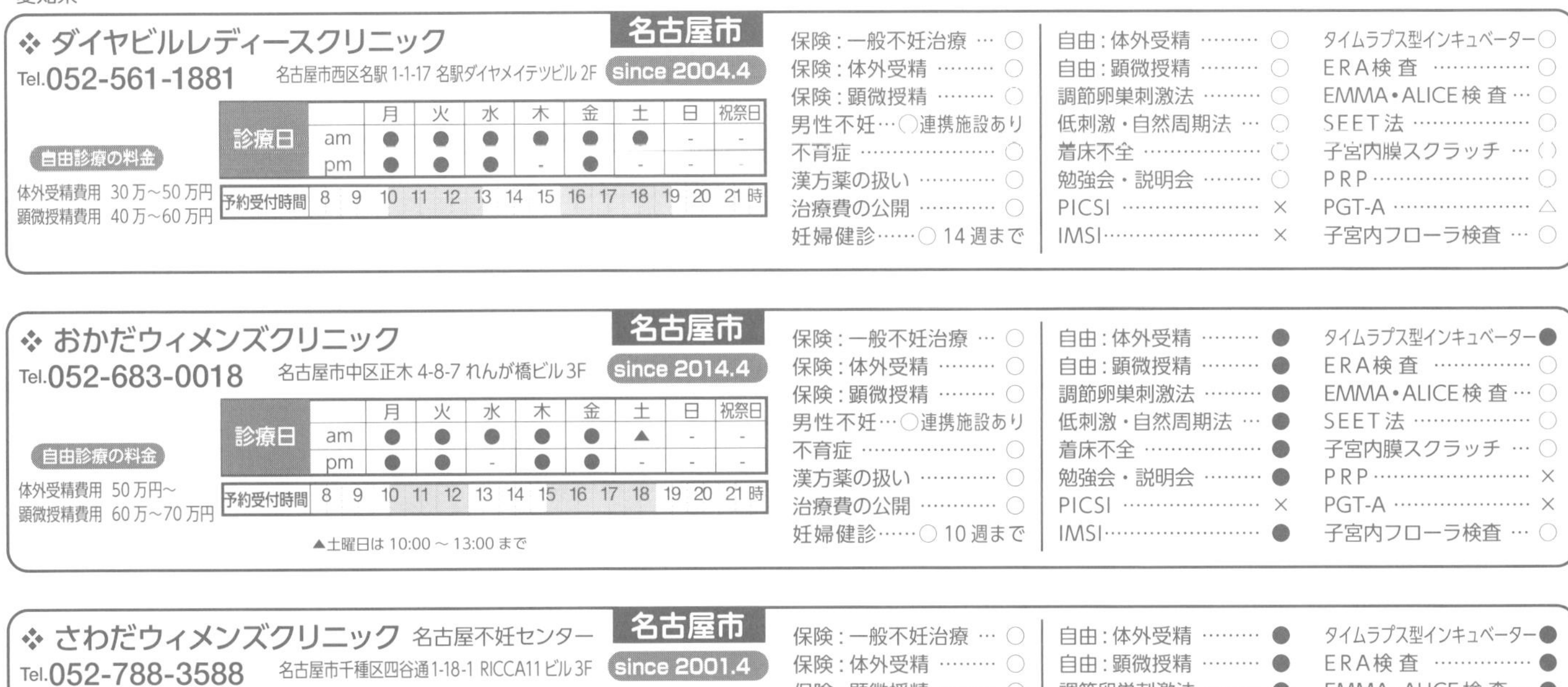

愛知県

❖ ダイヤビルレディースクリニック

名古屋市 / since 2004.4

Tel.052-561-1881　名古屋市西区名駅 1-1-17 名駅ダイヤメイテツビル 2F

診療日	月	火	水	木	金	土	日	祝祭日
am	●	●	●	●	●	●	-	-
pm	●	●	●	-	●	-	-	-

予約受付時間　8 9 10 11 12 13 14 15 16 17 18 19 20 21 時

自由診療の料金
体外受精費用　30万～50万円
顕微授精費用　40万～60万円

保険：一般不妊治療 … ○
保険：体外受精 ……… ○
保険：顕微授精 ……… ○
男性不妊…○連携施設あり
不育症 ……………… ○
漢方薬の扱い ………… ○
治療費の公開 ………… ○
妊婦健診……○ 14 週まで

自由：体外受精 ……… ○
自由：顕微授精 ……… ○
調節卵巣刺激法 ……… ○
低刺激・自然周期法 … ○
着床不全 ……………… ○
勉強会・説明会 ……… ○
PICSI ………………… ×
IMSI…………………… ×

タイムラプス型インキュベーター○
ERA検査 …………… ○
EMMA・ALICE 検査 … ○
SEET 法 …………… ○
子宮内膜スクラッチ … ○
PRP ………………… ○
PGT-A ……………… △
子宮内フローラ検査 … ○

❖ おかだウィメンズクリニック

名古屋市 / since 2014.4

Tel.052-683-0018　名古屋市中区正木 4-8-7 れんが橋ビル 3F

診療日	月	火	水	木	金	土	日	祝祭日
am	●	●	●	●	●	▲	-	-
pm	●	●	-	●	●	-	-	-

予約受付時間　8 9 10 11 12 13 14 15 16 17 18 19 20 21 時

▲土曜日は 10:00 ～ 13:00 まで

自由診療の料金
体外受精費用　50万円～
顕微授精費用　60万～70万円

保険：一般不妊治療 … ○
保険：体外受精 ……… ○
保険：顕微授精 ……… ○
男性不妊…○連携施設あり
不育症 ……………… ○
漢方薬の扱い ………… ○
治療費の公開 ………… ○
妊婦健診……○ 10 週まで

自由：体外受精 ……… ●
自由：顕微授精 ……… ●
調節卵巣刺激法 ……… ●
低刺激・自然周期法 … ●
着床不全 ……………… ●
勉強会・説明会 ……… ●
PICSI ………………… ×
IMSI…………………… ●

タイムラプス型インキュベーター●
ERA検査 …………… ○
EMMA・ALICE 検査 … ○
SEET 法 …………… ○
子宮内膜スクラッチ … ○
PRP ………………… ×
PGT-A ……………… ×
子宮内フローラ検査 … ○

❖ さわだウィメンズクリニック 名古屋不妊センター

名古屋市 / since 2001.4

Tel.052-788-3588　名古屋市千種区四谷通 1-18-1 RICCA11 ビル 3F

診療日	月	火	水	木	金	土	日	祝祭日
am	●	●	●	●	●	●	-	-
pm	●	●	-	●	●	-	-	-

予約受付時間　8 9 10 11 12 13 14 15 16 17 18 19 20 21 時

自由診療の料金
体外受精費用　40万円～
顕微授精費用　45万円～

保険：一般不妊治療 … ○
保険：体外受精 ……… ○
保険：顕微授精 ……… ○
男性不妊…○連携施設あり
不育症 ……………… ●
漢方薬の扱い ………… ○
治療費の公開 ………… ●
妊婦健診…… ○ 8 週まで

自由：体外受精 ……… ●
自由：顕微授精 ……… ●
調節卵巣刺激法 ……… ●
低刺激・自然周期法 … ●
着床不全 ……………… ●
勉強会・説明会 ……… ●
PICSI ………………… ×
IMSI…………………… ×

タイムラプス型インキュベーター●
ERA検査 …………… ●
EMMA・ALICE 検査 … ●
SEET 法 …………… ×
子宮内膜スクラッチ … ×
PRP ………………… ○
PGT-A ……………… ●
子宮内フローラ検査 … ×

❖ あいこ女性クリニック

名古屋市 / since 2012.5

Tel.052-777-8080　名古屋市名東区よもぎ台 2-904

診療日	月	火	水	木	金	土	日	祝祭日
am	●	●	●	●	●	●	-	-
pm	●	●	●	-	●	-	-	-

診療受付時間　8 9 10 11 12 13 14 15 16 17 18 19 20 21 時

自由診療の料金
HP を参照

保険：一般不妊治療 … ●
保険：体外受精 ……… ●
保険：顕微授精 ……… ●
男性不妊 …………… ○
不育症 ……………… ○
漢方薬の扱い ………… ●
治療費の公開 ………… ●
妊婦健診 …………… ×

自由：体外受精 ……… ●
自由：顕微授精 ……… ●
調節卵巣刺激法 ……… ●
低刺激・自然周期法 … ○
着床不全 ……………… ○
勉強会・説明会 ……… ●
PICSI ………………… ×
IMSI…………………… ×

タイムラプス型インキュベーター×
ERA検査 …………… ○
EMMA・ALICE 検査 … ×
SEET 法 …………… ○
子宮内膜スクラッチ … ×
PRP ………………… ○
PGT-A ……………… ×
子宮内フローラ検査 … ○

[各項目のチェックについて] ○ … 実施している　● … 常に力を入れて実施している　△ … 検討中である　× … 実施していない

● 京都大学医学部附属病院
Tel.075-751-3712　京都市左京区
● IDA クリニック
Tel.075-583-6515　京都市山科区
西院レディースクリニック
Tel.075-321-1130　京都市右京区
細田クリニック
Tel.075-322-0311　京都市右京区
● 身原病院
Tel.075-392-3111　京都市西京区
桂駅前 Mihara Clinic
Tel.075-394-3111　京都市西京区
● ハシイ産婦人科
Tel.075-924-1700　向日市寺戸町
田村産婦人科医院
Tel.0771-24-3151　亀岡市安町

大阪府

● にしたん ART クリニック 大阪院
Tel.06-6147-2844　大阪市北区
● 大阪 New ART クリニック
Tel.06-6341-1556　大阪市北区
● オーク梅田レディースクリニック
Tel.0120-009-345　大阪市北区
● HORAC グランフロント大阪クリニック
Tel.06-6377-8824　大阪市北区
● リプロダクションクリニック大阪
Tel.06-6136-3344　大阪市北区

● … 体外受精以上の生殖補助医療実施施設

● 草津レディースクリニック
Tel.077-566-7575　草津市渋川
● 清水産婦人科
Tel.077-562-4332　草津市野村
南草津 野村病院
Tel.077-561-3788　草津市野路
産科・婦人科ハピネスバースクリニック
Tel.077-564-3101　草津市矢橋町

京都府

志馬クリニック四条烏丸
Tel.075-221-6821　京都市下京区
● 京都 IVF クリニック
Tel.077-526-1451　京都市下京区
南部産婦人科
Tel.075-313-6000　京都市下京区
● 醍醐渡辺クリニック
Tel.075-571-0226　京都市伏見区
● 京都府立医科大学病院
Tel.075-251-5560　京都市上京区
● 田村秀子婦人科医院
Tel.075-213-0523　京都市中京区
● 足立病院
Tel.075-253-1382　京都市中京区
京都第一赤十字病院
Tel.075-561-1121　京都市東山区
日本バプテスト病院
Tel.075-781-5191　京都市左京区

近畿地方

滋賀県

● リプロダクション浮田クリニック
Tel.077-572-7624　大津市真野
● 木下レディースクリニック
Tel.077-526-1451　大津市打出浜
● 桂川レディースクリニック
Tel.077-511-4135　大津市御殿浜
● 竹林ウィメンズクリニック
Tel.077-547-3557　大津市大萱
● 滋賀医科大学医学部附属病院
Tel.077-548-2111　大津市瀬田月輪町
● 希望が丘クリニック
Tel.077-586-4103　野洲市三宅
甲西 野村産婦人科
Tel.0748-72-6633　湖南市柑子袋
山崎クリニック
Tel.0748-42-1135　東近江市山路町
● イーリスウィメンズクリニック
Tel.0749-22-6216　彦根市中央町
足立レディースクリニック
Tel.0749-22-2155　彦根市佐和町

明和病院
Tel.0798-47-1767　西宮市上鳴尾町

木内女性クリニック
Tel.0798-63-2271　西宮市高松町

● レディースクリニック Taya
Tel.072-771-7717　伊丹市伊丹

● 近畿中央病院
Tel.072-781-3712　伊丹市車塚

● 小原ウイメンズクリニック
Tel.0797-82-1211　宝塚市山本東

● 第二協立病院 ART センター
Tel.072-758-1123　川西市栄町

● シオタニレディースクリニック
Tel.079-561-3500　三田市中央町

● 中林産婦人科
Tel.079-282-6581　姫路市白国

● koba レディースクリニック
Tel.079-223-4924　姫路市北条口

● 西川産婦人科
Tel.079-253-2195　姫路市花田町

● 親愛産婦人科
Tel.079-271-6666　姫路市網干区

久保みずきレディースクリニック 明石診療所
Tel.078-913-9811　明石市本町

二見レディースクリニック
Tel.078-942-1783　明石市二見町

● 博愛産科婦人科
Tel.078-941-8803　明石市二見町

● 親愛レディースクリニック
Tel.079-421-5511　加古川市加古川町

ちくご・ひらまつ産婦人科
Tel.079-424-5163　加古川市加古川町

● 小野レディースクリニック
Tel.0794-62-1103　小野市西本町

● 福田産婦人科麻酔科
Tel.0791-43-5357　赤穂市加里屋

● 赤穂中央病院
Tel.0791-45-7290　赤穂市惣門町

公立神崎総合病院
Tel.0790-32-1331　神崎郡神河町

奈良県

好川婦人科クリニック
Tel.0743-75-8600　生駒市東新町

高山クリニック
Tel.0742-35-3611　奈良市柏木町

● ASKA レディース・クリニック
Tel.0742-51-7717　奈良市北登美ヶ丘

すぎはら婦人科
Tel.0742-46-4127　奈良市中登美ヶ丘

● 富雄産婦人科
Tel.0742-43-0381　奈良市三松

● 久永婦人科クリニック
Tel.0742-32-5505　奈良市西大寺東町

● 赤崎クリニック　高度生殖医療センター
Tel.0744-43-2468　桜井市谷

桜井病院
Tel.0744-43-3541　桜井市桜井

奈良県立医科大学病院
Tel.0744-22-3051　橿原市四条町

● ミズクリニックメイワン
Tel.0744-20-0028　橿原市四条町

● 三橋仁美レディースクリニック
Tel.0743-51-1135　大和郡山市矢田町

和歌山県

● 日赤和歌山医療センター
Tel.073-422-4171　和歌山市小松原通

● うつのみやレディースクリニック
Tel.073-474-1987　和歌山市美園町

● 岩橋産科婦人科
Tel.073-444-4060　和歌山市関戸

いくこレディースクリニック
Tel.073-482-0399　海南市日方

榎本産婦人科
Tel.0739-22-0019　田辺市湊

● 奥村レディースクリニック
Tel.0736-32-8511　橋本市東家

●… 体外受精以上の生殖補助医療実施施設

● 関西医科大学附属病院
Tel.072-804-0101　枚方市新町

● 天の川レディースクリニック
Tel.072-892-1124　交野市私部西

● IVF 大阪クリニック
Tel.06-4308-8824　東大阪市長田東

なかじまレディースクリニック
Tel.072-929-0506　東大阪市長田東

平松産婦人科クリニック
Tel.072-955-8881　藤井寺市藤井寺

船内クリニック
Tel.072-955-0678　藤井寺市藤井寺

● てらにしレディースクリニック
Tel.072-367-0666　大阪狭山市池尻自由丘

● 近畿大学病院
Tel.072-366-0221　大阪狭山市大野東

● ルナレディースクリニック　不妊・更年期センター
Tel.072-224-6317　堺市堺区

● いしかわクリニック
Tel.072-232-8751　堺市堺区

● KAWA レディースクリニック
Tel.072-297-2700　堺市南区

小野クリニック
Tel.072-285-8110　堺市東区

● 府中のぞみクリニック
Tel.0725-40-5033　和泉市府中町

● 谷口病院
Tel.072-463-3232　泉佐野市大西

● レオゲートタワーレディースクリニック
Tel.072-460-2800　泉佐野市りんくう往来北

兵庫県

神戸大学医学部附属病院
Tel.078-382-5111　神戸市中央区

● 英ウィメンズクリニック
Tel.078-392-8723　神戸市中央区

● 神戸元町夢クリニック
Tel.078-325-2121　神戸市中央区

● 山下レディースクリニック
Tel.078-265-6475　神戸市中央区

● にしたんARTクリニック 神戸三宮院
Tel.078-261-3500　神戸市中央区

● 神戸アドベンチスト病院
Tel.078-981-0161　神戸市北区

● 中村レディースクリニック
Tel..078-925-4103　神戸市西区

● 久保みずきレディースクリニック 菅原記念診療所
Tel.078-961-3333　神戸市西区

英ウイメンズクリニック たるみ
Tel.078-704-5077　神戸市垂水区

● くぼたレディースクリニック
Tel.078-843-3261　神戸市東灘区

プリュームレディースクリニック
Tel.078-600-2675　神戸市東灘区

● レディースクリニックごとう
Tel.0799-45-1131　南あわじ市山添

● オガタファミリークリニック
Tel.0797-25-2213　芦屋市松ノ内町

吉田レディースクリニック
Tel.06-6483-6111　尼崎市西大物町

武庫之荘レディースクリニック
Tel.06-6435-0488　尼崎市南武庫之荘

産科・婦人科衣笠クリニック
Tel.06-6494-0070　尼崎市東園田町

JUN レディースクリニック
Tel.06-4960-8115　尼崎市潮江

● 徐クリニック・ART センター
Tel.0798-54-8551　西宮市松籟荘

● すずきレディースクリニック
Tel.0798-39-0555　西宮市田中町

● レディース＆ARTクリニック サンタクルス ザ ニシキタ
Tel.0798-62-1188　西宮市高松町

● 英ウイメンズクリニック にしのみや院
Tel.0798-63-8723　西宮市高松町

● 兵庫医科大学病院
Tel.0798-45-6111　西宮市武庫川町

山田産婦人科
Tel.0798-41-0272　西宮市甲子園町

大阪府

● レディース＆ARTクリニック サンタクルス ザ ウメダ
Tel.06-6374-1188　大阪市北区

● 越田クリニック
Tel.06-6316-6090　大阪市北区

● 扇町レディースクリニック
Tel.06-6311-2511　大阪市北区

● うめだファティリティ―クリニック
Tel.06-6371-0363　大阪市北区

● レディースクリニックかたかみ
Tel.06-6100-2525　大阪市淀川区

かわばたレディスクリニック
Tel.06-6308-7660　大阪市淀川区

● 小林産婦人科
Tel.06-6924-0934　大阪市都島区

● レディースクリニック北浜
Tel.06-6202-8739　大阪市中央区

● 西川婦人科内科クリニック
Tel.06-6201-0317　大阪市中央区

● ウィメンズクリニック本町
Tel.06-6251-8686　大阪市中央区

● 春木レディースクリニック
Tel.06-6281-3788　大阪市中央区

● 脇本産婦人科・麻酔科
Tel.06-6761-5537　大阪市天王寺区

大阪赤十字病院
Tel.06-6771-5131　大阪市天王寺区

聖バルナバ病院
Tel.06-6779-1600　大阪市天王寺区

おおつかレディースクリニック
Tel.06-6776-8856　大阪市天王寺区

都竹産婦人科医院
Tel.06-6754-0333　大阪市生野区

● 奥野 ART クリニック
Tel.06-6719-2200　大阪市阿倍野区

大阪市立大学病院
Tel.06-6645-2121　大阪市阿倍野区

● 大阪鉄道病院
Tel.06-6628-2221　大阪市阿倍野区

● IVF なんばクリニック
Tel.06-6534-8824　大阪市西区

● オーク住吉産婦人科
Tel.0120-009-345　大阪市西成区

● 岡本クリニック
Tel.06-6696-0201　大阪市住吉区

沢井産婦人科医院
Tel.06-6694-1115　大阪市住吉区

● 大阪急性期総合医療センター
Tel.06-6692-1201　大阪市住吉区

たかせ産婦人科
Tel.06-6855-4135　豊中市上野東

● 園田桃代 ART クリニック
Tel.06-6155-1511　豊中市新千里東町

● たまごクリニック　内分泌センター
Tel.06-4865-7017　豊中市曽根西町

松崎産婦人科クリニック
Tel.072-750-2025　池田市菅原町

● なかむらレディースクリニック
Tel.06-6378-7333　吹田市豊津町

● 吉本婦人科クリニック
Tel.06-6337-0260　吹田市片山町

市立吹田市民病院
Tel.06-6387-3311　吹田市片山町

● 奥田産婦人科
Tel.072-622-5253　茨木市竹橋町

サンタマリア病院
Tel.072-627-3459　茨木市新庄町

● 大阪医科薬科大学病院
Tel.072-683-1221　高槻市大学町

● 後藤レディースクリニック
Tel.072-683-8510　高槻市白梅町

● イワサクリニック香里診療所 セントマリー不妊センター
Tel.072-831-1666　寝屋川市香里本通町

● ひらかた ART クリニック
Tel.072-804-4124　枚方市大垣内町

折野産婦人科
Tel.072-857-0243　枚方市楠葉朝日

PICK UP!

近畿地方 / ピックアップ クリニック

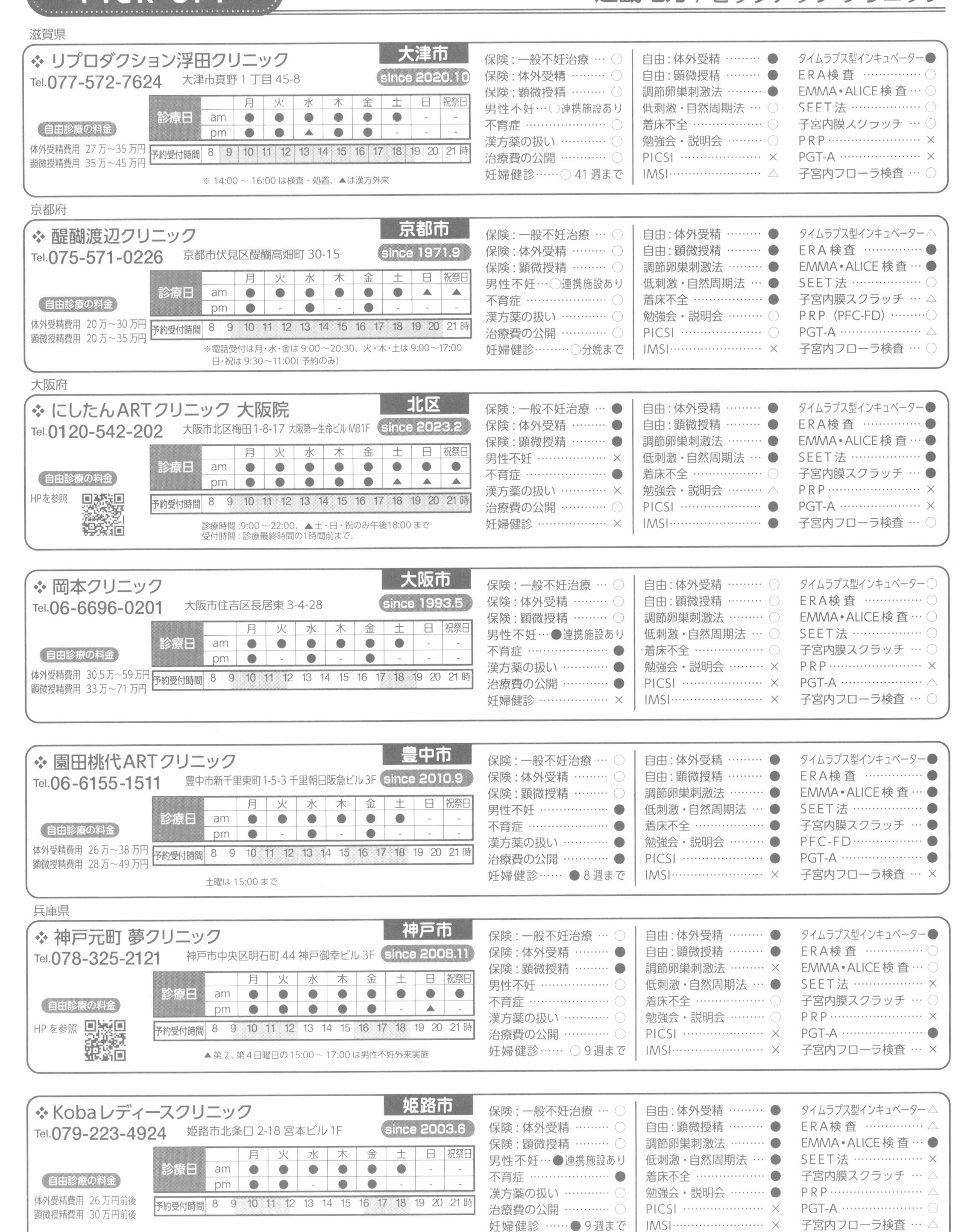

滋賀県

❖ リプロダクション浮田クリニック

大津市 since 2020.10

Tel.077-572-7624　大津市真野1丁目45-8

診療日	月	火	水	木	金	土	日	祝祭日
am	●	●	●	●	●	●	-	-
pm	●	●	▲	●	●	-	-	-

予約受付時間 8 9 10 11 12 13 14 15 16 17 18 19 20 21時

※14:00～16:00は検査・処置、▲は漢方外来

自由診療の料金
体外受精費用 27万～35万円
顕微授精費用 35万～45万円

保険：一般不妊治療 … ○	自由：体外受精 ……… ●	タイムラプス型インキュベーター ●
保険：体外受精 ……… ○	自由：顕微授精 ……… ●	ERA検査 ……… ○
保険：顕微授精 ……… ○	調節卵巣刺激法 ……… ●	EMMA・ALICE検査 … ○
男性不妊 … ○連携施設あり	低刺激・自然周期法 … ○	SEET法 ……… ○
不育症 ……… ○	着床不全 ……… ○	子宮内膜スクラッチ … ○
漢方薬の扱い ……… ○	勉強会・説明会 ……… ○	PRP ……… ×
治療費の公開 ……… ○	PICSI ……… ×	PGT-A ……… ×
妊婦健診 …… ○ 41週まで	IMSI ……… △	子宮内フローラ検査 … ○

京都府

❖ 醍醐渡辺クリニック

京都市 since 1971.9

Tel.075-571-0226　京都市伏見区醍醐高畑町30-15

診療日	月	火	水	木	金	土	日	祝祭日
am	●	●	●	●	●	●	▲	▲
pm	●	-	●	-	●	-	-	-

予約受付時間 8 9 10 11 12 13 14 15 16 17 18 19 20 21時

※電話受付は月・水・金は9:00～20:30、火・木・土は9:00～17:00
日・祝は9:30～11:00(予約のみ)

自由診療の料金
体外受精費用 20万～30万円
顕微授精費用 20万～35万円

保険：一般不妊治療 … ○	自由：体外受精 ……… ●	タイムラプス型インキュベーター △
保険：体外受精 ……… ○	自由：顕微授精 ……… ●	ERA検査 ……… ●
保険：顕微授精 ……… ○	調節卵巣刺激法 ……… ●	EMMA・ALICE検査 … ●
男性不妊 … ○連携施設あり	低刺激・自然周期法 … ●	SEET法 ……… ○
不育症 ……… ○	着床不全 ……… ●	子宮内膜スクラッチ … △
漢方薬の扱い ……… ○	勉強会・説明会 ……… ○	PRP (PFC-FD) ……… ○
治療費の公開 ……… ○	PICSI ……… ○	PGT-A ……… △
妊婦健診 ……… ○分娩まで	IMSI ……… ×	子宮内フローラ検査 … ○

大阪府

❖ にしたんARTクリニック 大阪院

北区 since 2023.2

Tel.0120-542-202　大阪市北区梅田1-8-17 大阪第一生命ビルMB1F

診療日	月	火	水	木	金	土	日	祝祭日
am	●	●	●	●	●	●	●	●
pm	●	●	●	●	●	▲	▲	▲

予約受付時間 8 9 10 11 12 13 14 15 16 17 18 19 20 21時

診療時間 :9:00～22:00、▲土・日・祝のみ午後18:00まで
受付時間：診療最終時間の1時間前まで。

自由診療の料金
HPを参照

保険：一般不妊治療 … ●	自由：体外受精 ……… ●	タイムラプス型インキュベーター ●
保険：体外受精 ……… ●	自由：顕微授精 ……… ●	ERA検査 ……… ●
保険：顕微授精 ……… ●	調節卵巣刺激法 ……… ●	EMMA・ALICE検査 … ●
男性不妊 ……… ×	低刺激・自然周期法 … ●	SEET法 ……… ●
不育症 ……… ●	着床不全 ……… ○	子宮内膜スクラッチ … ●
漢方薬の扱い ……… ×	勉強会・説明会 ……… △	PRP ……… ×
治療費の公開 ……… ○	PICSI ……… ●	PGT-A ……… ×
妊婦健診 ……… ×	IMSI ……… ●	子宮内フローラ検査 … ○

❖ 岡本クリニック

大阪市 since 1993.5

Tel.06-6696-0201　大阪市住吉区長居東3-4-28

診療日	月	火	水	木	金	土	日	祝祭日
am	●	●	●	●	●	●	-	-
pm	●	-	●	-	●	-	-	-

予約受付時間 8 9 10 11 12 13 14 15 16 17 18 19 20 21時

自由診療の料金
体外受精費用 30.5万～59万円
顕微授精費用 33万～71万円

保険：一般不妊治療 … ○	自由：体外受精 ……… ○	タイムラプス型インキュベーター ○
保険：体外受精 ……… ○	自由：顕微授精 ……… ○	ERA検査 ……… ○
保険：顕微授精 ……… ○	調節卵巣刺激法 ……… ○	EMMA・ALICE検査 … ○
男性不妊 … ●連携施設あり	低刺激・自然周期法 … ○	SEET法 ……… ○
不育症 ……… ●	着床不全 ……… ○	子宮内膜スクラッチ … ○
漢方薬の扱い ……… ●	勉強会・説明会 ……… ×	PRP ……… ×
治療費の公開 ……… ●	PICSI ……… ×	PGT-A ……… △
妊婦健診 ……… ×	IMSI ……… ×	子宮内フローラ検査 … ○

❖ 園田桃代ARTクリニック

豊中市 since 2010.9

Tel.06-6155-1511　豊中市新千里東町1-5-3 千里朝日阪急ビル3F

診療日	月	火	水	木	金	土	日	祝祭日
am	●	●	●	●	●	●	-	-
pm	●	-	●	-	●	-	-	-

予約受付時間 8 9 10 11 12 13 14 15 16 17 18 19 20 21時

土曜は15:00まで

自由診療の料金
体外受精費用 26万～38万円
顕微授精費用 28万～49万円

保険：一般不妊治療 … ○	自由：体外受精 ……… ●	タイムラプス型インキュベーター ●
保険：体外受精 ……… ○	自由：顕微授精 ……… ●	ERA検査 ……… ●
保険：顕微授精 ……… ○	調節卵巣刺激法 ……… ●	EMMA・ALICE検査 … ●
男性不妊 ……… ●	低刺激・自然周期法 … ●	SEET法 ……… ●
不育症 ……… ●	着床不全 ……… ●	子宮内膜スクラッチ … ●
漢方薬の扱い ……… ●	勉強会・説明会 ……… ●	PFC-FD ……… ●
治療費の公開 ……… ●	PICSI ……… ●	PGT-A ……… ●
妊婦健診 …… ● 8週まで	IMSI ……… ×	子宮内フローラ検査 … ×

兵庫県

❖ 神戸元町 夢クリニック

神戸市 since 2008.11

Tel.078-325-2121　神戸市中央区明石町44 神戸御幸ビル3F

診療日	月	火	水	木	金	土	日	祝祭日
am	●	●	●	●	●	●	●	●
pm	●	●	●	●	●	-	▲	-

予約受付時間 8 9 10 11 12 13 14 15 16 17 18 19 20 21時

▲第2、第4日曜日の15:00～17:00は男性不妊外来実施

自由診療の料金
HPを参照

保険：一般不妊治療 … ○	自由：体外受精 ……… ●	タイムラプス型インキュベーター ●
保険：体外受精 ……… ●	自由：顕微授精 ……… ●	ERA検査 ……… ○
保険：顕微授精 ……… ●	調節卵巣刺激法 ……… ×	EMMA・ALICE検査 … ○
男性不妊 ……… ○	低刺激・自然周期法 … ●	SEET法 ……… ×
不育症 ……… ○	着床不全 ……… ○	子宮内膜スクラッチ … ○
漢方薬の扱い ……… ○	勉強会・説明会 ……… ○	PRP ……… ×
治療費の公開 ……… ○	PICSI ……… ×	PGT-A ……… ●
妊婦健診 …… ○ 9週まで	IMSI ……… ×	子宮内フローラ検査 … ×

❖ Kobaレディースクリニック

姫路市 since 2003.6

Tel.079-223-4924　姫路市北条口2-18 宮本ビル1F

診療日	月	火	水	木	金	土	日	祝祭日
am	●	●	●	●	●	●	-	-
pm	●	●	-	●	●	-	-	-

予約受付時間 8 9 10 11 12 13 14 15 16 17 18 19 20 21時

自由診療の料金
体外受精費用 26万円前後
顕微授精費用 30万円前後

保険：一般不妊治療 … ○	自由：体外受精 ……… ●	タイムラプス型インキュベーター △
保険：体外受精 ……… ○	自由：顕微授精 ……… ●	ERA検査 ……… △
保険：顕微授精 ……… ○	調節卵巣刺激法 ……… ●	EMMA・ALICE検査 … ●
男性不妊 … ●連携施設あり	低刺激・自然周期法 … ●	SEET法 ……… ×
不育症 ……… ●	着床不全 ……… ●	子宮内膜スクラッチ … △
漢方薬の扱い ……… ○	勉強会・説明会 ……… ●	PRP ……… △
治療費の公開 ……… ○	PICSI ……… ×	PGT-A ……… ○
妊婦健診 …… ● 9週まで	IMSI ……… ×	子宮内フローラ検査 … △

[各項目のチェックについて] ○…実施している　●…常に力を入れて実施している　△…検討中である　×…実施していない

近畿

高知県

愛宕病院
Tel.088-823-3301 高知市愛宕町
● レディスクリニックコスモス
Tel.088-861-6700 高知市杉井流
● 高知医療センター
Tel.088-837-3000 高知市池
小林レディスクリニック
Tel.088-805-1777 高知市竹島町
北村産婦人科
Tel.0887-56-1013 香南市野市町
● 高知大学医学部附属病院
Tel.088-886-5811 南国市岡豊町

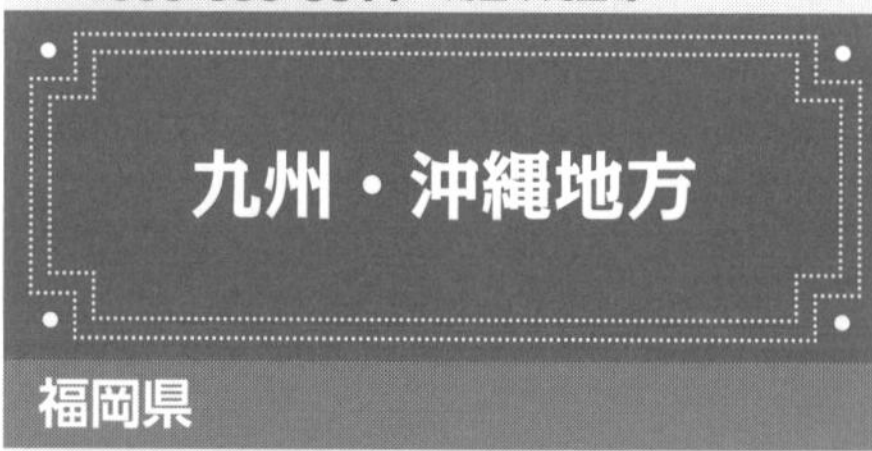

九州・沖縄地方

福岡県

産婦人科麻酔科いわさクリニック
Tel.093-371-1131 北九州市門司区
● 石松ウイメンズクリニック
Tel.093-474-6700 北九州市小倉南区
● ほりたレディースクリニック
Tel.093-513-4122 北九州市小倉北区
● セントマザー産婦人科医院
Tel.093-601-2000 北九州市八幡西区
● 齋藤シーサイドレディースクリニック
Tel.093-701-8880 遠賀郡芦屋町
野崎ウイメンズクリニック
Tel.092-733-0002 福岡市中央区
● 井上　善レディースクリニック
Tel.092-406-5302 福岡市中央区
● アイブイエフ詠田クリニック
Tel.092-735-6655 福岡市中央区
● 古賀文敏ウイメンズクリニック
Tel.092-738-7711 福岡市中央区
● 中央レディスクリニック
Tel.092-736-3355 福岡市中央区
MR しょうクリニック <男性不妊専門>
Tel.092-739-8688 福岡市中央区
● en 婦人科クリニック
Tel.092-791-2533 福岡市中央区
● 日浅レディースクリニック
Tel.092-726-6105 福岡市中央区
● 浜の町病院
Tel.092-721-0831 福岡市中央区
● 蔵本ウイメンズクリニック
Tel.092-482-5558 福岡市博多区
にしたん ARTクリニック博多駅前院
Tel.092-260-5441 福岡市博多区
● 九州大学病院
Tel.092-641-1151 福岡市東区
● 福岡山王病院
Tel.092-832-1100 福岡市早良区
すみい婦人科クリニック
Tel.092-534-2301 福岡市南区
● 婦人科永田おさむクリニック
Tel.092-938-2209 糟屋郡粕屋町
● 福岡東医療センター
Tel.092-943-2331 古賀市千鳥
● 久留米大学病院
Tel.0942-35-3311 久留米市旭町
● 空の森 KYUSHU
Tel.0942-46-8866 久留米市天神町
● いでウィメンズクリニック
Tel.0942-33-1114 久留米市天神町
● 高木病院
Tel.0944-87-0001 大川市酒見
● メディカルキューブ平井外科産婦人科
Tel.0944-54-3228 大牟田市明治町

佐賀県

● 谷口眼科婦人科
Tel.0954-23-3170 武雄市武雄町
● おおくま産婦人科
Tel.0952-31-6117 佐賀市高木瀬西

長崎県

● 岡本ウーマンズクリニック
Tel.095-820-2864 長崎市江戸町

山口県

周東総合病院
Tel.0820-22-3456 柳井市古開作
● 山下ウイメンズクリニック
Tel.0833-48-0211 下松市瑞穂町
● 徳山中央病院
Tel.0834-28-4411 周南市孝田町
● 山口県立総合医療センター
Tel.0835-22-4411 防府市大崎
● 関門医療センター
Tel.083-241-1199 下関市長府外浦町
● 済生会下関総合病院
Tel.083-262-2300 下関市安岡町
総合病院山口赤十字病院
Tel.083-923-0111 山口市八幡馬場
● 新山口こうのとりクリニック
Tel.083-902-8585 山口市小郡花園町
● 山口大学医学部附属病院
Tel.0836-22-2522 宇部市南小串
なかむらレディースクリニック
Tel.0838-22-1557 萩市熊谷町
都志見病院
Tel.0838-22-2811 萩市江向

徳島県

● 蕙愛レディースクリニック
Tel.0886-53-1201 徳島市佐古三番町
● 徳島大学病院
Tel.088-631-3111 徳島市蔵本町
春名産婦人科
Tel.088-652-2538 徳島市南二軒屋町
徳島市民病院
Tel.088-622-5121 徳島市北常三島町
● 中山産婦人科
Tel.0886-92-0333 板野郡藍住町
徳島県鳴門病院
Tel.088-683-1857 鳴門市撫養町
木下産婦人科内科医院
Tel.0884-23-3600 阿南市学原町

香川県

● 高松市立みんなの病院
Tel.087-813-7171 高松市仏生山町
● 高松赤十字病院
Tel.087-831-7101 高松市番町
美術館診療所
Tel.087-881-2776 高松市香西東町
● よつばウィメンズクリニック
Tel.087-885-4103 高松市円座町
● 安藤レディースクリニック
Tel.087-815-2833 高松市多肥下町
香川大学医学部附属病院
Tel.087-898-5111 木田郡三木町
回生病院
Tel.0877-46-1011 坂出市室町
● 厚仁病院
Tel.0877-85-5353 丸亀市通町
● 四国こどもとおとなの医療センター
Tel.0877-62-1000 善通寺市仙遊町
谷病院
Tel.0877-63-5800 善通寺市原田町
高瀬第一医院
Tel.0875-72-3850 三豊市高瀬町

愛媛県

● 梅岡レディースクリニック
Tel.089-943-2421 松山市竹原町
● 矢野産婦人科
Tel.089-921-6507 松山市昭和町
● 福井ウイメンズクリニック
Tel.089-969-0088 松山市星岡町
● つばきウイメンズクリニック
Tel.089-905-1122 松山市北土居
● ハートレディースクリニック
Tel.089-955-0082 東温市野田
● 愛媛大学医学部附属病院
Tel.089-964-5111 東温市志津川
● こにしクリニック
Tel.0897-33-1135 新居浜市庄内町
● 愛媛労災病院
Tel.0897-33-6191 新居浜市南小松原町
サカタ産婦人科
Tel.0897-55-1103 西条市下島山甲
県立今治病院
Tel.0898-32-7111 今治市石井町

中国・四国地方

鳥取県

● タグチ IVF レディースクリニック
Tel.0857-39-2121 鳥取市覚寺区
● 鳥取県立中央病院
Tel.0857-26-2271 鳥取市江津区
● ミオ　ファティリティクリニック
Tel.0859-35-5211 米子市車尾南区
● 鳥取大学医学部附属病院
Tel.0859-33-1111 米子市西町区
● 彦名レディスライフクリニック
Tel.0859-29-0159 米子市彦名町区

島根県

● 内田クリニック
Tel.0120-582-889 松江市浜乃木区
● 八重垣レディースクリニック
Tel.0852-52-7790 松江市東出雲町
家族・絆の吉岡医院
Tel.0854-22-2065 安来市安来町
● 島根大学医学部附属病院
Tel.0853-20-2389 出雲市塩冶町
島根県立中央病院
Tel.0853-22-5111 出雲市姫原
大田市立病院
Tel.0854-82-0330 大田市大田町

岡山県

くにかたウィメンズクリニック
Tel.086-255-0080 岡山市北区
● 岡山大学病院
Tel.086-223-7151 岡山市北区
● 名越産婦人科リプロダクションセンター
Tel.086-293-0553 岡山市北区
● 岡山二人クリニック
Tel.086-256-7717 岡山市北区
● 三宅医院生殖医療センター
Tel.086-282-5100 岡山市南区
● 岡南産婦人科医院
Tel.086-264-3366 岡山市南区
● ペリネイト母と子の病院
Tel.086-276-8811 岡山市中区
● 赤堀クリニック
Tel.0868-24-1212 津山市椿高下
石井医院
Tel.0868-24-4333 津山市沼
● 倉敷中央病院
Tel.086-422-0210 倉敷市美和
● 倉敷成人病センター
Tel.086-422-2111 倉敷市白楽町
落合病院
Tel.0867-52-1133 真庭市上市瀬

広島県

まつなが産婦人科
Tel.084-923-0145 福山市三吉町
● 幸の鳥レディスクリニック
Tel.084-940-1717 福山市春日町
● よしだレディースクリニック内科・小児科
Tel.084-954-0341 福山市新涯町
● 広島中央通り　香月産婦人科
Tel.082-546-2555 広島市中区
● 絹谷産婦人科
Tel.082-247-6399 広島市中区
● 広島 HART クリニック
Tel.082-567-3866 広島市南区
● IVF クリニックひろしま
Tel.082-264-1131 広島市南区
● 県立広島病院
Tel.082-254-1818 広島市南区
● 香月産婦人科
Tel.082-272-5588 広島市西区
藤東クリニック
Tel.082-284-2410 安芸郡府中町
● 笠岡レディースクリニック
Tel.0823-23-2828 呉市西中央
松田医院
Tel.0824-28-0019 東広島市八本松町

- 中江産婦人科 Tel.099-255-9528 鹿児島市中央町
- ● 鹿児島大学病院 Tel.099-275-5111 鹿児島市桜ケ丘
- マミィクリニック伊集院 Tel.099-263-1153 鹿児島市中山町
- ● レディースクリニックあいいく Tel.099-260-8878 鹿児島市小松原
- ● 松田ウイメンズクリニック 不妊生殖医療センター Tel.099-224-4124 鹿児島市山之口町
- 中村（哲）産婦人科内科 Tel.099-223-2236 鹿児島市樋之口町
- ● 境田医院 Tel.0996-67-2600 出水市米ノ津町
- みつお産婦人科 Tel.0995-44-9339 霧島市隼人町
- ● フィオーレ第一病院 Tel.0995-63-2158 姶良市加治木町
- ● 竹内レディースクリニック附設高度生殖医療センター Tel.0995-65-2296 姶良市東餅田

沖縄県

- ● ウイメンズクリニック糸数 Tel.098-869-8395 那覇市泊
- ● 友愛医療センター Tel.098-850-3811 豊見城市与根
- ● 空の森クリニック Tel.098-998-0011 島尻郡八重瀬町
- Ｎａｏｋｏ女性クリニック Tel.098-988-9811 浦添市経塚
- ● うえむら病院　リプロ・センター Tel.098-895-3535 中頭郡中城村
- ● 琉球大学医学部附属病院 Tel.098-895-3331 中頭郡西原町
- ● やびく産婦人科・小児科 Tel.098-936-6789 中頭郡北谷町

大分県

- ● セント・ルカ産婦人科 Tel.097-547-1234 大分市東大道
- ● 大川産婦人科・高砂 Tel.097-532-1135 大分市高砂町
- 別府医療センター Tel.0977-67-1111 別府市大字内竈
- 宇佐レディースクリニック Tel.0978-33-3700 宇佐市宝鏡寺
- ● 大分大学医学部附属病院 Tel.097-549-4411 由布市挾間町

宮崎県

- ● 古賀総合病院 Tel.0985-39-8888 宮崎市池内町
- ● ゆげレディスクリニック Tel.0985-77-8288 宮崎市橘通東
- ● ART レディスクリニックやまうち Tel.0985-32-0511 宮崎市高千穂通
- ● 渡辺病院 Tel.0982-57-1011 日向市大字平岩
- ● 野田産婦人科医院 Tel.0986-24-8553 都城市蔵原町
- ● 丸田病院 Tel.0986-23-7060 都城市八幡町
- 宮崎大学医学部附属病院 Tel.0985-85-1510 宮崎市清武町

鹿児島県

- ● 徳永産婦人科 Tel.099-202-0007 鹿児島市田上
- ● 竹内レディースクリニック ART 鹿児島院 Tel.099-208-1155 鹿児島市高麗町
- ● あかつき ART クリニック Tel.099-296-8177 鹿児島市中央町

（長崎県）

- ● 長崎大学病院 Tel.095-849-7363 長崎市坂本
- ● みやむら女性のクリニック Tel.095-849-5507 長崎市川口町
- 杉田レディースクリニック Tel.095-849-3040 長崎市松山町
- 山崎医院 Tel.0957-64-1103 島原市湊町
- レディースクリニックしげまつ Tel.0957-54-9200 大村市古町
- 佐世保共済病院 Tel.0956-22-5136 佐世保市島地町

熊本県

- ● 福田病院 Tel.096-322-2995 熊本市中央区
- ● 熊本大学医学部附属病院 Tel.096-344-2111 熊本市中央区
- ● ソフィアレディースクリニック水道町 Tel.096-322-2996 熊本市中央区
- 森川レディースクリニック Tel.096-381-4115 熊本市中央区
- ● 伊井産婦人科病院 Tel.096-364-4003 熊本市中央区
- ● 北くまもと井上産婦人科 Tel.096-345-3916 熊本市北区
- ● ART 女性クリニック Tel.096-360-3670 熊本市東区
- 下川産婦人科医院 Tel.0968-73-3527 玉名市中
- 熊本労災病院 Tel.0965-33-4151 八代市竹原町
- ● 片岡レディスクリニック Tel.0965-32-2344 八代市本町
- 愛甲産婦人科麻酔科医院 Tel.0966-22-4020 人吉市駒井田町

● … 体外受精以上の生殖補助医療実施施設

PICK UP!

九州地方 / ピックアップ クリニック

福岡県

❖ アイブイエフ詠田クリニック

福岡市　since 1999.4

Tel.092-735-6655　福岡市中央区天神1-12-1 日之出福岡ビル 6F

診療日		月	火	水	木	金	土	日	祝祭日
	am	●	●	●	●	●	●	-	-
	pm	●	●	-	●	-	▲	-	-

受付時間　8 9 10 11 12 13 14 15 16 17 18 19 20 21 時

※完全予約制　▲土曜日は 9:00～15:00

自由診療の料金
体外受精費用 24万円～
顕微授精費用 32万円～

- 保険：一般不妊治療 … ○
- 保険：体外受精 ……… ○
- 保険：顕微授精 ……… ○
- 男性不妊…○連携施設あり
- 不育症 ……………… ○
- 漢方薬の扱い ………… ○
- 治療費の公開 ………… ○
- 妊婦健診……○ 10 週まで
- 自由：体外受精 ……… ●
- 自由：顕微授精 ……… ●
- 調節卵巣刺激法 ……… ○
- 低刺激・自然周期法 … ○
- 着床不全 ……………… ○
- 勉強会・説明会 ……… ○
- PICSI ………………… ○
- IMSI…………………… ×
- タイムラプス型インキュベーター●
- ERA検査 …………… ○
- EMMA・ALICE検査 … ○
- SEET法 ……………… ○
- 子宮内膜スクラッチ … ×
- PRP…………………… ○
- PGT-A ………………… ○
- 子宮内フローラ検査 … ○

❖ 日浅レディースクリニック

福岡市　since 2020.10

Tel.092-726-6105　福岡市中央区大名 2-2-7 大名センタービル2F

診療日		月	火	水	木	金	土	日	祝祭日
	am	●	●	●	●	●	●	-	-
	pm	●	●	-	●	●	▲	-	-

予約受付時間　8 9 10 11 12 13 14 15 16 17 18 19 20 21 時

▲土曜午後は 14:30 まで

自由診療の料金
体外受精費用 24万円～
顕微授精費用 31万円～

- 保険：一般不妊治療 … ○
- 保険：体外受精 ……… ○
- 保険：顕微授精 ……… ○
- 男性不妊 ……………… ×
- 不育症 ……………… ○
- 漢方薬の扱い ………… ○
- 治療費の公開 ………… ○
- 妊婦健診…… ○ 9 週まで
- 自由：体外受精 ……… ○
- 自由：顕微授精 ……… ○
- 調節卵巣刺激法 ……… ○
- 低刺激・自然周期法 … ○
- 着床不全 ……………… ○
- 勉強会・説明会 ……… ×
- PICSI ………………… ○
- IMSI…………………… ×
- タイムラプス型インキュベーター○
- ERA検査 …………… ○
- EMMA・ALICE検査 … ○
- SEET法 ……………… ○
- 子宮内膜スクラッチ … ○
- PRP…………………… ○
- PGT-A ………………… ○
- 子宮内フローラ検査 … ○

[各項目のチェックについて] ○ … 実施している ● … 常に力を入れて実施している △ … 検討中である × … 実施していない

全国の不妊・不育専門相談センター 一覧

都道府県、指定都市、中核市が設置している不妊・不育専門相談センターでは、不妊や不育に悩む夫婦に対し、医学的・専門的な相談や心の悩み等について医師・助産師等の専門家が相談に対応したり、診療機関ごとの不妊治療の実施状況などに関する情報提供を行っています。（各センターの受付は祝祭日と年末年始を除きます）

（2024 年 5 月 31 日現在）

北海道・東北地方

実施	開設場所	相談方式			電話番号、相談日及び時間など（変更となることがあります）
		電話	面接	メール	
北海道	不妊専門相談センター（おびひろ ART クリニック）	×	×	○	月～土曜日　メール相談　office-oac@keiai.or.jp
札幌市	札幌市不妊専門相談センター	○	○	×	月～金曜日　9:00 ～ 12:15　13:00 ～ 17:00　電話相談　☎ 011-211-3900（専用） 毎月第 1・3 火曜日 / 午後　専門相談／医師による相談　※要予約　☎ 011-211-3900 毎月第 2・4 月曜日 / 午後　専門相談／不妊カウンセラーによる相談　※要予約　☎ 同上
函館市	函館市不妊相談窓口	○	○	○	月～金曜日 8:45 ～ 17:30　一般相談　☎ 0138-32-1531 産婦人科医師による相談　※要予約　☎ 0138-32-1531 メールアドレス f-soudan@city.hakodate.hokkaido.jp
青森県	青森県不妊専門相談センター（弘前大学医学部附属病院産科婦人科内）	×	○	○	金曜日　14:00 ～ 16:00　※要予約　☎ 017-734-9303　青森県こどもみらい課 Web 相談　https://www.pref.aomori.lg.jp/life/family/funincenter.html　※青森県電子申請システム経由で受付
青森市	青森市保健所	×	○	×	月 1 回　産婦人科医師等による面接　※要予約　☎ 017-718-2984　青森市保健所あおもり親子はぐくみプラザ
八戸市	八戸市保健所　すくすく親子健康課（八戸市総合保健センター内）	×	○	×	月 1 回指定日　産婦人科医による面接相談　※要予約　☎ 0178-38-0714
岩手県・盛岡市	岩手・盛岡不妊専門相談センター（岩手医科大学附属内丸メディカルセンター）	○	○	×	火・水曜日　14:30 ～ 16:30　電話相談　☎ 019-653-6251 木曜日　14:30 ～ 16:30　面接相談　※要予約　電話相談実施日に受付 Web 予約は随時　https://reserva.be/iwatefuninsoudan
宮城県・仙台市	みやぎ・せんだい不妊・不育専門相談センター（東北大学病院産婦人科）	○	○	×	毎週水曜日　9:00 ～ 10:00 ／ 毎週木曜日　15:00 ～ 17:00　電話相談　☎ 022-728-5225 面接相談：事前に電話で相談の上予約
秋田県	「こころとからだの相談室」 秋田大学医学部附属病院婦人科	○	○	○	毎週金曜日　12:00 ～ 14:00　電話相談　☎ 018-884-6234 月～金曜日　9:00 ～ 17:00　☎ 018-884-6666　面接相談予約専用 毎週月曜日と金曜日　14:00 ～ 16:00　治療・費用等 第 1・3 水曜日　14:00 ～ 16:00　心理的な相談 メール相談 ホームページ上の専用フォーム使用
山形県	山形大学医学部附属病院産婦人科	○	○	×	月・水・金曜日　9:00 ～ 12:00　面接相談予約受付　☎ 023-628-5571 火・金曜日　15:00 ～ 16:00　電話及び面接相談　☎ 023-628-5571
福島県	福島県不妊専門相談センター（福島県立医科大学附属病院生殖医療センター内） 一般相談 各保健福祉事務所	○	○	×	（専門相談） 毎週水曜日（カウンセラー）・木曜日（医師）※要予約　13:30 ～ 16:30 予約は以下の各保健福祉事務所及び中核市で受け付けます。 （一般相談） 県北保健福祉事務所　☎ 024-535-5615、県中保健福祉事務所　☎ 0248-75-7822 県南保健福祉事務所　☎ 0248-21-0067、会津保健福祉事務所　☎ 0242-27-4550 南会津保健福祉事務所　☎ 0241-62-1700、相双保健福祉事務所　☎ 0244-26-1186 福島市こども家庭課　☎ 024-525-7671、郡山市こども家庭課　☎ 024-924-3691 いわき市こども家庭課　☎ 0246-27-8597 相談日時：月～金曜日（祝祭日、年末年始を除く）8:30 ～ 17:15
郡山市	郡山市こども総合支援センター	×	○	×	☎ 024-924-3691 奇数月に専門相談日を開設　事前予約制　不妊症看護認定看護師等対応

関東地方

実施	開設場所	電話	面接	メール	電話番号、相談日及び時間など
茨城県	茨城県不妊専門相談センター（茨城県三の丸庁舎 茨城県県南生涯学習センター）	○	○	○	月～金曜日　9:00 ～ 15:00　※要予約　☎ 029-241-1130 第 1・4 日曜日 14:00 ～ 17:00 ／第 2・3 木曜日 17:30 ～ 20:30　県三の丸庁舎 第 1・3 木曜日 18:00 ～ 21:00 ／第 2・4 日曜日　9:00 ～ 12:00　県南生涯学習センター URL:http://ibaog.jpn.org/funin/　メール相談 ホームページ上の専用フォーム使用
栃木県	栃木県不妊・不育専門相談センター とちぎ男女共同参画センター（パルティ）	○	○	○	火～土曜日及び第 4 日曜日　10:00 ～ 12:30、13:30 ～ 16:00　助産師による電話相談 面接相談　※要予約　☎ 028-665-8099　相談日は HP で確認を メール相談　funin.fuiku-soudan@air.ocn.ne.jp
群馬県	群馬県不妊・不育専門相談センター（群馬大学医学部附属病院内）	×	○	×	第 2 水曜日、第 4 水曜日　14:00 ～ 16:00 ※要予約 / 月～金曜日　9:00 ～ 16:00　☎ 027 - 220 - 8425
埼玉県	埼玉医科大学総合医療センター	×	○	×	医師による面接相談　※要予約　ホームページ上の専用フォーム使用（電話での問合せ　月～金曜日 14:00 ～ 16:00 ☎ 049-228-3732）
埼玉県	埼玉県不妊症・不育症ピアサポートセンター「ふわり」	○	○	×	Zoom による通話相談、Zoom による面談相談　https://counseling.fine-peer.com/fuwari/ 問い合わせ　saitama-peer@j-fine.jp
さいたま市	さいたま市保健所	○	○	×	月・木・金曜日　10:00 ～ 16:00 毎月第 3 水曜日　10:00 ～、11:00 ～　不妊カウンセラーによる面接相談　※要予約　☎ 048-829-1587 不妊カウンセラーによる面接相談を Zoom で受ける場合はホームページ上の専用フォームを使用
川越市	埼玉医科大学総合医療センター	×	○	×	※要予約　月～金曜日 15:00 ～ 16:00　☎ 049-228-3732
川口市	埼玉医科大学総合医療センター	×	○	×	※要予約　月～金曜日 15:00 ～ 16:00　☎ 049-228-3732
川口市	性と健康の相談（川口市保健所　地域保健センター）	○	○	×	木曜日　10:00 ～ 15:00　☎ 048-242-5152 火・水曜日　不妊カウンセラーによる面接相談　※要予約　☎ 048-242-5152 オンラインでの相談も可　※要予約
越谷市	埼玉医科大学総合医療センター	×	○	×	※要予約　予約はホームページ上の専用フォーム使用　月～金曜日 15:00 ～ 16:00　☎ 049-228-3732

実施	開設場所	相談方式			電話番号、相談日及び時間など（変更となることがあります）
		電話	面接	メール	
千葉県	千葉県不妊・不育オンライン相談	○	○	×	木曜日 18:00～22:00、土曜日 10:00～14:00（Zoomによる音声相談） 第2・4火曜日、第3日曜日 10:00～13:45 不妊ピア・カウンセラーによる相談 第3土曜日 18:00～19:45 不妊症看護認定看護師による面接（1組約45分）（Zoomによるビデオ通話） 予約はホームページ上の専用フォーム使用
千葉市	千葉市不妊専門相談センター（電話相談）千葉市助産師会・（面接相談）千葉市保健所（健康支援課）	○	○	×	年15回（電話で要予約、開催日等詳細はお問い合わせください）助産師による電話相談 ☎043-238-9925
船橋市	不妊・不育専門相談 船橋市保健所（地域保健課）	○	○	×	医師による面接相談 ※要予約 ☎047-409-3274 助産師による面接・電話相談（要予約） ☎047-409-3274
東京都	不妊・不育ホットライン	○	×	×	毎週火曜日 10:00～19:00、毎月1回土曜日 10:00～16:00 ☎03-6407-8270
八王子市＊	八王子市保健所＊	○	○	×	月～金曜日 9:00～16:30 保健師による電話相談 ☎042-645-5162
神奈川県	神奈川県不妊・不育専門相談センター	○	○	×	毎月2～3回 9:00～11:30 助産師による電話相談 ☎045-212-1052 毎月2～3回 14:00～16:00 医師・臨床心理士等面接相談 ※要予約 ☎045-210-4786 神奈川県健康増進課 8:30～17:15(来所またはZoom)
横浜市	横浜市立大学附属市民総合医療センター	×	○	×	月2～3回 水曜日 16:00～17:00 女性の不妊相談 年9回 月曜日 14:30～15:00 不育相談 年3回 水曜日 16:00～17:00 男性の不妊相談／夫婦相談 ※全て要予約 ☎045-671-3874 8:45～17:00（こども青少年局地域子育て支援課）
	済生会横浜市東部病院	×	○	×	毎月第3水曜日 9:30～10:30 公認心理師による心理相談 ※要予約 ☎045-671-3874 8:45～17:00（こども青少年局地域子育て支援課）
川崎市	川崎市ナーシングセンター（川崎市不妊・不育専門相談センター）	×	○	×	月1回土曜日 9:30～16:30受付 ※全て要予約 ☎044-711-3995 面接相談 9:30～11:30
相模原市	妊活サポート相談（不妊・不育専門相談）ウェルネスさがみはら	○	○	×	毎月第2火曜日 9:00～11:30 電話相談 ☎042-769-8345（相模原市こども家庭課） 月1回 13:00～15:30 ※要予約 メール受付 kodomokatei@city.sagamihara.kanagawa.jp
横須賀市	横須賀市不妊・不育専門相談センター（地域健康課内）	○	○	○	月～金曜日 8:30～17:00 電話相談 ☎046-822-9818 月1回程度 医師による面接相談 ※要予約 メール相談 :chaw-cfr@city.yokosuka.kanagawa.jp

中部・東海地方

実施	開設場所	電話	面接	メール	電話番号、相談日及び時間など
新潟県	新潟大学医歯学総合病院	○	○	○	火曜日 15:00～17:00 電話相談 面接相談 ※要予約 平日 10:00～16:00 ☎025-225-2184 メール相談 :sodan@med.niigata-u.ac.jp
富山県	富山県女性健康相談センター・富山県不妊専門相談センター	○	○	×	火、木、土曜日 9:00～13:00 水、金曜日 14:00～18:00 電話相談 ☎076-482-3033 火、木、土曜日 14:00～18:00 水、金曜日 9:00～13:00 面接相談 ※要予約
石川県	石川県不妊相談センター	○	○	○	月～土曜日 9:30～12:30 火曜日 18:00～21:00 助産師による（電話・面接・メール） 年4回 14:00～16:00 ＜泌尿器科医師による男性不妊専門 面接相談＞ ※面接要予約 ☎076-237-1871 メール相談 :funin@pref.ishikawa.lg.jp
福井県＊	助産師による助女性の健康相談 福井県看護協会＊	○	○	○	月・水曜日 13:30～16:00 電話相談 ☎0776-54-0080 水曜日 16:00～17:00、毎月第2火 15:00～16:00 医師による面接相談 ※要予約 水曜日 13:30～16:00 助産師による面接相談 ※要予約 メール相談 : jkenkou@kango-fukui.com
山梨県	不妊（不育）専門相談センター ルピナス 山梨県福祉プラザ3階	○	○	×	水曜日 15:00～18:00 助産師による電話相談 ☎055-254-2001 第2、第4水曜日 15:00～18:00 専門医師、心理カウンセラーによる面接相談 ※要予約
長野県	長野県不妊・不育専門相談センター 長野県看護協会会館 ((公社)長野県看護協会内)	○	○	○	火・木曜日 10:00～16:00 毎週土曜日 13:00～16:00 電話相談 ☎0263-35-1012 ／不妊相談コーディネーターによる面接相談 ※要予約／電話相談日 第4木曜日 13:30～16:00 産婦人科医師による面接相談 ※要予約／電話相談日 メール相談 :funin@nursen.or.jp
長野市	長野市保健所	○	○	×	平日 8:30～17:00 保健師による電話相談 ☎026-226-9963 毎月第3水曜日 13:00～16:00 不妊カウンセラーによる面接相談 ※要予約
岐阜県	岐阜県不妊・不育症相談センター（岐阜県健康科学センター内）	○	○	○	月・金曜日 10:00～12:00 13:00～16:00 電話相談 ☎058-389-8258 ※面接要予約 メール相談 :c11223a@pref.gifu.lg.jp
静岡県	静岡県不妊・不育専門相談センター（一般社団法人静岡県助産師会内）	○	○	×	火曜日 10:00～19:00 木・土曜日 10:00～15:00 ☎080-3636-3229 年数回（開設日は電話でお問い合わせください） 医師による面接相談 ※要予約 問い合わせ先：静岡県庁こども家庭課 ☎054-221-3309
浜松市	浜松市保健所	×	○	×	開催日等詳細はお問合せください 医師による面接相談 ※要予約 ☎053-453-6188 はままつ女性の健康相談 月～金曜日 13:00～16:00
愛知県	愛知県不妊・不育専門相談センター名古屋大学医学部附属病院	○	○	○	月曜日 10:00～14:00 木曜日 10:00～13:00、第3水曜日 18:00～21:00 電話相談 ☎052-741-7830 火曜日 16:00～17:30 医師による面接相談 ※要予約 第1・3月曜日 14:30～15:30、第2・4木曜日 13:30～14:30 カウンセラーによる面接相談 ※要予約 メール相談 :http://www.med.nagoya-u.ac.jp/obgy/afsc/aichi/
名古屋市	名古屋市立大学病院内	○	×	×	火曜日 12:00～15:00 金曜日 9:00～12:00 ☎052-851-4874
豊田市	豊田市役所	×	○	×	広報とよた・市ホームページに日時を掲載 不妊症看護認定看護師による面接相談 ☎0565-34-6636
豊橋市	豊橋市不妊・不育専門相談センター（豊橋市保健所こども保健課内）	○	○	×	月～金曜日 8:30～17:15 予約不要、随時相談可 ☎0532-39-9160
岡崎市	岡崎市保健所	×	○	×	毎月第4金曜日の午後 ※2日前までの事前予約必要 ☎0564-23-6962
一宮市	一宮市保健所	×	○	×	毎月第4金曜日 14:00～15:50 ※要予約 ☎0586-52-3858
三重県	三重県不妊専門相談センター（三重県立看護大学内）	○	○	×	相談専用ダイヤル ☎059-211-0041 第1土曜日 10:00～16:00、第2以降火曜日 10:00～20:00 電話相談 ☎059-211-0041 面接相談 ※要予約 三重県子ども・福祉部子どもの育ち支援課 ☎059-224-2248

＊は国庫補助を受けず、自治体単独で実施している事業

近畿地方

実施	開設場所	相談方式			電話番号、相談日及び時間など（変更となることがあります）
		電話	面接	メール	
滋賀県	滋賀県不妊専門相談センター （滋賀医科大学附属病院内）	○	○	○	月～金曜日　9:00～16:00　電話相談　☎ 077-548-9083 面接相談　※要予約　日程は電話にて応相談 メール相談フォーム：https://www.sumsog.jp/funin_mailform/
大津市	大津市総合保健センター内	○	○	×	平日 10:00～16:00　☎ 077-511-9182　※要予約
京都府	きょうと子育てピアサポートセンター	○	○	×	妊娠出産・不妊ほっとコール 月～金曜日　9:15～13:15、14:00～16:00 ☎ 075-692-3449 電話相談 予約不要 / 面接相談 要予約 仕事と不妊治療の両立支援コール 月～金曜日　9:00～21:00 ☎ 075-692-3467（ホームページから要予約） 毎月 第1金曜日 9:15～13:15　(面接相談 要予約)
京都市	SNS 等によるオンライン相談事業 ～みんはぐ～	×	○	○	オンラインによるテキスト相談、ビデオ通話相談 https://wellbeing.famione.com/lp/kyoto/#famione 問い合わせ　京都市子ども家庭支援課 ☎ 075-746-7625
大阪府・大阪市	おおさか性と健康の相談センター caran-coron	○	○	×	☎ 06-6910-8655（電話相談専用）　☎ 06-6910-1310（面接相談予約電話） 電話相談　第1・3水曜日 10:00～19:00　第2・4水曜日 10:00～16:00　第1～4金曜日 10:00～16:00　第4土曜日 13:00～16:00　（第5水曜日、第5金曜日、平日の祝日は除く） 面接相談　第4土曜日 14:00～17:00（30分/4組）　※要予約　火～金曜日 13:30～18:00 18:45～21:00、土・日曜日　9:30～13:00　13:45～18:00
豊中市*	中部保健センター*	○	○	×	不妊症・不育症専門相談　婦人科医師によるオンライン専門相談（※要予約）　豊中市ホームページ参照 保健師や助産師による相談　月～金曜日 9:00～17:00 ☎ 06-6858-2293
堺市	堺市役所等	×	○	×	助産師・不妊カウンセラーによる面接相談　（要予約）各保健センター受付 相談日時　月1回（第4木曜日　相談時間45分間）13:00～16:00　日時変更されることもあり
兵庫県	兵庫県立男女共同参画センター （神戸クリスタルタワー7階）	○	○	×	不妊・不育専門相談 電話相談　☎ 078-360-1388　第1、3土曜日 10:00～16:00 助産師（不妊症看護認定看護師） 面接相談（完全予約制予約専用　☎ 078-362-3250） 第2土曜日 14:00～17:00 助産師（不妊症看護認定看護師） 第4水曜日 14:00～17:00 産婦人科医師
	兵庫医科大学病院内	×	○	×	不妊・不育専門相談　面接相談（完全予約制 ☎ 078-362-3250） 第1火曜日 14:00～15:00　産婦人科医師（5月、8月及び1月は除く）
	男性不妊専門相談：兵庫県民総合相談センター	○	○	×	電話相談　☎ 078-360-1388 第1、3土曜日 10:00～16:00 助産師（不妊症看護認定看護師） 面接相談（完全予約制）予約専用　☎ 078-362-3250 第1水曜日 15:00～17:00 泌尿器科医師
明石市	あかし保健所	×	○	×	毎月第4水曜日 13:30～16:30（一人1時間まで）予約受付 ☎ 078-918-5414（保健総務課） （広報あかしに日時を掲載）市の委託保健師による面接相談（不育症相談窓口を兼ねる）
奈良県	奈良県性と健康の相談センター 「ならはぐ」	×	○	○	オンラインによるテキスト相談、ビデオ通話相談 https://www.pref.nara.jp/66254.htm 問い合わせ　奈良県健康推進課 ☎ 0742-27-8661
和歌山県	「こうのとり相談」県内3保健所（岩出、湯浅、田辺）	○	○	○	相談受付（予約兼用）岩出 ☎ 0736-61-0049　湯浅 ☎ 0737-64-1294　田辺 ☎ 0739-26-7952 電話相談　月～金曜日 9:00～17:45（保健師）　面接相談　（医師）要予約 メール相談：e0412004@pref.wakayama.lg.jp
和歌山市*	和歌山市保健所 地域保健課*	○	○	×	月～金　8:30～17:15　☎ 073-488-5120　保健師による電話相談 医師による面接相談（予約制）　毎月第1水曜日 13:00～15:15

中国地方

実施	開設場所	電話	面接	メール	電話番号、相談日及び時間など
鳥取県	鳥取県東部不妊専門相談センター はぐてらす （鳥取県立中央病院内）	○	○	○	火・金・土曜日 8:30～17:00　☎ 0857-26-2271 水・木曜日 13:00～17:00（電話のみ）　※面接要予約 メール相談：funinsoudan@pref.tottori.lg.jp　FAX 相談：0857-29-3227
	鳥取県西部不妊専門相談センター はぐてらす （ミオ・ファティリティ・クリニック内）	○	○	○	月～土曜日 10:00～12:00、月・水・金曜日 10:00～17:00（年末年始を除き年中無休）0859-35-5209 メール相談：seibufuninsoudan@mfc.or.jp ZOOM による遠隔相談も行っています。（要予約）
鳥取市	鳥取県東部不妊専門相談センター はぐてらす （鳥取県立中央病院内）	○	○	○	火・金・土曜日 8:30～17:00　☎ 0857-26-2271 水・木曜日 13:00～17:00（電話のみ）　※面接要予約 メール相談：funinsoudan@pref.tottori.lg.jp　FAX 相談：0857-29-3227
島根県	しまね妊娠・出産相談センター （島根大学医学部附属病院）	○	○	○	月・火・水・金・土曜日　10:00～16:00　電話相談　☎ 070-6690-5848 面接　※要予約　☎ 070-6690-5848 メール相談：shimanesoudan@med.shimane-u.ac.jp
岡山県	岡山県不妊専門相談センター 「不妊、不育とこころの相談室」 （岡山大学病院内）	○	○	○	月・水・金曜日 13:00～17:00 毎月 第1土・日曜日 10:00～13:00　電話／面接　※面接相談は要予約　☎ 086-235-6542 メール相談：funin@cc.okayama-u.ac.jp オンライン相談　funin@cc.okayama-u.ac.jp　または ☎ 086-235-6542
広島県	広島県不妊専門相談センター	○	○	○	月・木・土曜日　10:00～12:30　火・水・金曜日 15:00～17:30　☎ 082-870-5445 金曜日　15:00～17:00　助産師による面接相談　※要予約 月1回　心理士による面接相談　※要予約 予約申込・詳細は：https://www.pref.hiroshima.lg.jp/soshiki/248/funinsenmonsoudan.html ※ FAX 相談・メール相談／原則1週間以内に返信
山口県	女性のなやみ相談室 （山口県立総合医療センター）	○	○	○	9:30～16:00　保健師又は助産師　電話相談　☎ 0835-22-8803 第1・第3月曜日　14:00～16:00　臨床心理士による面接相談　☎ 0835-22-8803 産婦人科医師による面接相談　※要予約　☎ 0835-22-8803 メール相談：nayam119@ymghp.jp
下関市	下関市役所	○	○	×	産婦人科医師・泌尿器科医師・臨床心理士による専門相談　※要予約 詳細は、URL：https://www.city.shimonoseki.lg.jp/soshiki/51/5667.html 保健師による一般相談　☎ 083-231-1447 下関市保健部健康推進課

四国地方

実施	開設場所	相談方式			電話番号、相談日及び時間など（変更となることがあります）
		電話	面接	メール	
徳島県	徳島県不妊・不育相談室 （徳島大学病院）	×	○	×	月・金曜日 15:00 ～ 16:00、16:00 ～ 17:00　水・木曜日 11:00 ～ 12:00 ※要予約　水曜日、金曜日　10:00 ～ 12:00　088-633-7227
香川県	不妊・不育症相談センター （高松赤十字病院）	○	○	×	専用ダイヤル　☎ 080-8644-0050（相談と予約） 月・金曜日　14:00 ～ 16:00　電話相談 火・木曜日　14:00 ～ 16:00　心理カウンセラーによる面接相談　※要予約
愛媛県・松山市	愛媛県不妊専門相談センター （愛媛大学医学部附属病院内）	○	○	○	水曜日　13:30 ～ 16:30　電話相談　☎ 080-7028-9836 水曜日　面接相談、随時　メール相談　※要予約 / ホームページ上の専用フォーム使用
	休日不妊相談ダイヤル （愛媛助産師会）	○	×	×	土曜日　13:00 ～ 17:00　☎ 080-4359-8187
高知県	高知県・高知市病院企業団立高知医療センター内「ここから相談室」	○	○	×	水曜日、毎月第３土曜日 9:00 ～ 12:00　電話相談　☎ 088-837-3704 毎月第１水曜日 13:00 ～ 16:20　面接相談　※要予約 / 水曜日、毎月第３土曜日 9:00 ～ 12:00 ７月・１０月・１月に男性不妊専門相談予定　※要予約 予約専用アドレス :kokokara@khsc.or.jp

九州・沖縄地方

実施	開設場所	電話	面接	メール	電話番号、相談日及び時間など
福岡県	不妊・不育と性の相談センター 県内９保健福祉環境事務所	○	○	×	月～金曜日　8:30 ～ 17:00　電話相談　※面接相談は要予約 筑紫保健福祉環境事務所　☎ 070-1321-4090　粕谷保健福祉事務所　☎ 080-9415-9858　糸島保健福祉事務所　☎ 080-4712-8411　宗像・遠賀保健福祉環境事務所　☎ 0940-37-4070　嘉穂・鞍手保健福祉環境事務所　☎ 0948-29-0277　田川保健福祉事務所　☎ 070-3113-4895　北筑後保健福祉環境事務所　☎ 0946-22-4211　南筑後保健福祉環境事務所　☎ 070-1387-2900　京築保健福祉環境事務所　☎ 070-1524-3403
北九州市	小倉北区役所健康相談コーナー内	○	○	×	月～金曜日　9:00 ～ 12:00　13:00 ～ 17:00　電話相談・助産師による面接相談　☎ 093-571-2305 月１回　医師による面接相談　※要予約
福岡市	福岡市不妊・不育専門相談センター	○	○	×	月、火、木曜日　10:00 ～ 17:00　水、金曜日　12:00 ～ 19:00 第２・４土曜日　12:00 ～ 17:00　不妊カウンセラーによる面接相談　※要予約　☎ 080-3986-8872
佐賀県	不妊・不育専門相談センター 佐賀中部保健福祉事務所（専門相談）	○	○	×	月～金曜日　9:00 ～ 17:00　☎ 0952-33-2298 第３水曜日　15:00 ～ 17:00　専門医・カウンセラー面接相談　※要予約 毎月２日間（１日２組ずつ）オンライン相談　https://www.pref.saga.lg.jp/kiji00333406/index.html
長崎県	長崎県ヘルスケアオンライン相談事業	×	×	○	オンラインによるテキスト相談 https://www.pref.nagasaki.jp/shared/uploads/2023/07/1688545470.pdf 問い合わせ　長崎県こども家庭課 ☎ 095-895-2442
熊本県	熊本県女性相談センター	○	○	×	月～土曜日　9:00 ～ 20:00　電話相談　☎ 096-381-4340 第４金曜　14:00 ～ 16:00　産婦人科医師による面接相談　※要予約　☎ 096-381-4340
大分県・大分市	おおいた不妊・不育相談センター "hopeful" （大分大学医学部附属病院）	○	○	○	☎ 080-1542-3268（携帯） 火曜日～金曜日　12:00 ～ 20:00、土曜日　12:00 ～ 18:00　電話相談 随時　不妊カウンセラー（専任助産師）による面接相談 週１回　医師による面接相談 月２回　臨床心理士による面接相談 月２回　胚培養士による面接相談　※面接相談は要予約 メール相談 :hopeful@oita-u.ac.jp
宮崎県	不妊専門相談センター「ウイング」 （宮崎県中央保健所内）	○	○	×	月～金曜日　9:30 ～ 15:30　☎ 0985-22-1018（専用）※面接は要予約
鹿児島県	鹿児島大学病院（専門相談）	○	×	○	月・金曜日　15:00 ～ 17:00　電話相談　☎ 099-275-6839 メール相談 :funin@pref.kagoshima.lg.jp
	各保健所（一般相談）	○	○	×	月～金曜日　8:30 ～ 17:15　電話相談／面接相談 指宿保健所 ☎ 0993-23-3854　志布志保健所 ☎ 099-472-1021　加世田保健所 ☎ 0993-53-2315 鹿屋保健所 ☎ 0994-52-2105　伊集院保健所 ☎ 099-273-2332　西之表保健所 ☎ 0997-22-0012 川薩保健所 ☎ 0996-23-3165　屋久島保健所 ☎ 0997-46-2024　出水保健所 ☎ 0996-62-1636 名瀬保健所 ☎ 0997-52-5411　大口保健所 ☎ 0995-23-5103　徳之島保健所 ☎ 0997-82-0149 姶良保健所 ☎ 0995-44-7953
鹿児島市	不妊専門相談センター	○	○	○	水曜日　10:00 ～ 17:00　☎ 099-216-1485（鹿児島市母子保健課）※面接相談は要予約 メール相談 :boshihoken@city.kagoshima.lg.jp
沖縄県	不妊・不育専門相談センター （沖縄県看護研修センター内）	○	○	○	水・木・金曜日　13:30 ～ 16:30　電話相談　☎ 098-888-1176（直通） 月１～３回　13:30 ～ 16:30　面接相談　☎ 098-888-1176（直通）　※要予約 メール相談 :woman.h@oki-kango.or.jp

＊は国庫補助を受けず、自治体単独で実施している事業

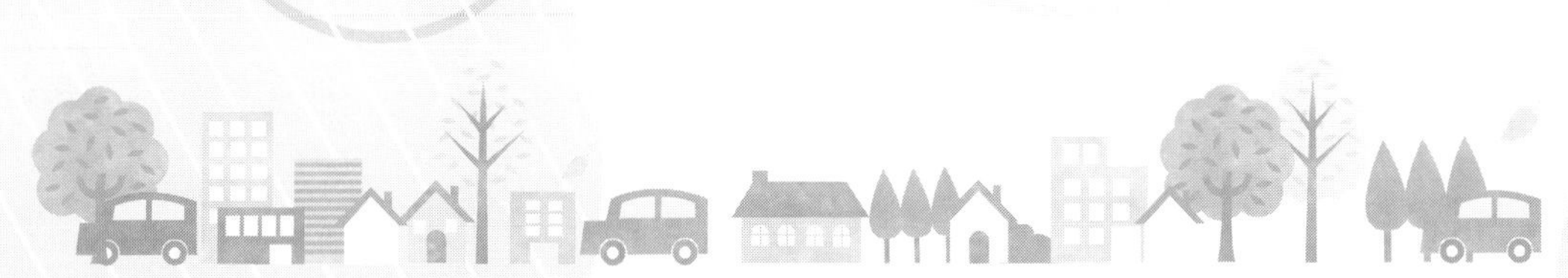

〔 編集後記 〕

今回は不妊症の５つのキーワードを取り上げての編集でしたが、治療を受ける側も診療する側も現状や環境、考え方が千差万別と気付かされるばかり。原因不明不妊、タイミングと性生活、二人目不妊、仕事との両立、経済的負担のこと、これらの話題は誰もが思う不妊治療の大変さを表す一面です。本編が少しでも参考になれば幸いですが、現状としては通院先での治療方法に準じるしかないのかもしれません。まずは診療体制やスタッフとの相性がよい病院を選んで受診しましょう。そして、これらのことをしっかり考えていくことこそが、社会が不妊への理解を深めることにつながるものと思うのでした。

代表　谷高哲也

i-wish... ママになりたい

不妊症５つのキーワード

発行日　｜　2024 年 6月 30 日
発行人　｜　谷高　哲也
構成 & 編集　｜　不妊治療情報センター・funin.info
発行所　｜　株式会社シオン　電話 03-3397-5877
〒167- 0042
東京都杉並区西荻北 2-3-9
グランピア西荻窪 6 F
発売所　｜　丸善出版株式会社　電話 03-3512-3256
〒101- 0051
東京都千代田区神田神保町 2-17
神田神保町ビル 6F
印刷・製本　｜　シナノ印刷株式会社

ISBN978-4-903598-92-5